总主编　卢传坚　陈　延

中医补土理论菁华临床阐发

肿　瘤　科

主　　编　吴万垠　龙顺钦

副主编　李秋萍　河文峰　杨小兵　王苏美
　　　　　廖桂雅

编　　委　（按姓氏汉语拼音排序）

蔡姣芝　柴小妹　陈继欣　陈世敏
陈淑玲　陈　晓　方　芳　甘紫胭
古福平　河文峰　黄锦鹏　黎金华
李　娟　李龙妹　李秋萍　廖桂雅
刘　奇　龙顺钦　田文泽　王菲叶
王苏美　吴万垠　肖彩虹　肖舒静
杨昌卫　杨小兵　赵莞丽　赵玉军
郑剑霄　钟越彤　周　艳　邹增城

科　学　出　版　社

北　京

内 容 简 介

本专著分为上篇、下篇两部分——上篇为肿瘤科补土理论采撷，主要介绍补土理论在肿瘤疾病诊疗中的发展以及代表性医家，并从肿瘤疾病的病因病机、治疗手段、预防调护等方面系统论述；下篇为肿瘤科补土理论运用案例，从胃癌、肠癌、肝癌、胆管癌、食管癌、胰腺癌、肺癌等多个病种展示补土法的应用，并附按语解析。

本专著在继承和发扬的基础上，不仅保持了肿瘤科补土理论的系统性和完整性，同时客观反映了目前临床研究的新成果。本专著可供高等中医药院校肿瘤研究方向的教师、学生研读，也可以为中医和中西医结合肿瘤方向的临床医生提供借鉴。

图书在版编目（CIP）数据

肿瘤科 / 吴万垠，龙顺钦主编. -- 北京：科学出版社，2024. 6.（中医补土理论菁华临床阐发 / 卢传坚，陈延总主编）. -- ISBN 978-7-03-078923-5

Ⅰ. R273

中国国家版本馆 CIP 数据核字第 2024US7075 号

责任编辑：李 杰 郭海燕 / 责任校对：胡小洁
责任印制：徐晓晨 / 封面设计：蓝正设计

科 学 出 版 社 出版
北京东黄城根北街 16 号
邮政编码：100717
http://www.sciencep.com
固安县铭成印刷有限公司印刷
科学出版社发行 各地新华书店经销

*

2024 年 6 月第 一 版 开本：720×1000 B5
2024 年 6 月第一次印刷 印张：14 1/2
字数：280 000
定价：88.00 元
（如有印装质量问题，我社负责调换）

总　　序

　　"传承精华，守正创新"是习近平总书记对中医药工作作出的重要指示，为中医药传承、创新、发展指明了方向，中医药事业的发展迎来了前所未有的机遇。值此之际，由广东省中医院岭南补土学术流派学术带头人卢传坚教授策划并担任总主编的"中医补土理论菁华临床阐发"丛书也即将出版面世。这套丛书集结了我院多个学科众多专家学者的力量，是近百名编委共同努力的心血结晶，也是这些年来我院大力发展中医学术流派研究的成果之一。

　　2013年，为了响应国家中医药管理局"大力建设学术流派"的号召，也为了进一步提升中医理论及临床诊疗水平，广东省中医院组建了"岭南补土流派工作室"。该工作室自建立以来，除了在理论及临床研究方面的不懈努力外，也着力于推动补土理论的学术交流，举行各种案例分享及学术探讨活动，有力推动补土学术理论在各学科的应用。经过这些年的发展，多个学科在补土理论的临床应用方面已经有所收获，凝练出了各自的专科特色。为了更好地总结和提炼这些理论精华，岭南补土流派工作室发起"中医补土理论菁华临床阐发"丛书写作计划，得到了各学科团队的热烈响应。在经过了将近两年的准备及反复修改核对后，这套总稿超百万字的丛书终于成稿。

　　翻开书稿，书中有编委们精心整理的理论、丰富的临床案例，突出了我院流派研究理论与实践相结合的特点；在书稿的架构上，由岭南补土流派工作室撰写的"中医补土理论菁华临床阐发"丛书有《补土菁华总论》一册，其他分册遍及多个临床学科，目前已交稿的包括《内分泌科》《耳鼻喉科》《肝病科》《肿瘤科》《乳腺科》《肾病科》《消化科》《皮肤科》《眼科》《呼吸科》共十个专科分册，组成了丛书专科系列。另有《异常子宫出血》《子宫内膜异位症》《湿疹》《克罗恩病》《肺癌》共五个专病分册，组成了丛书专病系列。虽然不同专科、疾病的具体治疗方案各有特色，但所应用的理论都源于补土，这正是中医"异病同治"的鲜明体现。

　　同时，多学科应用、突出优势病种也切合了学术流派的发展特点。纵观古代流派名家，虽各有所长，但基本不分科，只要灵活运用，在不同疾病的治疗中均能得心应手。因此，流派学术思想的应用，一方面，应该在多个领域中"遍地开花"，不断拓宽其应用范围，此为"横向发展"；另一方面，对于理论应用适用性强的病种还应重点发掘，优化其治疗方案，此为"纵向发展"。流派学术理论的应用既要使其有一定的普及性，更要突出其独特的治疗优势，使得流派理论的应用既能保持其特色，又能得到进一步的推广，这正是这套丛书的鲜明特点。

　　在这套丛书各分册的编委名单中，既有年龄与我相近的老专家作为学术顾问，同时也有不少年轻医生参与了这套丛书的编写，这充分体现了中医学术的传承以及老一辈专家对年轻一代的提携。我相信，编写的过程既是对老专家临床经验的总结提炼，也是后辈们深入学习的一次机会。书籍是中医传承过程中重要的思想载体，希望这套丛书不仅是一份标志性的成果，更是一个起点，能够吸引更多的中医人到中医流派理论学习中去，更好地发挥中医的治疗优势。

　　是以为序！

国医大师、广州中医药大学首席教授　　　　

2020 年 4 月于广州

前　言

当今，恶性肿瘤的发病率仍然居高不下。早期的恶性肿瘤，通过手术治疗可以获得较高的五年生存率。但遗憾的是，在我国，大部分癌症病人在确诊时已经处于中晚期。按照现代肿瘤学的诊疗规范，这些病人几乎都要经历手术、放化疗、靶向或免疫药物的治疗。近年，人们一直在探索如何科学精准地使用这些治疗方法以及这些疗法如何精准联合。通过多学科的不断努力，很多中晚期肿瘤已经成为慢性病，患者能够长期无瘤或带瘤生存。然而，使用这些治疗方法在取得疗效的同时，一方面会产生一些毒副反应，另一方面，随着治疗时间的推移，很多病人会产生耐药或自身难以耐受。西医解决这类问题，主要是对症支持治疗或停药或给予临床试验新药。

在我国，传统的中医药在肿瘤治疗中起到重要的作用，对现代肿瘤的治疗可以起到增效减毒、延缓耐药和提高生活质量的作用。中医药治疗肿瘤的总体原则是扶正祛邪，但具体的治疗方法多种多样。祛邪方面主要有清热解毒、活血化瘀、化痰软坚散结等治法，而扶正方面则根据脏腑的虚损情况，进行益气、补血、养阴或温阳等。

笔者根据自己30余年的中西医结合治疗肿瘤临床经验，结合古往今来的中医前辈们的临床经验，认为"补土"法在肿瘤的治疗中起到至关重要的作用。本专著分为上下篇。在上篇中，我们先从"补土"法的历史渊源、病因病机、治疗、预防与调护对"补土"法在肿瘤治疗中的应用进行了总结与凝练。在下篇中，我们对十余年来"补土"法应用于肿瘤治疗获得成功的案例进行了整理与总结，旨在凸显"补土"法在肿瘤治疗中的独特作用与重要性。中医理论认为"有胃气则生，无胃气则死"，顾护中土在治疗肿瘤的始终均起着至关重要的作用。我们正是以此作为学术根基，开展了不同病种、不同病情的肿瘤"补土"治疗。可喜的是，相当一部分病人，病症得到了缓解，带瘤生存时间也远比文献报道的中位生存期长。我们一方面希望"补土"法治疗肿瘤的理念与疗效能得到同行的进一步验证与认可，另一方面也希望书中的案例能为中医肿瘤医生提供参考，同时也能为患者或家属点燃希望之光。

由于作者的水平有限，书中难免有不足之处，衷心希望各位读者提出宝贵的意见和建议。

吴万垠

2023年9月于广州

目　录

下篇 肿瘤科补土理论运用案例

上篇　肿瘤科补土理论采撷

第一章　补土理论与肿瘤科的历史渊源

第一节　补土理论在肿瘤科的发展

早在距今 3500 多年的殷周时代，殷墟甲骨文已记有"瘤"的病名，这是迄今中医记载肿瘤最早的文献。2000 多年前的《周礼》中提到的疡医也与肿瘤的治疗有关。春秋战国时期的《黄帝内经》（以下简称《内经》）对于肿瘤类疾病有了较系统的认识，该书奠定了中医肿瘤学形成与发展的基础。东汉末年的《伤寒杂病论》对于肿瘤本病和兼证的辨证论治规则有了详细的阐述。隋代巢元方的《诸病源候论》中比较详细和准确地记载了许多肿瘤类疾病的病因、病理、症状和治疗手段。唐代孙思邈在《备急千金要方》中把瘤分为瘿瘤、骨瘤、脂瘤、石瘤、肉瘤、脓瘤及血瘤，首载肿瘤专方 50 余首。在宋金元时期，出现了医学流派间的学术争鸣，丰富、充实了肿瘤学防治理论的内容，促进了肿瘤学的进一步发展。其中，李杲的补土理论对后世肿瘤的治疗产生了深远的影响。

金元时期李杲是补土派的创始人，其创立的脾胃学说，对内伤脾胃的病变提出了完整系统的理论和治疗方法，其理论思想来源于《内经》，并发展了仲景的《伤寒杂病论》。早在《内经》时期已有脾胃为后天之本，气血生化之源，气机升降之枢纽的认识。胃气一词最早见于《素问·平人气象论》："平人之常气禀于胃，胃者，平人之常气也。人无胃气曰逆，逆者死。"又如《素问·五脏别论》曰："胃者，水谷之海。"自李杲之后，补土理论日臻完善，对肿瘤疾病的治疗产生了深远的影响。

李杲师从易水学派张元素，在其师创立的脏腑病机学说"脏腑虚实用药"的影响下，研究《内经》并结合自己的临床实践，独创了脾胃学说，提出了"元气之充足，皆由脾胃之气无所伤，而后能滋养元气。若胃气之本弱，饮食自倍，则脾胃之气既伤，而元气亦不能充，而诸病之所由生也"的观点。认为脾胃之气本弱则元气亦不能充，论述了人体之五脏六腑、四肢百骸，皆赖脾胃升清降浊以濡润之，即"脾胃为后天之本"之意。其倡导"内伤脾胃，百病由生"的学术思想，提出"养正积自消"，即肿瘤的治疗以扶正为主，正气复，邪自消。在论治肿瘤性疾病时，也强调胃气的重要性。《脾胃论·随时加减用药法》曰："堵塞咽喉，阳气不得出者曰塞，阴气不得下降者曰噎。夫噎塞，迎逆于咽喉胸膈之间，令诸经不行，则口开、目瞪、气欲绝。当先用辛甘气味俱阳之药，引胃气以治其本，加堵塞之药以泻其标也。"

李杲所创制的多首方剂如补中益气汤、广茂溃坚汤、散肿溃坚汤、连翘散坚汤、救苦化坚汤等，目前仍为临床治疗肿瘤所常用。其中补中益气汤最为常用，根据《内经》"劳者温之，损者益之"的治疗法则，认为"唯当以甘温之剂补其中，升其寒，甘寒以泻其火热而愈""盖温能除大热，大忌用苦寒之药泻胃土"，创立了"甘温除大热"的治疗方法和代表方补中益气汤。李杲认为脾胃之气不足则阴火上冲，治法宜温补忌清热，宜甘甜忌寒凉，补中升阳，使脾胃之气升发，元气随之充旺，元气旺则阴火消，所谓"一胜则一负"，此甘温除热法，是治本而除其产生阴火之源也。李杲所倡导的甘温除热、升阳举陷、健脾益气等治法，对金元以后的医学发展及肿瘤治疗产生了深远的影响。

随着时代的发展，中医在肿瘤治疗方面有了更深入的认识。清代李用粹于《证治汇补·卷六》中提出："壮实人无积，虚人则有之，皆因脾胃虚衰，气血俱伤，七情悒郁，痰挟血液凝结而成。若徒用磨坚破积之药，只损真气，积虽去而体已惫，虽或暂时通快，药过依然，气愈耗而积愈大。惟当渐磨熔化，攻补兼施，若去积及半，即宜纯与甘温调养，使脾土健运，则破残余积，不攻自走，所谓养正积自除之谓也。"指出脾胃的虚衰是积聚的成因，并提出在治疗过程中需时时注意顾护脾胃。而清代的王旭高在此基础上，具体提出了"久病正虚，不可迳用前药。或先服补药而后攻之；或攻药去病之半，而即补之；或服攻药二日，进补药一剂。愈后必补脾胃收工"的治疗策略。

随着西方医学的传入，中国医家在积聚的治疗上有了新的理解与发挥。民国名医张锡纯提出反胃之证有两种，一为幽门生癌，二为胃中虚寒兼气机冲逆。对于幽门生癌者，应按噎膈治疗。张氏认为此症为中气衰弱，不能撑悬贲门，以致贲门缩如藕孔。遂创参赭培气汤，以开胃镇冲，下通大便。

中华人民共和国成立以后，中医在肿瘤方面的认识有了长足的发展。在各类肿瘤治疗过程中，当代医家在原有的思路上作出了更细致的补充。

张代钊教授在癌症治疗上尤重调治脾胃，认为调护脾胃应贯穿癌症治疗全过程。对于脾胃虚寒型的患者，应以健脾益气为主，方用香砂六君子汤加减。肝脾不和型，以疏肝和胃为主，方用逍遥散加减。张氏认为癌症治疗周期长，用药以平为贵，剧毒损胃之品宜慎用；滋腻碍胃之品宜适时而用，苦寒败胃之品也需慎用。张氏还强调，为了保证中晚期肿瘤患者营养支持的有效性，必须顾护脾胃：治疗中要通过健脾和胃，促进胃气恢复，使食物化生精微通达周身，驱药物而直达病所。故此张氏临床联合使用最多的药物为健脾药物，如调补气血的白术、大枣、黄精、太子参、西洋参，兼有养阴生津作用的沙参、麦冬、党参，行气的陈皮、木香、山楂、厚朴等。

郁仁存教授提出机体平衡是肿瘤稳定、患者长期生存的基础。治疗的关键是通过健脾补肾调整脏腑气血功能及病邪与正气之间的平衡，使之达到减少肿瘤复发转移、延长无进展生存期、长期带瘤生存的目的。故此治疗多选用药性平和之品，避免使用大辛大热、大苦大寒或滋腻之味，以防止伤及脾胃功能。他在应用抗癌解毒药时亦不忘顾护脾胃，免伤正气。而且郁氏认为"扶正"并不单纯是"补"其虚弱不足，还包括对正常活动的生理功能的调整，故用药以调畅脾胃气机为本，如喜用木香、砂仁、厚朴花、佛手等。因脾阳喜升发，肾阳需蒸腾温煦，所以临床常用黄芪、党参、升麻、葛根等升阳益气药，以鼓舞中气，升发清阳。

周岱翰教授认为诸虚之中，脾虚最为关键，脾虚证在恶性肿瘤中最常见。而对于晚期肿瘤，多于虚中求实，选方用药喜用参芪、四君子、补中益气汤。又因正虚邪实是恶性肿瘤的病理特点，大便通畅则邪有出路，故常辨证使用当归、麻仁、桃仁养血润肠通便；玄参、生地黄、瓜蒌仁生津润肠通便；木香、槟榔、大黄顺气导滞。因大黄具有推陈致新，调和气机，安和五脏的作用，周氏亦常采用以荡涤肠胃。在饮食调养方面，因化疗后元气大伤，周氏认为应给予清淡易消化之补养食品，以促进食欲，增强脾胃功能。常用人参、山药、白术、芡实、粳米、麦冬等甘药滋脾益气；土茯苓、薏苡仁淡渗利湿，配合血肉有情之品滋阴养血，改善食欲，提高生存质量。

在不同种类的肿瘤治疗上，不同医家亦提出了针对性的新见解。何任教授在原发性肝癌的治疗上提出"不断扶正，适时祛邪，随证治之"的治疗思想。何老认为益气健脾是扶正抗癌的首要之法。对于肝癌患者常见的神疲乏力、食欲不振、恶心呕吐、腹胀腹泻等症状及西医治疗的毒副反应，何老认为采用健脾益气能减少及消除上述症状，减轻病情表现的程度，改善生存质量。他临床常用四君子汤、参苓白术散及补中益气汤等方剂。

余桂清教授认为乳腺癌的病程发展是因虚致实，因实而更虚，治疗上应分清虚实主次，因人因时因地制宜。余老每方的抗癌类药物一般不超过两味，剂量不超过 15g，而扶正类药物往往有四至五味。在选用苦寒的半枝莲、白花蛇舌草等清热解毒药时，常佐以党参、炒白术、茯苓、黄芪等益气健脾。在选用莪术、桃仁等活血化瘀药时，一般用量不超过 9g，中病即止，且辅以扶正的太子参、黄芪，避免转移。在治法上重视健脾益肾，按照不同病情或以补脾为主，或以补肾为主，或脾肾双补。补脾时常用六君子汤，善用太子参、炒白术、茯苓、陈皮，药力平稳缓和，补养而不碍脾胃。

邱佳信教授则在胃癌的治疗上颇有心得。邱教授对慢性萎缩性胃炎、胃黏膜上皮异型增生、早期胃癌和进展性胃癌患者的主要脾虚症状进行半定量计分，秩和检验示胃癌与其相关病变的脾虚程度有差异（$P<0.01$），等级相关系数 rs=0.7088（$P<0.01$），表明脾虚是胃癌发生、发展的重要因素。对于进展期胃癌患者脾虚半定量计分与生存时间的研究表明，中、重度脾虚组的生存时间远比轻度脾虚组短，由此说明脾虚与胃癌的预后转归密切相关。由此，邱氏提出肿瘤患者的脾虚证有

其独特一面。在肿瘤早期，患者可以全无虚象，只呈现对各种致变（致癌）剂的敏感状态，从而造成邪毒内蕴、癥块形成。在细胞介导突变研究中发现，健脾药物能抑制 N-乙基-N'-硝基-N-亚硝酸胍（ENNG）引起的正常大鼠胃细胞和人相对正常胃细胞介导的 V79 细胞突变，证实了"邪之所凑，其气必虚"。同时，这一发现亦提示了对于胃癌癌前病变的患者，可以通过健脾治疗阻断胃癌的发生，达到从根本上控制胃癌的目的。在临床治疗上，邱氏常用四君子汤和补中益气汤。四君子汤的研究中发现若以太子参代替党参，对胃癌细胞的抑制作用更强。另外，胃癌患者常见情志失调，肝郁气滞，故邱教授亦喜在两方的基础上加用佛手、香附、八月札等药，以加强调气开郁的作用。

随着时代的进步，中医对肿瘤的认识和治疗日臻成熟与完善，其中补土理论是其必不可少的重要部分，更能为临床医生提供重要的指引与启示。

第二节　运用补土理论治疗肿瘤的代表性医家

一、张仲景

张仲景（约 150～219 年），东汉末年著名的医学家，被后人尊称为医圣。张仲景所著《伤寒杂病论》被后世誉为"众方之宗、群方之祖"，首创了六经辨证论治体系。

中医学认为肿瘤的致病因素不外乎外感内伤，《伤寒杂病论》中虽无肿瘤的概念，但对肿瘤的临床特征描述可散见于各篇。临床上，有不少使用《伤寒杂病论》原方或加减方对肿瘤、肿瘤并发症及肿瘤放化疗后进行治疗的案例，多有疗效。张仲景重视从脾胃论治，认为诸病均可取治于中土脾胃，补土理论在《伤寒杂病论》中的病因病机、辨证论治、药后调护等多个方面都有所体现。在病因病机方面，仲景认为"四季脾旺不受邪，即勿补之"，脾胃之气充沛、脾胃功能健强，邪则不可犯，脾胃为人身之枢纽、气血生化之源，六经病的发生是感受外邪后其经络、脏腑、气血、津液的病理反应的体现，这与脾胃功能、气血的化生密切相关。在辨证论治方面，三阳病多属实、属热，三阴病多属虚、属寒，久病损耗、化疗毒药损伤而导致体内阴阳失调、阴盛阳虚者，多属于三阴病，仲景以保护脾胃为宗旨，多以理中丸、建中汤及四逆散辈等；即便面对以邪气盛为主的肿瘤患者，在采用攻邪的同时，仲景亦以顾护胃气为务，如白虎汤中用粳米、甘草和中益胃，并可防君臣药石膏、知母之大寒伤中之弊。在药后调护方面，以脾胃为本的思想贯穿于六经及杂病治疗的始终，如桃核承气汤的"当微利"，桂枝去桂加茯苓白术汤的"小便利则愈"，十枣汤的"得快利后，糜粥自养"等均说明中病即止，可避免损伤脾胃之气；"病人脉已解，而日暮微烦，以病新瘥，人强与谷，脾胃气尚弱，不能消谷，故令微烦，损谷则愈"，强调病后脾胃虚弱，需要节制饮食，以免损伤初复的脾胃。

张仲景强调以保护脾胃为第一要义，脾胃一败，生机顿灭。他对脾胃的重视，为后世脾胃学说的发展奠定了深厚的基础。

二、刘完素

刘完素（约 1120～1200 年），字守真，河间（今河北省河间市）人，世称刘河间，是金元时期的著名医家，为后世所称金元四大家中的第一位医家。他据《素问》病机十九条，阐明"六气过甚皆能化火"的理论。故刘氏治法上多用寒凉药，并创制了不少治疗伤寒病的方剂，对后世温病学说有所启发，也为中医学各学派的创立奠定了良好的基础。

刘完素发挥《内经》思想，对火热病机进行阐发，提出"六气皆从火化""五志过极皆为热病""亢害承制""湿热毒聚，热久成瘤"等观点，为后世清热解毒法治疗肿瘤提供了宝贵的经验和思路。在临床上，确有一些肿瘤发展到一定阶段会出现火热症状，用清热解毒法多有疗效，现代药理实验也证实有抗肿瘤成分的中药以清热解毒药为多。

因主张寒凉用药，刘完素被后世称为"寒凉派"，但刘完素临证时又不囿于寒凉，他巧妙地处理"运用寒凉之品"与"顾护后天之本"的矛盾，遣方用药独具匠心，另辟蹊径，喜合用甘温之药顾护脾胃，润燥适宜，阴阳平衡。如在治疗湿热痢疾的芍药汤中以温热之当归、肉桂、木香防治连芩苦寒伤中，具有清脏腑热，清热燥湿，调气和血之功效，气血并治，体现了"行血则便脓自愈"之义。脾喜燥恶湿，脾阳气充盛，则水液运化正常；而脾虚不运则易生湿，湿邪内蕴困脾，继而导致脾的病变。胃喜润恶燥，胃为阳明燥土，易阳亢化热，需津液滋润，才能维持胃正常功能；如津液不足，胃失润养，就易发生病变。刘完素根据脾胃的生理特性，依据《内经》中"顺其性为补，反其性为泻"提出"燥其湿为泻，润其燥为补"，喜用凉润之品，除热润燥，"是谓补其脾土之本也"。刘完素又认为"玄府气液宣通"，寒热均会引起湿，湿郁于脾胃，闭阻了肠胃的玄府，玄府气液不通，则引起脾胃疾病；若郁而发之，玄府通畅，气机舒畅，人体各脏腑才能维持正常功能。这表明了补土学派并不是单纯地"补益"脾胃，燥湿、润养、开发郁结、宣通气液皆可属于补土之法。

刘完素治病，源于经典，不拘泥于经典，善于总结，勇于创新，矛盾得当，在病因病机复杂的肿瘤疾病治疗中，刘氏的理论非常值得我们参考。

三、陈言

陈言（1131～1189 年），字无择，号鹤溪道人，宋代处州青田（今浙江省丽水市青田县）人，永嘉医派创始人。陈氏幼年敏悟超人，及长学医，精于方脉，治病很有实效，是一位儒医兼通，又精于临证的医学家。他博览医籍，搜集众长，尤善于由博返约，将《内经》《金匮要略》之旨，前贤明哲之论悉心深究，从而穷研受病之源，阐发"三因学说"，并以病因为纲，脉、病、证、治为目建立了中医病因辨证论治方法体系。他所著的《三因极一病证方论》作为中医最早一本比较全面、比较具体的病因病理学著作，为永嘉医派奠定了学术基础，因此，陈无择也就成了永嘉医派的创始人。

陈氏的主要学术思想在于阐明"分别三因，归于一治"，他指出："凡治病，先须识因，不知其因，病源无目。"并创立了"三因学说"，将疾病的病因分为内因、外因及不内外因。其中六淫之邪、瘟疫时气等为外因，七情所伤为内因，饮食劳倦以及仆伤虫毒等归为不内外因，即"六淫，天之常气，冒之则先自经络流入，内合于脏腑，为外所因；七情，人之常性，动之则先自脏腑郁发，外形于肢体，为内所因。其如饮食饥饱，叫呼伤气，尽神度量，疲极筋力，阴阳违逆，乃至虎狼毒虫，金疮踒折，疰忤附着，畏压缢溺等，有背常理，为不内外因"。他辨证尤其重视脉证，强调学医必识"脉、病、证、治，及其所因"。提出"分人迎气口以辨内外因；列表里九道以叙感伤病"的诊脉方法，即左手关前一分为人迎，候六淫外感。右手关前一分为气口，候七情内伤；其不应于人迎、气口者，为不内外因。然以左右关前分主内伤、外感，不及分候脏腑之说为优。"列表里九道"是将二十四脉分为浮、芤、滑、实、弦、紧、洪"七表病脉"，微、沉、缓、涩、迟、伏、濡、弱"八里病脉"，和细、数、动、虚、促、结、散、革、代"九道病脉"三类。陈氏曾据乡绅余光远之生活经历及长年服用平胃散的经验，领悟到胃气是人身的根本，"正正气，祛邪气"是医疗第一要义，由此创制了"养胃汤"。在《三因极一病证方论》中，张氏论述了五积、六聚、五噎、五膈、瘿瘤、痕证、瘤冷积热等病的具体病证及治疗方药。这些疾病与现代西医学意义上的肿瘤概念有着相似症状及体征，为现代肿瘤的中医治疗提供了许多可借鉴之处。

陈氏除从事医学理论研究之外，并多著书立说。其与弟子的代表著作有《三因极一病证方论》《三因司天方》《易简方》等。

四、张元素

张元素（1131～1234 年），字洁古，金之易州（今河北省保定市良岗镇水口村）人，易水学派开山祖师，温补学派奠基者。他自幼聪敏，8 岁应"童子举"，27 岁试"经义"进士，因犯"庙讳"而落榜，遂弃仕从医。初医术不精，经深入研究《内经》《伤寒杂病论》等医学经典，医术大进，一次当时名医刘完素患伤寒多日，头痛脉紧，呕逆不食，自治不效，张元素前往诊候，刘氏对他十分冷淡，元素言之于医理，用药一剂而愈，使刘完素大服其能。自此，张元素名声大振，前往求医者接踵而至，民间便流传着"完素伤寒元素医"的佳话。张氏重视脏腑及脾胃的思想，对其弟子李杲创立以"补土"为特色的理论有重要影响，并最终成为"易水学派"最突出的理论特色之一。其学术思想形成以后，经过诸弟子及后代医家的继承、发展，在元代成为与"河间学派"具有不同学术风格的一大流派，两派相互争鸣，又相互促进，最终带来整个金元医学的繁荣。

张氏重视脏腑辨证。他根据前人有关脏腑辨证的理论和经验，取诸家之长，以脏腑为主体，以脏腑寒热虚实论病机，建立了理法方药都齐备的辨证论治体系。他首次提出药物归经、引经报使理论，创新性地发展了中药药性理论，对后世本草学和中药学的发展产生了深远影响。

张氏尤为重视扶养脾胃之气。他认为"脾者，土也"，可"消磨五谷""养于四旁""为万物之母，主营卫，主味，主肌肉，主四肢"，指出脾脏对其他脏器组织的濡养作用；又论述"胃者，脾之腑也，又名水谷之海，与脾为表里。胃者，人之根本，胃气壮，则五脏六腑皆壮也""胃气绝，五日死"，皆突出了脾胃在脏腑中的重要性。在《医学启源·用药备旨》中张氏还指出"五脏更相平也，一脏不平，所胜平之，此之谓也"，再次强调了脾胃对生命的重要性。张氏在脾胃病治疗方面有独特经验，他将脾胃病的治疗总结为"土实泻之，土虚补之，本湿除之，标湿渗之，胃实泻之，胃虚补之，本热寒之，标热解之"等具体治疗原则；根据脾喜温运，胃宜润降的生理特点，分别确定了治脾宜守、宜补、宜升，治胃宜和、宜攻、宜降等治则，为后世进一步完善与深化脾胃病辨治纲领起到了不可忽视的作用。他还提出"养正积自除"观点，认为"养正积自除，犹之满座皆君子，纵有一小人，自无容地而出。今令真气实，胃气强，积自消矣"，意思是即使有实邪，也当补益正气，正气充足则气血得畅，积滞自除。这为现代肿瘤的治疗和预防提供了极为重要的借鉴，在"养正积自除"基础上张氏创制出的积术丸也为后世广泛应用。

张氏著有《医方》《洁古本草》《洁古家珍》《医学启源》《脏腑标本寒热虚实用药式》《药注难经》以及《珍珠囊》等，其中最能反映其学术观点的是《医学启源》与《脏腑标本寒热虚实用药式》。

五、李杲

李杲（1180～1251 年），字明之，自号东垣老人，中医"脾胃学说"的创始人。主要著作有《脾胃论》《内外伤辨惑论》《用药法象》《医学发明》《兰室秘藏》等。李东垣从师于张元素，是中国医学史上"金元四大家"之一，属补土派。他提出"内伤脾胃，百病由生"的主要论点，为中医药治疗消化道肿瘤及放、化疗后所致的脾胃气虚提供了理论参照。

李东垣在《内外伤辨惑论》中阐述了"元气"即是"胃气"的观点。《脾胃论·脾胃虚则九窍不通论》云:"真气又名元气,乃先身生之精气也,非胃气不能滋之。"总而言之"元气"就是"正气。"《脾胃论·脾胃虚实传变论》云:"元气之充足,皆由脾胃之气无所伤,而后能滋养元气;若胃气之本弱,饮食自倍,则脾胃之气既伤,而元气亦不能充,而诸病之所由生也。"他认为脾胃为后天之本,为滋养元气的源泉;元气虚弱,人则生病,由此强调"人以胃气为本,治病以调治脾胃为本"的重要性。肿瘤患者属于本虚标实之证型,治病必求于本,脾胃为后天之本,这就要求肿瘤患者的治疗不可忽视顾护脾胃,所以恶性肿瘤的中医治疗应该以顾护脾胃贯穿始终。

李东垣提出"内伤脾胃,百病由生"的主要论点。肿瘤的放化疗过程会损伤气血,灼精耗液,损伤脾胃,影响气血生化之源。中医治疗肿瘤的特色之一就是对放化疗的增效减毒,以提高患者生存质量,延长其生存期,达到"人瘤并存",而其中最重要的就是调理脾胃了。李东垣曰:"脾禀气于胃而灌溉四旁,营养气血者也。"李东垣的脾胃学说为中医药治疗肿瘤放、化疗所致的脾胃气虚提供了理论基础。

六、罗天益

罗天益(1220~1290 年),字谦甫,元代真定路藁城(今河北省石家庄市藁城区)人,另一种说法是真定(今河北省石家庄市正定县)人,他幼承父训,有志经史,攻读诗书。长大后,逢乱世,弃儒习医。李杲晚年(1244 年以后),罗天益经友人周都运引荐,向其学医数年,尽得其术。1251 年李杲逝后,罗天益经不懈努力,整理刊出了多部李杲的医学著作,对传播"东垣之学"起到了重要作用。晚年诊务之余,他以《内经》理论及洁古、东垣之说为宗,博采众家,结合自己的体会,于 1281 年撰写了《卫生宝鉴》二十四卷。

罗天益学术思想遥承于洁古,授受于东垣,又突出脏腑辨证、脾胃理论、药性药理的运用等补土派特色,是补土派中的一位重要医家。罗氏创立了三焦寒热辨证,注重气分血分之别,对后世温病医家的三焦辨证及卫气营血辨证的创立启发很大。罗氏发挥李东垣脾胃内伤学说,既强调脾胃,又重视整体,其用药总以温补脾胃为务,主张温中健脾必以甘热、散寒温胃必以辛热,甘辛相合则脾胃健而荣卫通,津液自行。

其《卫生宝鉴》有一章节专门论述腹中积聚,他认为治疗积聚须辨明是何积聚,兼见何证,然后增减酌量用药,以胃气为本,养正积自除。

七、虞抟

虞抟(1438~1517 年),字天民,自号华溪恒德老人。浙江义乌人,明代中期著名医学家。虞抟年幼即"习举子业,博览群书,善记育,能诗"。年轻时,因母多病，立志学医。潜心研读各种中医经典著作，继承发扬朱丹溪医理。其医药以丹溪为宗，集张仲景、孙思邈、钱乙、李杲诸家之精华，融会贯通，从而建立起一整套系统的医学理论。

虞抟继承丹溪之学，阐发阴阳气血，研《内经》旨，说明三焦心包，究寿夭因，突出元气盛衰，广脉诊法，主张凭脉辨证，论病证情，明析病因表现。博采众长，自有独创，尤精于脉理，"诊人死生无不验"。使用肠溶剂或用器械灌肠治便秘，疗效甚佳。并创造性地提出"两肾总号命门""三焦腔子之说"的医学理论。

其治疗积聚的学术特点：积聚的病因包括外感六淫、内伤七情、饮食劳倦等；病机关键是脾胃内伤，"脾胃为积聚之根"；治疗原则宗崇《内经》关于积聚治疗理论；在具体治疗上，注重辨证阴阳、气血、虚实、寒热，推崇朱丹溪的治疗大法，引用李东垣、刘河间等医家的治积名方，攻补兼施、寒热并用。

八、薛己

薛己（1488～1558 年），字新甫，号立斋。吴县（今江苏省苏州市吴中区和相城区）人。其父薛铠，字武良，精于医道，擅长儿科、外科，为当时名医。薛己自幼继承家学，尤性颖异，过目辄成诵，由于对医学潜心精研，早年亦擅长外科，后又通晓各科。明正德三年（1508 年，时年 22 岁）为太医院医士，25 岁升太医院史目，29 岁被提升为太医院御医，30 岁任南京太医院院判，嘉靖年间（1522～1566 年）又被擢为太医院院使，转掌院事，遂拂衲归里，致力于著述，晚年因患疡而猝死。其门人有朱大经、周慎斋。

薛己之学在精研《内经》《难经》的基础上，遥承王冰"阴阳水火"及钱乙脏腑辨证之说，为其阐发肾与命门论治的依据。东垣的脾胃学说，为其阐述脾胃理论之滥觞。然薛氏之说并非单纯的继承，遂探析肾命理论，在前贤的基础上更加突出地强调了肾命水火对生命活动的重要意义，把对于肾命理论的探索逐步引向深化，亦为温补学说奠定了基础。对于脾胃病证，论治尤具心得，故黄履素评薛氏之说为"发前贤所未发，开千古之聋聩"。注意调理脾胃，以培后天之本；注重滋补肾命，以滋先天之源。这是薛己治病求本，务滋化源思想的理论基础。其学术对后世的李中梓、赵献可、张介宾诸家均有较深的影响，成为明代温补学派的先驱。《医宗必读·积聚》云："积之成也，正气不足，而后邪气居之。"癌症的发生先因正气亏虚，这与薛己重视脾肾不谋而合。薛己所著书中不乏以温补药物治疗瘰疬、痰核、痈疽疮疡之病案。如《女科撮要·瘰疬》中记载："妇人瘰疬……或因忧思郁怒，伤损肝脾……故多生于耳前后、项侧、胸胁间，若寒热肿痛，乃肝经气动而为病……若初生如豆粒，附着于筋，肉色不变……乃肝脾亏损，用逍遥散、归脾汤、六味丸健脾土，培肝木，切不可轻用散坚追毒之剂。"《内科摘要·肝肾亏损血燥结核等症二》中也记载了一个类似医案："一男子素善怒，左项微肿，渐大如升，用清痰理气，而大热作渴，小便频浊，余谓肾水亏损，用六味地黄、补中益气而愈。亦有胸胁等处，大如升斗，或破而如菌如榴，不问大小，俱治以前法。"薛己治疗外科痈、疽、疮、疡，有其独到的学术见地，自成一家，主张顾护胃气，长于温补，并强调温补而不废寒凉之思想。

薛己著作甚为丰富，多为医案形式，大部分是在他离职归里之后总结撰写的，内容广泛，包括内科、外科、妇科、儿科、针灸、口齿、眼科、正骨科、本草等。其著作大致可以分为三类：一类是属本人的著作，有《内科摘要》2 卷，《外科发挥》8 卷，《外科枢要》4 卷，《外科心法》7 卷，《外科经验方》1 卷，《疠疡机要》3 卷，《女科撮要》2 卷，《口齿类要》1 卷，《正体类要》2 卷等；一类是属校注的著作，有陈自明的《小儿痘疹方论》1 卷，王纶的《明医杂著》，刘娟、倪维德的《原机启微》3 卷，其父薛铠的《保婴撮要》10 卷；另一类属于校刊的，有滑寿的《十四经发挥》3 卷，杜本的《敖氏伤寒金镜录》1 卷，陶华的《痈疽神秘验方》1 卷，徐用诚的《本草发挥》10 卷。后人将其著述及评注之书，汇编成《薛氏医案》二十四种。

九、龚廷贤

龚廷贤（1522～1619 年），字子才，号云林山人，又号悟真子。江西金溪人。父龚信，字西园，一说字瑞芝，任职太医院，撰有《古今医鉴》8 卷。廷贤幼攻举业，后随父学医。他承家学，又访贤求师，医名日隆，曾任太医院吏目。1593 年，龚廷贤治愈鲁王张妃臌胀，被赞为"天下医之魁首"，并获赠"医林状元"匾额。

龚氏强调脾胃为五脏六腑之主，为气血生化之源，并说"补肾不若补脾"。脾胃受损乃内伤之根本，将脾胃受损原因概括为饮食劳倦、恣味纵欲、饮食自倍三点，主张"凡以饮食，无论四时，常令温"。龚氏著书中所述积聚、翻胃等与现代肿瘤相似，如积聚包括胃、肠、肝、胰的良性与恶性肿瘤，翻胃与现代食管及胃部肿瘤相似。治疗相关疾患，龚氏主张扶正祛邪、调整阴阳、治病求本。龚氏在《万病回春》中提出治疗积聚的大法为"消痰活血，顺气健脾"，指出溃坚汤乃"治五积六聚、诸般癥瘕、痞癖血块之总司也"。方中当归、白术、半夏、陈皮、厚朴补血活血，燥湿消痰，砂仁、木香、山楂肉、香附健脾消食，理气宽中。再云"积块属寒者，宜温散也"。所创大气化汤、胜红丸中除破血行气之品外，不乏健脾理气化痰、理气温脾、温脾散寒、化湿和胃之品，充分体现重视脾胃中焦之思想。龚氏在《寿世保元》中提出，翻胃由膈噎日久发展而来，法当"顺气化痰，温脾养胃"，顾护脾胃，脾气健运，元气渐复，气血充盈，以达"养正积自除"之效。

临床上，龚氏多用健脾护胃、益气养血之品，如黄芪、人参、白术、白茯苓、当归、川芎、生地等。治疗中气伤损之茧唇直接选用补中益气汤，治疗噎膈选香砂养胃汤、五噎丸、保和丸、六君子汤等，治疗癥积用加味补中益气汤等，皆可扶助正气，以防攻邪之品伤正。

龚廷贤著述甚富，著有《济世全书》8 卷、《寿世保元》10 卷（1615 年，其中名方"蟠桃丸"是明代及清代宫廷就有的经典的养生秘方）、《万病回春》8 卷（1587 年）、《小儿推拿秘旨》三卷（1604 年）、《药性歌括四百味》《药性歌》《种杏仙方》4 卷（1581 年）、《鲁府禁方》4 卷（1594 年）、《医学入门万病衡要》6 卷（1655 年）、《复明眼方外科神验全书》6 卷（1591 年）、《云林神彀》4 卷（1591 年）等。并为其父续编成《古今医鉴》。另著《痘疹辨疑全幼录》《秘授眼科百效全书》《云林医圣普渡慈航》《医学准绳》等，皆佚。

十、张介宾

张介宾（1563～1640 年），字景岳，又字会卿，别号通一子，汉族，明末会稽（今浙江省绍兴市）人。是明代杰出的医学家，为温补学派的代表人物，学术思想对后世影响很大；张景岳生于嘉靖四十二年（1563 年），自幼聪颖，因祖上以军功起家世袭绍兴卫指挥使，"食禄千户"，家境富裕，从小喜爱读书，广泛接触诸子百家和经典著作。其父张寿峰是定西侯门客，素晓医理。景岳幼时即从父学医，有机会学习《内经》。13 岁时，随父到北京，从师京畿名医金英学习。青年时广游于豪门，结交贵族。当时上层社会盛行理学和道家思想，故张景岳闲余博览群书，思想多受其影响，通晓易理、天文、道学、音律、兵法之学，对医学领悟尤多。景岳性格豪放，可能受先祖以军功立世的激励，他壮岁从戎，参军幕府，游历北方，足迹及于榆关（今山海关）、凤城（今辽宁凤城）和鸭绿江之南。当时北京异族兴起，辽西局势已不可为。数年戎马生涯无所成就，使景岳功名壮志"消磨殆尽"，而亲老家贫终使景岳尽弃功利之心，解甲归隐，潜心于医道，医技大进，名噪一时，被人们奉为仲景东垣再生。57 岁时，返回南方，专心从事于临床诊疗，著书立说。崇祯十三年（1640 年）去世，终年 78 岁，一生完成无数巨作。

张景岳云"安五脏即所以调脾胃"，认为脾胃与其他脏腑均有密不可分的联系，其中，与肾的关系尤为密切。脾胃为后天之本、水谷之海，主运化水谷精微、化生气血，为气血生化之源、脏腑经络之枢；肾为先天之本，藏先天之精，内寓元阴元阳，是造化之枢纽、阴阳之根蒂、生命之本原。脾之运化水谷，赖于肾气及肾阴、肾阳的资助和促进，始能健旺；肾藏先天之精气，亦赖于脾胃运化的水谷之精气不断充养、培育，方能旺盛。先天之肾与后天之脾胃，在生理和病理上有不可分割的关系。张景岳在《景岳全书》对癌病的描述中提道："凡脾肾不足及虚弱失调之人，多有积聚之病。"张景岳不仅强调了脾虚与积聚关系密切，也重视肾气亏损的一面。脾为后天之本，气血生化之源，肾为先天之本，主气化，藏精生髓，素体脾肾亏虚或饮食损伤脾胃，脾不健运，酿湿生热，湿热瘀毒，阻滞大肠，凝结成积；肾失气化，水聚为湿，郁而化热，化为湿热，下注大肠，结聚为毒；肾不藏精，相火旺盛，灼津成痰，痰湿郁结，化生湿热，使气血瘀滞；湿热、瘀毒蕴结日久，又进一步损伤脾胃运化，使气血生化乏源；肝肾失于濡养，导致肝肾亏损，出现脾肾阳虚和肝肾阴虚。患者因虚致积、因积益虚，晚期脾肾亏损、气血瘀滞、湿热瘀毒交互存在，引起肿瘤复发和转移。"治积之要，在知攻补之宜，而攻补之宜，当于孰缓孰急中辨之。凡积聚未久而元气未损者，治不宜缓，盖缓之则养成其势，反以难制，此其所急在积，速攻可也。若积聚渐久，元气日虚，此而攻之，则积气本远，攻不易及，胃气切近，先受其伤，愈攻愈虚，则不死于积而死于攻矣。"治疗上多采用健脾固肾，消癥散积之法，方选参苓白术散合四神丸加减。这为现代肿瘤的治疗和预防提供了极为重要的借鉴。

他的代表著作有《景岳全书》《类经》《类经图翼》《类经附翼》。

十一、赵献可

赵献可，字养葵，号医巫闾子。约生活于16世纪后期与17世纪初期，虽史料无详细记载，但据黄宗羲《张景岳传》说："赵养葵，名献可，宁波人，与介宾同时，未尝相见，而议论往往有合者。"说明赵、张属同时期人，而张景岳生卒年为1563～1640年，故赵氏生活年代亦可能与之相近，属明代一大医家。籍贯鄞县（今浙江省宁波市鄞州区），善易而精医；好学淹贯，医德高尚，往来民间，能承父业，治病不问高低贵贱，不计礼酬。其一生治医学，在哲学思想上受《易经》影响较大，在医学上又遵从李东垣、薛己，独重视肾水命火，对命门学说尤有贡献，提出命门为人一身之主，而不是心，命门的水火即人的阴阳。使易水学派的学术思想，又由研究后天脾胃转向先天肾命，为之一变。著有《医贯》一书，充分反映其学术思想。

赵献可私淑东垣之学，循易水学派探究脏腑病机的学术宗旨，强调脾胃和肾命阳气对生命的主宰作用，从阴阳水火不足的角度探讨脏腑虚损病机，建立温养补虚为特色的虚损辨治方法，侧重脾肾，促进脾肾及命门理论的研究而成就温补一派，温补派也可看作易水学派的延伸与发展。赵氏突出地发挥了"命门学说"，独重于肾水命火，给易水学派带来一次重大变革。他提出机体各脏腑功能活动的发挥源于命门无形之火，对脾胃的生理病理功能尤其如此，如《医贯》所云："脾胃无此（指命门之火）则不能腐熟水谷，而五味不出矣……"赵氏临证，不仅对肾病的治疗善用治肾之方药，而且对各科疾病的治疗也主张从肾论治。对于脾胃病的治疗，他在《医贯》中指出，噎膈者，乃肾水干，阳火偏盛，用六味地黄丸料大剂煎饮；肠燥便秘者，用六味丸养阴润燥；饮食少思，大便不实，因命门火衰不能生土者，以及水泻不止，因命门火衰，脾主虚寒者，采用八味丸治疗等。赵氏将人体阳气之根从心脏转移至命门，突出"肾中命门"的生理功能，使中医学术理论又有了新的发展。

赵献可认为，咳嗽重在治脾与肾，不仅体现了"培土生金"的思想，也蕴含了"金水相生"的思想。对咳嗽一病的辨治，明代医家赵献可在《医贯·咳嗽论》中认为咳嗽"虽分五脏六腑之殊，而其要皆主于肺"，指出本病当主要责之于肺，治疗上提出"咳嗽必责之肺，而治之之法，不在于肺，而在于脾，不专在脾，而反归重于肾，盖脾者，肺之母；肾者，肺之子。故虚则补其母，虚则补其子也"。可见赵氏对辨治咳嗽的认识是，外感主因肺虚，内伤重视脾肾，尤重于肾。外感风寒之咳嗽，赵氏责之于肺虚，曰："盖肺主皮毛。惟其虚也。腠理不密，风邪易以入之。若肺不虚，邪何以而入耶？"可见肺虚是发病的内因，肺虚致卫外失司，腠理不密，易致邪气外袭而发病。治疗上"宜以补脾为主，而佐以解表之药"，因为脾为肺之母，虚者补其母，"脾实则肺金有养，皮毛有卫，已入之邪易以出，后来之邪无自而入矣""若专以解表，则肺金益虚腠理益疏，外邪乘间而来者，何时而已耶？"文中列举仲景之桂枝汤，芍药甘草以补脾，桂枝以祛邪，解表中兼实脾，故赵氏用药以人参、黄芪、甘草补脾，兼用桂枝驱邪，谓"不治肺而治脾，虚则补其母之意"。可见赵氏辨治外感咳嗽打破常规，别出心裁。而对于痰湿咳嗽，则治以补脾土温肾火。痰湿咳嗽，多因脾胃亏虚，土不制水，水泛为痰上乘而嗽，或因心火刑金，误服寒凉，致脾土受伤，肺虚而嗽。赵氏认为此"乃火位之下，水气承之，子来救母，水复火之仇，寒水挟木势而上侵于肺胃，水冷金寒嗽"。赵氏在《医贯·痰论》中阐述了痰湿的形成，同时强调了命门之火的重要性，如："肾虚不能制水……洪水泛滥而为痰，是无火者也"，故治疗上在补脾益肺的同时，重在温补命门之火。"用六君子汤加炮姜，以补脾肺，八味丸以补土母，而引水归原"。痰湿咳嗽的治疗正如赵氏所言："咳嗽者，必责之肺，而治之之法……不专在脾，而反归重于肾。"赵献可对咳嗽的辨治方法，对现代中医治疗肺癌甚至肺转移瘤所致咳嗽有借鉴作用，不拘泥于肺，立足中土，治以补脾解表、温肾火，是应用调理脾胃的方法来改善肺功能的一种治法。

他的代表著作有《医贯》6卷，对后世影响很大。此外他还著有《邯郸遗稿》，又名《胎产遗论》，为妇科专著，另有《内经钞》《素问注》《经络考》《正脉论》《二本一例》等书，皆失传，其子赵贞观亦精医学，辑有《痘疹论》一书。

十二、李中梓

李中梓（1588～1655 年），字士材，号念莪，又号尽凡，江苏南汇（今属上海市浦东新区）人。从小就受到良好的教育，幼年时擅长文学、兵法，少年博览群书，青年时曾应科举，因屡试不第，加之体弱多病，后因两亲子被庸医误治致死，乃弃仕途而学医。他悉心钻研医学名家的著作，对中医理论研究十分重视，兼取众家之长，深得其中精要，对本草药物的药性进行反复研究，并用于临床实践。其论述医理，颇能深入浅出。所著诸书，多能通俗易懂。在实践中创立了自己的医学理论，成为一代名医。

李中梓治学主张博采众家之长而不偏不倚。临证诊治主张求其根本，注重先后天；学术理论主张医易互参，阐发水火阴阳学说。李氏学术思想遥承易水学派之绪，主张兼顾脾肾，认为先天之本在肾，后天之本在脾。李中梓认为，治病求本，而生命之本，不外乎先天之本与后天之本两个方面。先天之本在肾，"肾为脏腑之本，十二脉之根，呼吸之本，三焦之源，而人资之以为始者也"。肾精充盛，则脏腑之精充足。而元气又是诸气之本。无论脏腑之气、经脉之气，均以元气为根。故尔要保全生命，必须保护先天肾中精气。与此同时，后天脾胃也是十分重要的。人在生长过程中，需时刻依赖水谷之气的不断滋养，五脏六腑由于水谷之气的不断滋养才得以发挥其功能作用。而水谷之气的化生有赖于脾胃，故脾在人体生命活动过程中至关重要。脾有阴阳，宜平而不宜偏；肾分水火，宜交而不宜分。其主张补气在补血之先，养阳在滋阴之上。

积聚相当于现代医学的腹部肿瘤，李中梓认为积聚的产生是由于虚邪，"留而不去，传舍于肠胃之外，募原之间，留着于脉，稽留而不去，息而成积"。李中梓还根据《内经》所言"积之始生，得寒乃生，厥乃成积也"，认为"寒"在积聚的产生过程中具有重要作用，是导致积聚的重要因素。在治疗积聚的时候十分注意保护病人本身的正气，并且主张在治疗积聚，培补人体正气的时候，采用温补的方法以补充人体的阳气，使阳气充足而有利于驱除与肠络外溢之血相互胶结的寒气，从而达到驱除邪气治愈积聚的目的。李氏提出治疗积聚应该按照疾病发展的不同时期而采取不同的治疗原则，即初、中、末三期分治法。初期病邪初起，正气尚强，邪气尚浅，则任受攻；中期，受病渐久，邪气较深，正气较弱，任受且攻且补；末期，病魔经久，邪气侵凌，正气消残，则任受补。并指出治积不能急于求成，可以"屡攻屡补，以平为期"。著有《内经知要》、《药性解》6卷、《医宗必读》10卷、《伤寒括要》2卷、《本草通玄》2卷、《病机沙篆》2卷、《诊家正眼》2卷、《删补颐生微论》4卷、《李中梓医案》等。《诊家正眼》《本草通玄》《病机沙篆》三书，1667年汇刊在一起，署曰《士材三书》。《李中梓医案》共收医案50多则，不分门类，不立标题，大多为内科疑难杂症治疗验案。书中体现出李氏长于脉诊和辨证，处方灵活，按语明晰。初未刊行，后收入李延昰《脉诀汇辨》中。

十三、张璐

张璐（1617～1699年），字路玉，晚号石顽老人，江南长州（今江苏省苏州市）人。出身于仕宦之家，自幼习儒，兼攻医学。明亡后弃儒业医，隐居太湖洞庭山中十余年，专心钻研医术，以著书自娱。其学习态度非常认真，自少壮至老年从医六十余年，孜孜不倦，及至老年，仍认真做学问，故一生著述颇多。晚年回到苏州故里，开医馆，济苍生。

张璐在伤寒的研究中，认为伤寒与杂病，是可分而不可分的。他十分反对"伤寒以攻邪为务，杂病以调养为先"的世俗之见。认为攻邪调养，在各类病中均有侧重，两法在伤寒与杂病中可以互相应用。这一看法，颇为正确。盖伤寒之病虽为邪气主病，但邪气存在必然徒伤正气，导致正气虚衰，因而伤寒一病，亦可根据其临床表现，采用杂病扶正之法。反之杂病亦有因邪而生者，亦可依据伤寒攻邪之法加以治疗。其研究伤寒的重要观点，强调"阴阳传中"为其纲要，即三阳为表，三阴为里，传经属热，直中属寒。若将阴阳传经与直中分辨清楚，再分析属六经中何经，属何脏腑以及分析表里寒热，进行辨证，则能纲举目张。对于《伤寒论》的六经分证，张氏认为在太阳初病之时，可分为风伤卫、寒伤营、风寒兼伤营卫三证。风伤卫则用桂枝汤，寒伤营则用麻黄汤，风寒兼伤营卫则用青龙汤。

至于邪在于腑，有在阳明胃腑者，有在少阳之腑者。邪热入胃，万物所归，可用攻下之法。若邪未结实而早下，则有结胸、痞硬、协热利等变证，因此伤寒家有下不厌迟、汗不厌早之说。又有发汗不开，不可攻里之戒。邪在少阳之腑，又有在胆与在血府之不同，虽治法有所区别，但治少阳全在于重视胃气。总之，邪在三阳，有在经、在腑的区别。邪传三阴，则从太阴而少阴而厥阴，但伤寒传经之证，皆是热邪。若无邪热之蒸腾，则万无传经之理。三阴经中有阴邪，由于阴主静，故不能传经。因此三阴寒证，均与少阴有关。厥阴之寒是由少阴虚寒而至，因此也用干姜、附子等合少阴以温之，所谓肝肾同治。而太阴之病，亦可用四逆汤之类，也说明是命门火衰，火不生土所致，因此也要兼温少阴。张璐认为三阴寒证，当以少阴为中心，即所谓治病必求于本。

著有《伤寒缵论》《伤寒绪论》《伤寒兼证析义》《张氏医通》《千金方衍义》《本经逢原》《诊宗三昧》等。

十四、叶桂

叶桂（1666～1745 年），字天士，号香岩，别号南阳先生，晚年又号上津老人。江苏吴县（今江苏省苏州市）人。叶天士在温病一门富于创造，成就突出，是温病学的奠基人，温病四大家之一，史书对其评价颇高，称其"贯彻古今医术""大江南北，言医者辄以桂为宗，百余年来，私淑者众"。

叶天士对内科、外科、妇科、儿科、五官科无所不精，尤其擅长治疗时疫、痧痘，是我国最早发现猩红热的人。叶天士在《温热论》中明确提出"温邪"是导致温病的主因，从根本上划清温病与伤寒的界限，并且指出"温邪上受，首先犯肺"，指明温邪是从口鼻传入，首先出现肺经症状，也可传变为逆传心包，突破了《伤寒论》的六经传变理论。同时，叶天士在脾胃理论方面有其独到的见解，他认为温热之邪耗血动血，化热伤津，尤以阳明胃热津伤明显，在李东垣《脾胃论》重在治脾的基础上提出脾胃分治。在《临证指南医案》脾胃篇中，从以下两点论述脾胃分治：①胃属戊土，脾属己土，戊阳己阴，阴阳之性有别也；②脾属脏宜藏，胃属腑宜通，脾宜升则健，胃宜降则和。结合温病容易损耗胃阴的特点，系统探讨了胃阴虚的病因病机，填补了李东垣略于治胃之缺，治疗上提出"夫胃为阳明之土，非阴柔不肯协和，与脾土有别故也""腑宜通即是补"的观点，主张用药宜用甘平或甘凉濡润之品，以养胃阴，津液复来，使之通降。在血症的病因病机方面，认为"血之所生化者，莫如阳明胃腑""胃为血症之要道"，在治疗吐血之证时提出"若胃有不和，当先治胃也"。在癥瘕的论述中，叶天士认为其"病在肝脾，而胃与八脉亦与有责"，治疗上"即从诸经，再究其气血之偏胜"，终究癥瘕之要"用攻法，宜缓宜曲，用补法，忌涩忌呆，上逆则想肝脏冲病之源头，下垂则究中气阴邪之衰旺"。

著有《临证指南医案》《温热论》《未刻本叶天士医案》《医效秘传》《女科证治秘方》《景岳发挥》等。

十五、吴谦

吴谦（1689～1748 年），字六吉，清朝安徽歙县人。1736 年，吴谦被选入京城，官至太医院院判，《医宗金鉴》的总修官，"供奉内廷，屡被恩赉"。

在编修《医宗金鉴》过程中，吴谦认为古代医家古籍存在"义理渊深，方法微奥，领会不易，遂多讹错"，每每亲自删定，逐条注释，在《医宗金鉴》的成书过程中做出了重大的贡献。《医宗金鉴》全书 90 卷，全面总结了清代以前的中医学术成就，采取分科论述的方式，通过图、说、方、论、歌诀等形式归纳总结中医理论、治法。书中精选历代医书之精华，选摘已得到公认的学术成果及经典著作。此外，该书十分重视临床实践，特别在伤科、痘科方面成就突出，使其在随后很长时间内一直作为典型的医学教材，成为古代中医教育史中，影响力最大的一部书籍。吴谦在《医宗金鉴》中谈及肿瘤相关病症方药，一改以往古籍模糊难懂的作风，详细记录病因病机、症状、发展及预后。病因病机方面，吴谦在"噎膈翻胃总括"中论述该病乃"三阳热结津液""幽门干枯"，故发翻胃；"乳岩"乃肝脾两伤，气郁凝结而成；在"喉疳"的相关论述中提出阴虚喉疳的病机论，认为该病乃肾液亏，相火烁金，熏燎咽喉，久之妨碍饮食，胃气渐衰；在"缓疽"的论述中提出其由太阴脾经气滞寒积而成。在《医宗金鉴·乳证门·乳岩证治》中有对乳腺癌详细的描述，"牵引胸腋，肿如覆碗坚硬，形如堆粟，高凸如岩，定透紫色光亮，肉含血丝，先腐后溃，污水时津，有时涌冒臭血，腐烂深如岩壑，翻花突如泛莲，疼痛连心"；"喉疳"的论述中说"喉疳初觉阴虚成，嗌干刺痛色淡红，肾火炎上金受克，破烂失音臭腐疼"。在肿瘤的治疗上，吴谦主张保胃气，顾护脾胃后天之本，在积聚总括中提出"积聚宜攻，然胃强能食，始可用攻"；缓疽治疗上提出"不可强消，徒损胃气"；在乳岩证治中提出"宜外用灸法，内服养血之剂"，以免内攻再损肝脾。

其著作以编修《医宗金鉴》为主。

十六、陈念祖

陈念祖（1753～1823 年），号慎修，修园为其表字，又字良友，今福建省福州市长乐区江田乡溪湄村人，清代著名医家。陈修园早年丧父，家境贫寒。他自幼聪颖，从其祖父学儒，兼习医学。陈修园乡试中举，后涉足仕途，沉浮宦海十几载。然陈修园从仕而不弃医，仿仲景而走"半治举子业，半事刀圭家"的半官半医之路。陈氏终以医而名于世，被誉为福建四大名医之一。

脾胃思想贯穿于陈修园的医著之中，陈氏立足脾胃，阐发生理，分析病理，吸收归纳各家的学说为己用，从不同的角度提出独特的见解，充实了脾胃学说的理论。陈修园在其著作中不止一次强调脾胃的重要作用，指出"五脏皆受气于脾，脾为五脏之本"，又说"胃为五脏六腑之本，胃安则脏腑俱安"。陈修园认为脾胃之气的盛衰在疾病的发生、发展及其传变过程中起着关键的作用，所谓"百病皆以胃气为本"。脾胃受损，从而导致纳运失常，脾不升清，胃不降浊，枢纽紊乱，元气由此不充，五脏六腑皆因此失养，百病亦由此而生。陈氏还指出："胃为后天之本，不及固病，太过亦病。"陈氏谈及"真阴精血亏损，必求之太阴、阳明，以纳谷为宝，生血化精，以复其真阴之不足"。对于真阴精血亏虚诸症，他反对呆补滞补，以重脾胃生化法来成就"通补"之则。不仅在常见病证的诊疗过程中要顾护调理脾胃，在危证、重证当中更以脾胃为主，方能救死回生，指出"两土同崩则剥，故大病必顾脾胃"。

治疗癌肿方面的内容在其医著中有迹可循，所谓："陈腐去而肠胃洁，癥瘕尽而荣卫昌，饮食自进矣。"治疗积聚上，陈修园曰："久病及虚弱之人不可径用前药，或先服补药，然后攻之；或攻药去病之半，而即补之；或服攻药三日，服补药一日。"治疗痰饮结块上，陈氏指出"痰即液也，其本在脾，在脾者，土虚不化"，又说"盖痰本于脾，温则能健之；痰生于湿，温则能行之"，强调治疗中必顾护脾胃。

陈修园一生著书颇多，传有陈修园医书四十八种、七十二种之多，但多为后世医家托名所著，现经肯定者有十六种，即《灵素节要浅注》12 卷、《金匮要略浅注》10 卷、《金匮方歌括》6 卷、《伤寒论浅注》6 卷、《长沙方歌括》6 卷、《伤寒真方歌括》6 卷、《伤寒医诀串解》6 卷、《神农本草经读》4 卷、《医学实在易》

8 卷、《医学从众录》8 卷、《医学三字经》4 卷、《时方妙用》4 卷、《时方歌括》2 卷、《女科要旨》4 卷、《景岳新方砭》4 卷、《十药神书注解》1 卷，共 91 卷，计万言。

十七、高秉钧

高秉钧（1755～1827 年），字锦庭，号心得，锡山（今江苏省无锡市）人，清代外科学家，明清外科三大学派之一"心得派"的开山鼻祖。高氏历乾隆、嘉庆、道光三世。世居城北笆弄，曾为太学生，议叙县佐，后弃儒从医，是当时内、外两科名医范圣学、杜云门的高足。

高氏博通经典、洞悉脉理。不仅对《灵枢》《素问》深有探究，并且对张仲景、李东垣、朱丹溪等历代名医著述推详参究，在临证中对温病学说钦崇有加。尤擅疮疡证治，以疡医名震于时，认为"外科必从内治"。在学术上虽深受温病学说的影响，但高氏依然十分重视在治疗外科疾病过程中调补脾胃。《疡科心得集》中首次提到"勿伤脾胃"，认为在疮疡初期、中期、后期的治疗中均应保护胃气，如果早期攻伐太过致脾胃受损，则疮疡难溃难腐，《疡科心得集·辨蝼蛄串肘痈肘后毒》中曰："若妄投寒凉克伐，损伤脾胃，则活者鲜矣。"《疡科心得集·辨腹痈脐痈脐漏论》中曰："不可过服克伐之药，若希图消毒，过伤胃气，则肿不能溃，溃不能敛，难致收功矣。"高氏认为疮疡溃疡期更应补脾胃，益气血。

高氏提出疡科中有四绝证，谓失荣、舌疳、乳岩、肾岩翻花是也。这四种绝证分别对应现代的颈部原发性或转移癌、舌癌、乳腺癌、阴茎癌等四种恶性肿瘤疾病。高氏治疗"疡科四绝证"，首先强调畅情志，顾护脾胃，主张养气血、滋阴液、解郁结，根据疾病所处的不同阶段，常投以补中益气汤、归脾汤等以扶助正气，认为如此方可"绵延岁月"，否则克伐太过"以促命期"。这种治疗恶性肿瘤的思路，与现代临床上主张对化疗后病人扶养正气、增强体质、延长病人带瘤生存期的观点相一致。

高氏一生著述不多，但涉及范围却较广，涵括医论、医案、方剂等多个方面。其中以《疡科心得集》最为著名，是外科"心得派"的开山之作和代表著作。除《疡科心得集》外，高氏著作尚有《高氏医案》、《景岳新方歌》1 卷、《谦补斋外科医案》等。其中《景岳新方歌》为高秉钧与吴辰灿合辑，《谦补斋外科医案》则系其子高鼎汾手辑，后为江阴杨道南所获。

十八、林珮琴

林珮琴（1772～1839 年），清代医学家，字云和，号羲桐，江苏丹阳（今江苏省丹阳市）人。幼年随父读书，勤奋好学。清嘉庆十三年（1808 年）中举人。翌年进京（北京）应试进士，未取，后弃儒学医，灯下潜心研读《灵枢》《素问》

等名家经典著作，数十年而不倦。虽不以医为业，然治愈病者颇众，以擅长治疗温病闻名。林氏为人十分低调，虽医技精湛，但游迹所至，有主宾数年竟不知其能医者。里居日久，屡起沉疴，声誉所归，丐请至莫可却，则慨然以济世救人为己任。林氏性情十分耿直、倔强，乐于为贫苦百姓效劳施医，却不愿谄媚权贵。他对病人的病情观察和症状分析细致深入，对每一病例都认真诊断，根据病情遣方用药，善于化裁。经他治疗，往往都收到奇效。当时人们称他为"良医"。

他济世之余，致力著作，总结数十年学医心得和临床经验，晚年请病家送还本人处方，择其要者，著成医案，并加论证，又仿《张氏医通》例，辑成《类证治裁》8 卷（附一卷，1839 年），共 34 万字，该书于清咸丰元年（1851 年），由其次子林芝本刻版印行 500 部问世，流传广远。光绪十年（1884 年）重刻，中华人民共和国成立后再版。该书以《内经》为本，博采历代医家精论，理明辞晰，言简意赅，辨证施治，无不根柢圣经，发挥精义。强调治病重在辨证，列述内科杂证，兼及妇科、外科等科病证，概述其病因、脉证、治法、方药，并附医案。取材审慎，立论严谨，分类明晰，备受后世医家重视。

《类证治裁》是一部内容广博的临床著作，其对脾胃疾病论述极为详尽，列有痰饮、脾胃、饮食、噎膈、反胃、呃逆、嘈症、嗳气、痞满、泄泻、胃脘痛、肠鸣等脾胃疾病论治篇章，林氏治疗脾胃疾病是以李杲的脾胃内伤学说、叶天士的胃阴学说以及久病入络学说为指导的。疼痛性疾病就主以辛润温通之络药，而胃脘痛与腹痛在用药上则有药物归经的不同；呕吐、嗳气、呃逆等上升性疾病则肝胃、肝脾同治；便秘就主以养血润燥、升降结合之法，而升降中又有升脾降胃与宣降肺气之殊；泄泻就主以利湿分流之四苓汤，临床随证加减，可谓层次分明，重点突出，卓然大家。在《类证治裁·瘰疬结核瘿瘤马刀论治》中，亦有脾胃相关论治："肉瘤者，自肌肉肿起，按之实软。此郁结伤脾，肌肉伤而邪搏也，归脾汤、补中益气汤。气瘤者，自皮肤肿起，按之浮软，此劳伤肺气，腠疏而邪搏也，补中益气汤。"

十九、王泰林

王泰林（1798～1862 年），清代著名医家，字旭高，晚号退思居士，江苏无锡人。清嘉庆三年（1798 年）生，幼年读书过目成诵，博涉经史子集。12 岁从舅父高锦庭学医，尽得其传。他广览群籍，博采众议，上自轩辕、岐伯，下至清代医学名家，无不精读贯通。学医 10 年后，自己开业行医。嘉庆、道光年间，先以疡科问世，后又开治内科，且对温病尤多关注，临证审证用药甚为精当，声誉日增，求治者众多。

王旭高医术精深，医德高尚。平日行医遇疑难病症求治，必深思熟虑，慎重处方。其后有效与否，注意随访，必要时令其再诊，以完成全功。故所存医案，无不稳妥透彻。对贫穷患者，他必先行救治，不收酬金，甚至无偿供药。王旭高说过这样一番话："医，仁术也。其心仁，其术智。爱人好生为之仁；聪明权变为之智。仁者余而智不足，尚不失为诚厚之士；若智有余而仁不足，则流为期世虚妄之徒。"这番话他是对他的学生讲的，也是他一生行医高尚品德的写照。

王氏在《内经》《难经》及前人学术思想基础上，在《西溪书屋夜话录》中提出"肝气、肝风、肝火，三者同出异名"及"内风多从火出"的论断，并说"肝病最杂而治法最广"，创肝病三纲论治，立治肝三十法，从调整五脏之间生克制化关系来阐述治肝之法，或直接治肝，或间接治肝，治标治本，兼顾虚实；王氏强调中医理论的整体观，治法具体而完善。结合其医案所论肝病之因、脉、证，则肝病论治体系更加完善。王氏之长非惟治肝，对脾胃的论治尤多称道之处，在脾胃病的治疗方面淹贯众长，融合了严用和调心脾、李东垣升脾阳、张景岳温脾肾、叶天士养胃阴等学说。如其病案所述："某，疟后痰气阻滞胃脘，清阳不升。作呃，纳食辄呕，防成膈症。且与仲景化痰镇逆再商。旋覆花、代赭石、淡干姜、法半夏、赤苓、制香附、丁香、柿蒂。"王氏擅长使用清润之剂滋养胃阴，并清降肺气，使金水相生，阴液得生而气火自消。如："朱，脉滑大，食入哽噎不下，舌腻。此属痰膈，大肠燥火凝结。拟清痰火，佐以宣通。"

王氏学术代表著作为《西溪书屋夜话录》，书成后惜多散佚，仅存治肝三十法。王氏著述甚丰，后世将其《退思集类方歌注》《医方证治汇编歌括》《医方歌括》《薛氏湿热论歌诀》《医方歌诀》，连同《西溪书屋夜话录》合刊为《王旭高医书六种》。著《医学刍言》，门人方耕霞（仁渊）搜集编辑其师脉案，于1879年刊行《王旭高医案》4卷。

二十、张锡纯

张锡纯（1860～1933年），祖籍山东诸城，明代其祖上迁居河北省盐山县边务乡。幼年除深研六经诗文之外，兼及医学，尤通易理。后科举不第，转攻医学。为人治病，眼光独到、胆色过人，往往能力排众议而使沉疴顿愈。后医名日噪，与江苏陆晋笙、杨如侯和广东刘蔚楚被誉为"医林四大家"。张氏于辛亥革命后任军医正。1918年赴沈阳创立达中医院，1928年迁居天津，建国医函授学校，培养中医人才。

张氏在医理、本草、方剂、伤寒等方面都有深入研究，如提出"人身君火、相火有先后天之分""三焦考""少阳为游部论""肓之上膏之下解及病在膏肓之治法"等医理论述，发前人所未发。在肿瘤方面，虽然限于时代因素未能详尽分析，但在上消化道肿瘤及妇科肿瘤方面也提出了独到见解。如认为"噎膈"是由于"中气衰弱，不能撑悬贲门，以致贲门缩如藕孔"，遂自拟"参赭培气汤"，重用赭石以开胃镇冲，以人参驾驭之，俾气化旺而流通。又提出在胃癌分型中，贲门癌多属瘀血，幽门癌多属瘤赘，治法宜各有注重。

张氏著有 30 卷著作，包括临证治验之案三期共 8 篇，为《医学衷中参西录》；载有个人对药效的独到体验之药物论述 5 卷，为《增广衷中参西录》；医学论文汇编 8 卷，为医论篇；医案篇 5 卷，为《志诚堂医案》，以及为天津国医函授学校所撰之 4 卷《伤寒论讲义》。

二十一、钱伯文

钱伯文（1917～2015 年），男，江苏无锡人。钱教授 1939 年毕业于上海新中国医学院，师从朱南山、徐小圃和章次公，奠定了他在临床上非常注意保护患者的阳气、重视扶正祛邪的治则、注重调理脾肾功能和"师古而不泥古"的基础。

钱教授致力于中医药治疗肿瘤近 60 年，主张辨证与辨病有机结合，力倡扶正祛邪的治疗法则，重视脾胃的补益，同时亦注重组方与配伍。对于肿瘤患者见本虚标实之候者，采用补中有泻的方法治疗，强调不可一味求补而气壅留邪。如胃癌晚期采用黄芪、白术、白扁豆等健脾益气、和胃化湿双功俱备之品。他认为脾胃虚弱是贯穿于肿瘤发病过程的一个重要原因，常将补益脾气与滋养胃阴相结合，使补脾气而不伤胃阴，养胃阴而不碍脾气。临床常用异功散、六君子汤、参苓白术散等结合沙参麦冬汤、麦门冬汤等加减。

钱教授撰有《肿瘤的辨证论治》《抗癌中药的临床效用》两部专著，主编《中国食疗学》《养生指南》《抗衰老的中药与食物》等 5 部著作，并组织编写《中药学》《方剂学》等教材，参加《辞海》中药部分的编辑工作。发表论文 80 余篇。曾先后获得上海市卫生局科技进步奖一、二等奖，第二届世界传统医学优秀成果奖，国际中医学术会议优秀论文奖。美国生物研究所于 1990 年授予其"国际文化荣誉证书"。

二十二、何任

何任（1921～2012 年），男，浙江杭州人，出生于中医世家，父何公旦，为当时的一代名医，誉满江南。何老医学得自家传，1941 年毕业于上海新中国医学院。

何任教授长期从事中医药治疗肿瘤的临床研究，主要治则可以总结为"不断扶正，适时祛邪，随症治之"。何任教授认为，癌症的发生，即是人体正气虚衰严重的表现。在"不断扶正"的学术经验框架内，何任教授强调培本落实到脾、肾两个方面，具体细化为三种具体的治疗方法，即益气健脾、养阴生津、温阳补肾。何任教授用人参、黄芪、白术、茯苓、薏苡仁、地黄、山药、山茱萸以及四君子汤、六味地黄汤、归脾丸等健脾、补肾、补气、养血的方药进行扶正固本，提高机体抗肿瘤的免疫功能，从而抵御肿瘤。"适时祛邪"即在扶正基础上适时运用具有解毒消肿、散瘀软坚作用的抗癌中药。立足于"扶正"的同时，适时祛邪，"扶正""祛邪"两者不可偏废，应充分掌握好主次关系。祛邪的关键在于时机，即何老所谓的"适时"，何老认为，由于癌症处于不同的阶段，或是采用的西医治疗方法不同等，人体邪正力量的对比会有明显的不同，故而治疗所采用祛邪之法亦各有不同。一般来说，在癌症的早期，正虚尚不明显，而邪气常常成为突出的一方。此时治疗就应以祛邪为主，兼以扶正。而在疾病的中期，一是正气遭受不断损耗，正虚逐渐明显，二是邪气不断积聚加强，此时治疗，就应扶正祛邪并用。至于疾病晚期，由于邪气持续的销蚀耗损，人体正气极为虚弱，成为突出的一方。此时治疗，即应以扶正为主，略加祛邪，甚则全投补剂。如此才可挽回一线生机，待正气渐复，则自可缓缓抵御邪气，抑制邪气的进一步侵扰。"随证治之"即在肿瘤治疗过程中，由于症状轻重、病程长短，以及年龄、性别、饮食环境差异，出现证型多种多样，故应视证型而治之。"随证治之"是何任教授辨证论治肿瘤的最大特点之一，其精华在于临证对药对和特殊单味药的加减应用。何任教授对于气滞血瘀型肿瘤常配伍延胡索、白芍以起行气止痛活血之效；对于气虚脾气不健、胃纳不佳之食则腹胀，予神曲、鸡内金、炒麦芽消食和胃，砂仁化湿健脾，佛手片理气健脾；湿热较重者辅以黄芩、黄连以清热燥湿。

何任教授于 1958 年编撰出版中华人民共和国成立后我国第一部《金匮》读物《金匮要略通俗讲话》，此书第一次用白话形式对《金匮要略》原文进行全面阐释，极大地方便了初学者，受到读者的广泛欢迎，至今已发行了 15 万余册。1958 年，何任教授编撰《金匮要略提要便读》《金匮要略讲义》两书，为《金匮要略》的教材编撰探索出了一种沿用至今的范式。1991 年，何任教授主编的《金匮要略校注》《金匮要略语译》由人民卫生出版社出版，其中《金匮要略校注》获国家中医药管理局科技进步奖二等奖，并被翻译成日文，成为日本医生学习中医的教材，并成为现代校注《金匮要略》最权威版本。

二十三、余桂清

余桂清（1921～2005 年），男，湖北武汉人。余教授 1947 年 6 月毕业于国立江苏医学院，从事外科工作。1955 年调入中国中医研究院工作后，便在著名老中医段馥亭先生指导下，刻苦钻研中医。1960～1962 年参加卫生部举办的西医离职学习中医班，以优异成绩结业，开始了中西医结合治疗肿瘤的工作。1963 年，广安门医院中医肿瘤科成立，这是我国较早的中医肿瘤科之一。余教授是全国中医、中西医结合肿瘤专业的主要创始人。1970 年初，他率领肿瘤医疗队深入到我国食管癌高发区进行调查，对中医药阻断食管上皮重度增生进行了研究，为肿瘤的防治获得了第一手资料。余教授任国家"六五""七五""八五"攻关课题中医组组长，曾多次获国家科委、卫生部、国家中医局、中国中医研究院奖。余教授主持国内、国际中医、中西医结合肿瘤学术研讨会，在中医肿瘤国际学术交流和对外影响方面做出了巨大贡献。1992 年被法国波伦中医学院科学委员会授予名誉教授，1994 年被美国传记研究所聘为名誉顾问，1998 年获墨西哥城世界文化委员会颁发的卓越工作者证书和奖励。

余桂清教授在肿瘤病因学方面提出，肿瘤发生不外乎外、内二因，外因即外来之邪，风寒暑湿燥火及秽浊之气，客于经络，留滞不去，而成恶疾；内因是指正气之虚，大致为情志、饮食内伤、年老体衰等因素致机体阴阳失和、痰瘀毒聚而生癌瘤。在肿瘤诊断学上，余教授认为舌诊在肿瘤诊断中的作用不可低估，应当引起足够的重视。肿瘤病人暗红舌、青紫舌比例高，食管癌、贲门癌病人比例可高达 36.3%。此外，舌诊亦可作为判断病情、预后及指导治疗的重要指标，有一定实用价值。用药方面，余教授在继承前人经验的基础上，积极探索肿瘤治疗中药药组、药对的运用规律，为中医治疗肿瘤用药提供了新的途径。所用药物分为辨证论治的药组（药组中体现"补土"思想的药对有陈皮和半夏、当归和黄芪、白术和莪术、白术和白芍）以及抗肿瘤的药组（药组中体现"补土"思想的药对有急性子和石见穿）。另外余教授临证抗癌类药每方一般不超过 2 味，剂量不超过 15g，而扶正类药往往 4～5 味；如他选用苦寒的半枝莲、白花蛇舌草等清热解毒类药物时，常佐以党参、炒白术、茯苓、黄芪等药物益气健脾。余教授特别指出，有血瘀证时方可应用活血化瘀药如莪术、桃仁等，且用量不宜大（一般不超过 9g），时间不宜久，需佐以扶正的太子参、黄芪，以免转移，这样攻中寓补，攻而不伐。余教授治疗肿瘤具体使用药物为太子参、白术、茯苓、生芪、陈皮、薏苡仁等。合并血虚者加用当归、生地、鸡血藤；血瘀者加用桃仁、赤芍、丹参；肾虚者加用枸杞子、女贞子、菟丝子；痰湿者加用清半夏、玄参、夏枯草；热毒者加用金银花、白花蛇舌草、栀子；肝郁者加用柴胡、郁金、川楝子；肺癌咳嗽者加用鱼腥草、川贝、杏仁；喘憋者加用苏子、白芥子、款冬花；胃癌疼痛者加用白英、徐长卿、白屈菜、延胡索；呕吐恶心者加用代赭石、旋覆花、竹茹；肠癌便血者加用败酱草、地榆、血余炭；腹胀者加用芍药、枳壳、川朴。在扶正的基础上，根据辨病及辨证原则，选用蛇莓、山慈菇、半枝莲、山豆根等抗癌中药，以增强抗癌作用。余教授在治疗食管癌方面很重视脾胃，治疗以培补脾胃为要，方药以四君子汤合并二术郁灵丹加减。余教授在治疗乳腺癌方面非常重视健脾益肾法的运用，按其不同病情或以补脾为主，或以补肾为主，或脾肾双补，选用六君汤，善用太子参、炒白术、茯苓、陈皮，药力平稳缓和，随证酌情运用，补养而不碍脾胃；益肾喜用枸杞子、菟丝子、女贞子，三子相配，平补肝肾，补而不腻，温而不燥。对于肾阴不足的患者，常予六味地黄丸长期服用。太子参、炒白术、茯苓三药合用，贯穿整个治疗过程，顾护脾胃，使正气充足，病邪才能得以稳定或减退。中成药方面，余教授在 20 世纪六七十年代，创立脾肾方，通过实验证明了该药具有保护骨髓、提高免疫功能、增强化疗药物抗瘤效应、抗转移等作用。在配合放化疗方面，余教授研制出以健脾补肾为治则的生血Ⅰ号方，保护骨髓造血功能。针对放射治疗的机制及放射反应的特点，研制出滋阴益气、活血解毒的扶正增效方，明显增加放疗疗效且减少放疗毒副反应的发生。

余教授为启迪后学，总结自己的临床经验，培养出学生朴炳奎、林洪生等肿瘤学专家。先后发表学术论文40余篇，撰写《历代中医肿瘤案论选粹》《中西医结合有效病例选》等多部专著。

二十四、张代钊

张代钊（1929年生），四川自贡人。全国老中医药专家继承工作指导老师、主任医师、教授、博士研究生导师。卫生部中日友好医院首任中医肿瘤科主任，中国中医科学院广安门医院首任肿瘤科主任。全国首届500名著名中医药专家之一，全国著名中西医结合专家学术经验继承导师，北京中医药大学教授，中央电视台医学顾问。享受国务院政府特殊津贴。

张代钊教授自1955年参加卫生部委托中国中医研究院主办的全国第一期西医学习中医研究班以来，主要从事中医及中西医结合防治研究常见肿瘤的临床工作。是中医、中西医结合治疗肿瘤的倡导者之一，擅长中西医结合治疗常见肿瘤及各种内科疑难杂症。他在50多年从事中西医结合防治常见肿瘤研究工作中，在提高癌症病人的生存质量、延长生存期和减轻放化疗毒副反应等方面都积累了丰富的临床经验。特别是对中晚期患者的治疗，强调要根据病情之轻重、病期之早晚和患者体质之强弱等来进行辨证治疗，合理而有计划地进行中西医结合治疗，探索出有效的防治癌症患者在放、化疗中出现毒副反应的中医诊治规律。张代钊教授临床上重视调理脾胃：术前注意扶正治疗，给予健脾益气的方药，以扩大手术适应证。他认为手术多损伤气血、气阴，影响脏腑功能，表现出脾胃失调的证候，因此治疗上应注重调理脾胃。他还提出根据放化疗的不同消化道表现，处以不同的健脾和胃中药。他十分强调"未病先防"，通过健脾补肾以预防肿瘤并发症。

张代钊教授科研硕果累累，先后研制扶正冲剂（后更名为健脾益肾方）、扶正解毒冲剂、扶正增效方等，分别获得国家中医药管理局科技进步奖二等奖、第二届和第三届世界传统医学大会国际金杯一等奖等。撰写论文80余篇，著作20余部，包括《中西医结合治疗癌症》《中西医结合治疗癌症有效病例选》《中西结合治疗放化疗毒副反应》等。

二十五、于尔辛

于尔辛（1931年生），男，上海人。上海市名中医，全国老中医药专家学术经验继承工作指导老师，博士生导师，享受国务院政府特殊津贴。

于尔辛教授 1955 年毕业于上海第一医学院医疗系,后在上海肿瘤医院放射科工作。1958～1961 年在上海第二届西医离职学习中医研讨班学习并结业。1964 年任上海肿瘤医院中医中药研究室负责人。1978 年任上海肿瘤医院中医科主任和中西医结合研究室主任。1986 年任上海医科大学肿瘤教研室主任。

于尔辛教授长期从事中医、中西医结合治疗肿瘤临床、科研和教学工作,有着丰富的经验和独特的学术思想。其学术特点在中西医结合治疗肿瘤方面。提出中医治疗肿瘤应辨证论治、随证而治、对证治疗,而各个不同癌肿都有一个辨证体系。原发性肝癌有一个以"脾虚"为主的辨证体系。虽然肝癌位于西医解剖的肝,但实非中医所谓的"肝"。肝癌的本质在于脾虚,故而创立了健脾理气佐以消导之法治疗肝癌。在食疗方面,于尔辛亦有独特的见解,结合中医学的辨证理论,提出未病先防、既病善治,健脾为主不忘理气,宗于原则不泥陈规的药膳治疗经验。

于尔辛教授先后承担国家、省部级科技项目 10 项。主要有"以外放射为主中西医结合治疗肝癌""健脾理气中药治疗晚期肝癌"等。并先后获省部级科技进步奖二等奖 2 项、三等奖 3 项。发表论文 100 余篇,著作 22 部,代表作有《临床肿瘤学总论》《常见恶性肿瘤研究进展丛书:原发性肝癌》《肿瘤药膳》等。

二十六、刘嘉湘

刘嘉湘(1934 年生),男,福建福州人。上海中医药大学附属龙华医院肿瘤科主任、教授、主任医师,博士生导师。刘教授 1950 年毕业于福建军医医务学校医科,后来在军队从事西医工作,自学针灸,以此治疗多种病证,常获奇效,因此对中医产生了兴趣。后来于 1956 年考入上海中医学院,六载刻苦学习,成绩斐然。毕业后留校工作,先后师从沪上名医张伯臾、陈耀堂教授,深得其传。

刘教授从事中医、中西医结合治疗肿瘤临床、科研和教学工作的 50 余年来,取得了重大的成就。其于 1972 年在国内首倡中医"扶正治癌"理论和方法。刘教授认为,肿瘤的发生与机体抗御疾病能力(正气)低下有密切关系。由于正气虚损,阴阳失衡,脏腑功能失调,留滞客邪(致病因子),致使气滞血瘀、痰凝毒聚,相互胶结蕴郁而成肿瘤。因此,正虚是肿瘤发生发展的内在根本,邪气浸淫只是促使肿瘤发生的外部条件,正气虚弱始终是决定疾病发展和病机演变的关键。在治疗上,刘教授强调以扶正培本法为中心治疗癌症,正确处理好辨证与辨病、扶正与祛邪、标本缓急的关系,因时制宜、合理施治,是中医治疗肿瘤取得疗效的关键。此外,正虚的病机本质是正气不足、阴阳失衡。因此,如何调整阴阳,使之复归平衡,是正确运用扶正法治疗肿瘤的关键。

刘教授先后主持完成国家"六五""七五""八五""九五"及"十一五"中医药治疗肺癌攻关课题,以及多项国家及省部级重大课题。先后获卫生部、教育部等省部级科技成果奖多项。研制出国家级治疗肺癌中药新药金复康口服液、正得康胶囊、外贴治疗癌痛的蟾乌巴布膏，主编著作多部，发表论文一百余篇。代表著作有主编的《实用中医肿瘤手册》《现代中医药应用与研究大系：肿瘤科分册》《中国中医秘方大全：肿瘤科分卷》《中医防治癌瘤荟萃》等 4 部著作，并参加编写了《现代中医内科学》《肿瘤研究》《中西医诊疗手册》等 9 部著作。

二十七、郁仁存

郁仁存（1934～2022 年），男，浙江绍兴人。北京中医医院肿瘤科主任医师、教授；第三、四、五批全国老中医药专家学术经验继承工作指导老师，享受国务院政府特殊津贴。3 岁时他罹患伤寒，幸得一老中医数月医治得愈，由此对中医心存感激。自幼好学，如愿考上江西医学院的医疗系。1955 年毕业被分配到北京水利电力部作基层医生，利用业余时间潜心中医药。1959 年 3 月参加北京市西医离职学习中医班，研读中医理论与临床专业知识，1961 年毕业后调至北京中医医院、北京中医研究所工作，随后开始长期的中西医结合肿瘤防治工作。

郁仁存教授对恶性肿瘤的中医及中西医结合治疗有其独到的见解。他提出肿瘤发病的"内虚学说"以及指导肿瘤综合治疗的"平衡学说"；指出脏腑虚损是肿瘤发生发展的根本原因，尤其强调中医学"先天之本"与"后天之本"的脏腑理论，认为脾肾两脏对人体生命和疾病至关重要。在"内虚学说"的指导下提出健脾补肾法是肿瘤治疗中的重要法则之一，认为应用健脾补肾法可以提高癌症患者的抗病能力，改善机体的功能状态，减轻患者的痛苦，提高生存质量，从而提高患者远期生存时间和生存率。此外，他是国内最早提出"益气活血法"治疗肿瘤的中西医结合专家，这一观点的确立、深入研究对全国中医治疗肿瘤的学术发展起到积极的推动作用。郁教授认为气虚血瘀证在肿瘤患者中普遍存在，从而研制了有益气活血作用的固本祛瘀汤和固本抑瘤方。

郁教授先后获得科技进步奖 20 余项，发表论文 100 余篇，著有专著 4 部，参编专业书籍 20 余部。代表著作有《中医肿瘤学》《肿瘤研究》《癌症诊治康复 350 问》《老年肿瘤防治知识》等，参加《实用肿瘤学》《实用中西医结合内科学》《中西医结合内科研究》《胃癌》《肿瘤化学预防及药物治疗》《血瘀证与活血化瘀研究》等 20 余部著作的编写工作。

二十八、焦中华

焦中华（1937 年生），男，河北省邢台市临西县人。山东中医药大学附属医院肿瘤科主任医师、教授，博士生导师。焦教授 1965 年毕业于协和医科大学，早年在中国医学科学院肿瘤医院工作，后调至山东中医药大学附属医院血液肿瘤科。

2008 年被中国中西医结合学会肿瘤专业委员会授予中国中西医结合肿瘤防治特殊贡献奖，并被评为有突出贡献的名老中医药专家。

焦教授从事中医及中西医结合治疗肿瘤及血液病的研究近 40 年，具有较高的理论造诣，学术风格鲜明。关于肿瘤的病因病机，强调内虚外毒，内外合邪，虚、毒、瘀、结为基本病理演变过程，因虚致病，又因病致虚，正虚邪盛，正不抑邪为其恶性演变规律。焦教授认为肿瘤是一种全身性疾病，手术只达到了减瘤祛邪目的，却未能从根本上解除患者脏腑、阴阳、气血功能的失调，虚滞、痰瘀、毒损脉络为术后转移患者的基本病理变化过程，在多年的临证治疗中倡导"抗癌防变"学术思想，坚持"未病先防""既病防变"的治疗理念；强调局部与整体、辨证与辨病、扶正与祛邪相结合，并根据肿瘤演变过程中正邪消长制定相应治则，补益攻伐相间而进，以遏制疾病的病理演变。同时，焦教授深受李杲《脾胃论》的影响，对补土派学术思想领悟颇深，指出脾胃为气血生化之源，阴阳升降之枢纽，强调脾胃升降失常是肿瘤发病的核心，临证中多用健脾益气法、升阳举陷法、甘温除热法，颇有奇效；同时强调治疗肿瘤中胃气的重要性，提出"治瘤首健脾胃"观点，指出肿瘤的治疗以健脾胃为主，脾胃健，正气复，邪自消。

焦教授在中西医结合治疗肿瘤、血液病方面造诣颇深，在科研方面也颇有建树，成果显著。其主持的课题"中药漏芦逆转肿瘤多药耐药及诱导凋亡的研究"在 2004 年被山东省中医管理局鉴定为国内领先，"平移合剂抗肿瘤术后转移及血管生成的深入研究"在 2008 年通过山东省科技成果鉴定，其研究水平达到国际先进水平。主持的课题"莪术的抗癌研究""农吉力的抗癌研究"等，先后获得卫生部及山东省卫生厅科技进步奖，"中医及中西医结合治疗再生障碍性贫血的临床与实验研究"获 1993 年山东省科技进步奖三等奖。"平移合剂抗肿瘤术后转移及血管生成的深入研究"获山东省保健课题一等奖、山东省科技进步奖三等奖。主持的卫生厅攻关课题"消瘤平移合剂抗肿瘤术后转移的临床与实验研究"获山东省教委科研进步奖二等奖、山东省科技进步奖三等奖。

二十九、邱佳信

邱佳信（1937 年生），男，上海中医药大学附属龙华医院肿瘤科主任医师，教授，博士生导师。邱教授 1960 年毕业于上海第二医学院医疗系，工作后参加上海市第七届西医离职学习中医班脱产学习，对中医有独到的领会，在临床中形成了具有个人特色的补土理论防治肿瘤的学术思想。

邱教授在龙华医院从事肿瘤的临床、教学与科研工作 40 余年，擅长运用临床与实验研究相结合的中西医结合方法来研究肿瘤的防治，特别是对消化道恶性肿瘤有深入的研究和丰富的临床经验。邱教授对胃癌前病变、中晚期胃癌及抗胃癌转移复发等诸多环节均进行了不少临床与实验研究，证实具有健脾作用的中药组方能大幅度提高胃癌的癌前病变不典型增生的治愈率，延长中晚期胃癌患者的生存期及中位生存期、提高其生存质量，明显缓减胃癌患者术后复发及转移状况，从而证实了脾虚贯穿于胃癌发生、发展、变化的整个过程，并逐渐形成了以健脾为基础的中医防治肿瘤辨治理论体系。邱教授倡导"有瘤体必虚，有虚首健脾"，认为肿瘤的病因病机与"虚""痰""瘀""毒"有关，其中尤以脾胃虚弱为肿瘤发生与发展的一个基本因素，治疗上以健脾为基础并辨证结合清热解毒、益气化痰、活血化瘀、益气养阴、补肾培本等中药，形成了胃肠安、益气软坚冲剂等临床疗效确切，部分作用机制明确的中药复方制剂，并已实现或正在实现成果转化。

邱教授先后以第一负责人的身份承担了国家"七五""八五""九五"攻关课题，主持国家自然基金课题、上海市科学技术委员会课题多项，研究成果多次获部、市、局级科技进步奖。邱教授还十分重视与国际同道进行肿瘤防治，特别是中医药防治恶性肿瘤的学术交流，多次参加包括美国临床肿瘤学术年会、日本肿瘤年会在内的国际学术会议。并曾赴英国牛津大学访问以及和日本带津三敬病院长期进行中医中药治疗消化道恶性肿瘤的临床和实验研究方面的合作，扩大了中医中药在国际上的影响。

三十、孙桂芝

孙桂芝（1937 年生），女，籍贯山东，中国中医科学院广安门医院肿瘤科教授，主任医师，博士后导师，第四批全国老中医药专家学术经验继承工作指导老师，享受国务院政府特殊津贴。孙教授 1964 年毕业于山东医科大学，后参加全国西医离职学习中医班，嗣后一直在中国中医科学院广安门医院肿瘤科从事中医临床及实验研究工作。

孙教授从事中医及中西医结合治疗恶性肿瘤事业已有五十载，融古创新，立足临床，勇于探索，形成了一套完整而又独具特色的关于肿瘤的学术思想体系。其创立的"二本"说，认为肿瘤的发生、发展以"人身之本"——正气亏虚为条件，以"病邪之本"——癌毒侵袭为根本，二者缺一不可。治疗上，孙教授"以人为本，以病为标"，扶正祛邪并用，贯穿始终，而"人本"与"病本"是疾病的两个侧面，但始终应以"人本"为中心和侧重点。针对肿瘤，西医一般采取手术、放疗、化疗，这些治疗都会损害人的消化功能，如果人的胃肠道功能不好，导致营养吸收不良，最终导致疾病进展、恶病质。因此，孙教授在临床上诊治肿瘤疾病时，十分重视胃气，常常把顾护胃气作为重要的治疗原则，善用药对及经方。

孙教授先后主持或参加了国家"六五""七五""八五"中医肿瘤攻关课题及中医药管理局科研课题，研制出减轻化疗药物毒副反应的健脾益肾冲剂、防复发防转移的扶正防癌口服液、减毒增效的养胃抗瘤冲剂以及抗癌Ⅰ号、抗癌Ⅱ号、益髓胶囊、软肝煎等，先后主编《常见肿瘤诊治指南》、合编《中西医结合治疗癌症有效病例选》《中西医结合防治肿瘤》等著作。

三十一、周岱翰

周岱翰（1941 年生），男，广东汕头人，1966 年毕业于广州中医药大学（原广州中医学院）医疗系本科，是广州中医药大学肿瘤研究所所长、首席教授、主任医师、博士生导师，中国中医科学院博士后导师，全国老中医药专家学术经验继承工作指导老师，广东省名中医，广东省中医药学会肿瘤专业委员会及中华中医药学会肿瘤分会名誉主任委员，1992 年被国务院授予"卫生事业突出贡献"证书并享受国务院政府特殊津贴，2010 年被评为"全国优秀科技工作者"。

在肺癌治疗方面，周教授认为肺与脾在生理上的密切联系，一则在气的生成过程中肺脾两脏共同作用，二则在津液的输布与代谢过程中肺脾两脏相互协调，提出"脾虚痰湿"是肺癌的关键病机之一。因此，周教授依据"虚则补其母"的五行相生规律，以"脾虚痰湿"作为肺癌的关键病机之一，基于"培土生金法"以"益气除痰"为重要治法，倡导"培土生金法"论治肺癌，体现在理法方药、针灸、食疗等方面，均具有其个人特色。

周教授学识渊博，衷中参西，根据其多年的临床经验，研制莲花片、鹤蟾片、乳核散结片、琥珀止痛膏等系列抗肿瘤中成药；获部、省、局级科技成果奖；先后发表 80 余篇论文，出版了《常用抗肿瘤中草药》《癌症的中医饮食调养》《肿瘤治验集要》《中医肿瘤食疗学》《临床中医肿瘤学》等专著。

三十二、米逸颖

米逸颖（1944 年生），女，主任医师，享受国务院政府特殊津贴，全国政协委员。毕业于北京中医药大学中医系，在中医治疗老年病、肿瘤、疑难病方面有丰富临床经验。

米老强调对肿瘤的综合治疗，强调实施以中医为本、取西医之长为我所用，采用合理有效的中医整体辨证施治，使患者带瘤生存，提高患者的生存质量，延长患者的生存期限。此外，米老对老年病也有较深的认识，提出伏邪引发新病的观点，治疗中注重平调阴阳顾护脾胃。强调湿邪致病的关键性，祛湿方法灵活多样，包括芳香化湿、燥湿、渗湿、祛痰等，主张先祛邪后顾护脾胃。

在国内外杂志发表论文 30 余篇，多次临危受命，担任众多国家领导人及外来使者的临床医生，为国家的外交事业做出重要贡献。

三十三、周维顺

周维顺（1945 年生），男，全国老中医药专家学术经验继承工作指导老师，国家级名中医，博士生导师，主任中医师，教授，研究员。临床治疗优势病种为肺癌、胃癌、肠癌、肝癌、食管癌、乳腺癌、卵巢癌、鼻咽癌，对高血压、失眠、胃病、咳嗽等内科疑难杂症也有很深的研究。

1969 年大学毕业后，一直从事肿瘤临床、科研、带教工作，取得了重大成果。比如对于肝癌引起的顽固性腹水，周老认为，要标本兼治，利水治其标，健脾补土才是治水之本；其次，周老认为，利水应从血分治，即《内经》所谓"去宛陈莝"，主张以丹参、赤芍、郁金等活血化瘀之品以行利水之功。

周老在院工作期间发表在国家级及省级医学杂志上的论文达 100 余篇，主持和主要参与省、厅级科研课题 15 项，获省政府、卫生厅、教育厅科研成果奖 6 项，任副主编、编委著作 5 部。连续 9 年被评为院先进工作者和优秀带教教师，多年来还多次被评为优秀党支部书记。主带博士、硕士研究生 49 名。

三十四、刘沈林

刘沈林（1949 年生），男，江苏南京人。江苏省中西医结合肿瘤临床研究中心主任、教授，主任医师，博士生导师，江苏省名中医，享受国务院政府特殊津贴。刘教授 1975 年毕业于南京中医学院，曾师从国医大师徐景藩先生，两次公派赴日本医学研修。应用经典古方并结合现代医学诊治消化道肿瘤和疑难杂症颇具疗效。

刘教授从事中医临床工作 35 年，具有丰富的临床诊疗经验，在脾胃病和消化道肿瘤的研究领域有较深的学术造诣。刘教授师承孟河学派传人张泽生教授和著名脾胃大家、国医大师徐景藩教授，深得其传，辨治疾病尤重正气，一贯强调正气在人体肿瘤发病中的重要作用，深合《内经》"正气存内，邪不可干""邪之所凑，其气必虚"的中医发病学理论。刘教授在长期诊治消化道肿瘤的临床实践中，认识到消化道肿瘤的发生、发展、预后都与脾胃之强弱密切相关，指出脾胃虚弱是消化道肿瘤发生、发展、预后的内在根本。他在继承古代医家治疗"癥积"学术思想的基础上，结合自己丰富的临床实践，依据肿瘤患者"脾胃虚弱为本，邪气滞留为标"的病机特点，提出了"健脾扶正、祛邪消癥"作为治疗消化道肿瘤的基本法则。在临床辨治过程中，健脾扶正贯穿于治疗的始终，既十分重视健脾益气以调理脾胃功能，又在健脾的基础上辅以祛邪，取得了满意的临床疗效。

刘教授曾作为科技部重大基础理论研究"973"项目中医专家组成员，卫生部"健康中国 2020 战略"中医专家组成员，国家科学技术奖励评审专家，国家中医药标准化专家技术委员会委员。总结整理的徐景藩教授学术经验《临症精粹》，对中医临床有较高的学术价值，获得同行肯定，主编《现代中医临床手册》《中医肿瘤学》及《难治性消化病辨治与验案》等专著 4 部，发表医学论文 40 余篇，其中临床医学论文 12 篇，主持部省级以上科研课题 10 余项，获得部省级以上科技进步奖 3 项。

三十五、汪达成

汪达成（1923 年生），男，江苏苏州人，18 岁投季爱人、丁慎伯门下，习中医内外科，1947 年经国家考试院高等医务人员考试合格，1949 年参加苏州市新医进修班学习西医。1950 年抗美援朝开始，即报名参加康复医院工作，1957 年调入苏州市中医院。先后任苏州市中医院大内科主任、学术委员会主任委员。汪教授学术上博采众长，师古而不泥古，学存中西，毫无门户之见。临床实践 50 余年，积累了十分丰富的经验。

汪老临诊注重整体观念，辨证结合辨病，处方用药不拘一格，择善而从，以有效为准。治经方、时方、验方于一炉，且参考现代药理研究，有机结合，加减化裁自成一家。施治中扶正与祛邪孰轻孰重，或者并重，全赖于临床辨证及患者体质而定，并且始终贯穿"脾胃健则百病可治"的观点。汪老刻刻考虑到脾胃，时时顾护胃气，常以患者的饮食情况作为观察疾病进退的一项指标；尤其对内伤杂病，病后正虚及恶性肿瘤术后诸症，更以健脾培本为先，扶正祛邪并举，使脾胃运化昌健而疾病可愈。组方中汪教授重视理气，认为在处方中伍用理气中药不仅可调畅脾胃气机，减轻脾胃气滞，增强脾胃的消化吸收功能，而且有助于化痰消积，如古人所说："善治痰者，不治痰而治气，气顺则一身之津液亦随气而顺矣。"在扶正祛邪方中，配伍理气中药还可防止补剂之壅滞，使补而不滞。

汪教授先后总结研制了"伤寒合剂""新方排痰散""通导散""胃安糖浆"等，用于临床均有良效。1990 年由他主持研制的"香菊感冒冲剂"曾获省科技成果二等奖。汪教授曾任江苏省中医学会理事，苏州市中医学会理事长，《江苏中医》杂志及《苏州医学杂志》编委，全国脾胃病专业委员会顾问、委员等。先后撰写发表论文数十篇，著有《汪达成内科经验集》。

三十六、王晞星

王晞星（1959 年生），男，山西人。山西省中医药研究院（山西省中医院）院长，主任医师，教授，博士生导师。王教授 1985 年毕业于山西医学院中医大学班，毕业后于山西省中医院从事消化系统疾病的临床与研究，2000 年于山西省中医院从事中西医结合综合治疗肿瘤的临床和科研工作。

最初工作的 10 余年，王晞星教授主要从事消化系统疾病的临床与研究，1991年，王教授在国内最早提出应用中医"理气法"治疗功能性消化不良的新观点，被收录于 1997 年卫生部中医教材七年制教科书。2000 年，王教授创建了山西省历史上首个中医肿瘤专科，并将其发展成为如今以中西医结合为主、治疗特色鲜明、省内同专业规模最大、服务能力最强、医疗技术领先的中医肿瘤专科。

　　王教授认为，肿瘤的发病是由机体脏腑、气血、阴阳失和而致，治疗肿瘤的关键是以脏腑和谐为本，调节内环境的平衡。尤其对于晚期肿瘤，认为在无法达到根治的情况下，治疗肿瘤的关键是"以人为本"，提高患者生活质量，延长生存期。王教授认为在肿瘤的治疗中应始终强调"和谐"的理念，正确处理好"人"与"肿瘤"的关系，才有可能使患者带瘤长期生存，此亦肿瘤治疗的关键所在。

　　王教授先后主持承担国家级和省部级重大科研课题 10 余项，获山西省科技进步奖 2 项，申请技术专利 1 项。目前作为第一负责人承担的科研项目有 8 项。研制抗肿瘤系列中药制剂 10 余种，其中其主持研制开发纯中药胃肠动力药"胃逆康胶囊"，开辟了纯中药治疗胃动力疾病的新途径，填补了纯中药胃动力药的空白，获卫生部中药三类新药证书，山西省科技进步奖一等奖，国家中医药科技进步奖三等奖。主编论著 1 部。在国家级和省级核心医学刊物上发表学术论文 30 余篇。代表著作有主编的《医苑英华》上下册。

参 考 文 献

安艳秋, 2011. 赵献可对易水学派的贡献. 中医研究, 24（6）: 79-80.

陈芳, 范晓良, 李靓, 2015. 国医大师何任扶正祛邪法治疗肿瘤学术思想探讨. 中华中医药杂志, 30（8）: 2756-2758.

陈建华, 孙桂芝, 2010. 孙桂芝教授治肿瘤顾护胃气思想. 中华中医药杂志, 25（11）: 1808-1811.

陈洁, 2010. 李东垣阴火理论研究概况. 中国中医药现代远程教育, 8（22）: 1-3.

陈晶, 刘沈林, 2015. 刘沈林治疗脾胃病临证经验解析. 江苏中医药, 47（1）: 17-19.

陈靓, 陈东梅, 任北大, 等, 2016. 张元素"养正积自除"的内涵及其临床应用. 环球中医药, 9（4）: 441-442.

陈焉然, 龙慧珍, 2011. 张元素论治脾胃病经验探讨. 现代中西医结合杂志, 20（9）: 1119-1120.

崔为, 苏颖, 2007. 陈修园著作真伪辨疑. 辽宁中医杂志, 34（12）: 1715-1716.

杜璞, 2009. 浅谈《医宗金鉴》的中医学贡献. 福建中医药, 40（3）: 49-50.

冯秋瑜, 邓家刚, 2015. 刘完素火热论在脾胃病中的论治. 中华中医药杂志, 30（11）: 3922-3925.

高春莲, 2006. 肿瘤学界泰斗：余桂清. 家庭中医药,（2）: 68-69.

郝强收, 2009. 李中梓治疗积聚思想探微. 辽宁中医药大学学报, 11（1）: 68-69.

何立丽, 孙桂芝, 2010. 孙桂芝关于恶性肿瘤病因病机"二本"学说. 中国中医药信息杂志, 17（1）: 88-89.

何若苹, 2001. 何任治疗肿瘤经验点滴. 中医杂志, 42（6）: 379.

何若苹, 徐光星, 顾锡冬, 2009. 何任教授扶正祛邪思想研究. 天津中医药, 26（4）: 268-270.

胡宝情, 2011. 名老中医米逸颖应用扶正固本法治疗肿瘤之经验总结. 北京：北京中医药大学.

黄桃园, 2009. 清代医家高秉钧《疡科心得集》学术思想研究. 广州：广州中医药大学.

嵇冰, 周维顺, 崔凯恒, 等, 2016. 周维顺治疗肿瘤常用组药经验撷萃. 浙江中医杂志, 51（2）: 82-83.

井贵平, 郑立升, 薛金发, 2008. 张景岳"从肾论治脾胃病"探讨. 河南中医, 28（3）: 19-20.

李菲, 2009. 李东垣的元气论. 江西中医学院学报, 21（4）: 6-8.

李秀荣, 齐元富, 2008. 焦中华教授抗癌防变学术思想及临证辨治经验. 中华中医药杂志, 23（10）: 897-899.

李秀荣, 齐元富, 李慧杰, 2010. 焦中华教授治瘤首健脾胃学术思想及临证思辨特点. 四川中医, 28（12）: 7-9.

李用粹. 2010. 证治汇补. 太原：山西科学技术出版社: 76.

林慧光, 芮立新, 2002. 陈修园对脾胃学说的实践与发挥. 中国医药学报, 17（8）: 458-460, 511.

刘鲁明, 宋明志, 2004. 于尔辛肝癌经验集：健脾理气法则治疗肝癌的研究. 北京：人民卫生出版社.

刘少勇, 刘菊妍, 2006. 金元四大家论治肿瘤浅谈. 时珍国医国药, 17（9）: 1801.

刘时觉，陈克平，刘尚平，2000. 辟方剂研究蹊径 开永嘉医派先河：陈无择学术思想及其在温州地区医事活动评述. 医古文知识，（3）：3-5.

刘展华，肖彬，2011. 浅谈周岱翰教授从脾胃学说论治肿瘤的临床经验. 中医药信息，28（3）：30-32.

柳西河，李朝晖，等，2006. 重订医学衷中参西录：上册. 北京：人民卫生出版社.

卢雯平，闫洪飞，董海涛，等，2003. 余桂清治疗乳腺癌经验. 中医杂志，44（4）：253-255.

罗敏，2007. 郁仁存教授治疗肿瘤的学术思想总结. 北京：北京中医药大学.

毛峪泉，吴蕾，林琳，2016. "培土生金"治法的历史源流及其发展初探. 中医杂志，57（10）：815-818.

钱伯文，宋国福，钱力兰，等，2006. 抗癌人生：钱伯文肿瘤防治研究选集. 上海：上海中医药大学出版社.

秦慧清，王会明，2015. 张代钊治疗中晚期恶性肿瘤用药特点分析. 山西中医，31（9）：54-55.

邱佳信，1993. 中医中药对肿瘤预防作用的探讨. 中医杂志，34（9）：560-562.

邱佳信，贾筠生，杨金坤，等，1992. 健脾法为主治疗晚期胃癌的探讨. 中医杂志，33（8）：23-25.

容志航，花宝金，2012. 张代钊教授治疗肿瘤病学术经验. 吉林中医药，32（12）：1203-1205.

申兴勇，肖扬帆，周春华，2008. 周维顺教授治疗胰腺癌的经验. 河北中医，30（9）：901-902.

沈克平，郑坚，邱佳信，等，1999. 有瘤体必虚 有虚首健脾：邱佳信治疗胃癌的研究思路. 上海中医药杂志，33（8）：20-21.

沈元良，2011. 何任教授治癌心法述要. 中华中医药学刊，29（9）：1947-1948.

孙建立，李春杰，李和根，等，2006. 刘嘉湘扶正法治癌学术思想介绍. 中医杂志，47（11）：814-816.

孙晓霞，杨帆，席鹏飞，等，2014. 虞抟辨治积聚学术思想浅析. 世界中医药，9（11）：1471-1473，1478.

唐武军，王笑民，2011. 郁仁存治疗肿瘤"内虚学说"初探. 北京中医药，30（3）：186-188.

王耾，2005. 高秉钧对中医外科的贡献. 陕西中医，26（2）：190-191.

王瑾，梁茂新，孙宁，2016. 张元素对中药归经理论的贡献. 中医杂志，57（15）：1266-1270.

王立伟，秦宝华，唐蕾，等，2009. 周维顺治疗肝硬化腹水经验. 河南中医，29（12）：1235-1236.

王明武，2006. 汪达成辨治胃癌的临床经验. 江苏中医药，38（9）：18-19.

王妮，2013. 罗天益与李东垣. 河北中医，35（6）：919-921.

王晞星，李廷荃，肖汉玺，等，2004. 胃逆康胶囊治疗反流性食管炎临床观察. 山西中医，20（1）：10-12.

王晞星，刘丽坤，2001. 肖汉玺论治脾胃病学术思想简介. 山西中医，17（3）：6-7.

王晞星，刘丽坤，何院生，等，2010. 大肠癌恶病质中医证型研究. 世界中西医结合杂志，5（11）：953-955.

王笑民，陈兢，1998. 中西医结合肿瘤专家郁仁存. 北京中医，17（6）：7-9.

吴香玲，张跃明，谢丹，2015. 叶天士关于脾胃分治的理论浅析. 云南中医学院学报，38（1）：45-47.

吴蟊镗，李守然，米逸颖，2011. 米逸颖治疗肺癌的临床经验. 北京中医药，30（10）：744-746.

谢鸣，徐寿生，2000. 易水"肾命观"形成及其意义. 中国中医基础医学杂志，6（9）：4-7.

邢志峰，2014. 张元素学术思想与贡献的研究. 石家庄：河北医科大学.

徐光星，2008. 何任教授治疗原发性肝癌学术思想探究. 中华中医药杂志，23（7）：599-601.

徐光星，何若苹，2007. 辨证治癌扶正为先：何任治疗癌症学术经验探究（上）. 浙江中医杂志，42（5）：249-250.

徐光星，何若苹，2007. 辨病抗癌适时祛邪：何任治疗癌症学术经验探究（中）. 浙江中医杂志，42（9）：502-503.

徐光星，何若苹，2007. 加减化裁 随证治之：何任治疗癌症学术经验探究（下）. 浙江中医杂志，42（12）：696-697.

徐信义，2007.《类证治裁》脾胃病案之治疗特色评价. 河南中医，27（4）：22-24.

薛恬，李烜，刘沈林，2015. 刘沈林运用健脾法辨治消化道恶性肿瘤临床经验. 江苏中医药，47（3）：21-24.

闫洪飞，2003. 余桂清治疗食管癌经验. 中国中医药信息杂志，10（6）：72-73.

闫洪飞，2003. 余桂清肿瘤药对、药组研究. 中医文献杂志，21（4）：37-39.

闫洪飞，林洪生，2001. 余桂清治学经验. 中国中西医结合外科杂志，7（3）：177-178.

杨景锋，任艳芸，文颖娟，2014. 罗天益学术思想探析. 中国中医基础医学杂志，20（6）：719-721.

杨忠光，2004. 护胃存津在肿瘤放化疗中的意义. 实用中医药杂志，20（12）：708-709.

尤杰，刘嘉湘，2011. 刘嘉湘扶正治癌学术思想初探. 中华中医药学刊，29（8）：1829-1831.

于洁，郁仁存，2010. 郁仁存教授健脾补肾治肿瘤经验总结. 中医药导报，16（12）：18-20.

张成博，赵延坤，1996. 虞传及其学术思想探析. 山东中医学院学报，20（5）345-347.

张代钊，郝迎旭，2001. 张代钊临床经验辑要. 北京：中国医药科技出版社.

张恩欣，2016. 周岱翰教授运用"培土生金法"论治肺癌学术特色初探. 世界中医药，11（7）：1299-1304.

张军，2007. 米逸颖治疗恶性肿瘤的临床特色. 北京中医，26（5）：275-276.

张锡纯，2006. 医学衷中参西录（下册）. 北京：人民卫生出版社：653-657.

张新，孙华，唐春荣，1999. 余桂清治疗食管癌经验. 中国中西医结合脾胃杂志，7（3）：167-168.

赵爱光，2004. 邱佳信治疗胃癌学术思想初探. 江苏中医药，36（7）：12-15.

赵荣莱，1994. 中医药对胃癌前病变的治疗. 北京中医，13（6）：11-12.

赵子敏，叶家栋，1993. 汪达成老中医临床经验拾贝. 江苏中医，25（12）：3-4.

职延广，2000. 李中梓先生及其传人与著作初考. 中国中医基础医学杂志，6（2）55-58.

周春华，申兴勇，肖扬帆，等，2009. 周维顺教授运用中医药治疗食管癌经验. 浙江中医药大学学报，33（1）：58-59.

第二章 补土理论与肿瘤疾病的病因病机

第一节 外邪（环境与生物）

《黄帝内经》言："正气存内，邪不可干。"即正气遍行周身，血通脉络，气血运行通畅则邪不可扰，百病难侵。《医林改错·膈下逐瘀汤所治症目》言："无论何处，皆有气血。气有气管，血有血管。气无形不能结块，结块者，必有形之血也。血受寒，则凝结成块，血受热，则煎熬成块。"如电离辐射之热毒伤阴燔血，或吸烟者烟毒络肺灼津耗气，或虫积者瘀毒阻滞脉络不通，气血津液紊乱致气滞津凝成痰湿，血凝成瘀阻，最终形成积聚包块。

《杂病源流犀烛·积聚癥瘕痃癖痞源流》谓："邪积胸中，阻塞气道，气不宣通，为痰，为食，为血，皆得与正相搏，邪既胜，正不得而制之，遂结成形而有块。"此仍以气血不畅为宗，正气虚衰为本，或因于疫毒、因于诸虫、伤于烟毒等多种外邪，而致正虚邪盛，气郁、血瘀、痰结、湿聚、疫毒、虫扰等因素，既是病因同时也是病理产物的相互纠结，导致机体阴阳失调，进一步加重脏腑、经络、气血功能障碍，形成有形之肿块。

《脾胃论》中云："内伤脾胃，百病由生。"《医宗必读》提出："脾土虚湿，清者难升，浊者难降，留中滞膈，瘀而成痰。"脾胃乃后天之本，主运化水谷精微，充养全身气血。脾胃和则气得调达，血得运行，脉络通畅。倘若幽门螺杆菌侵犯于胃，影响脾胃功能的正常运行，可见胃脘不舒等症状，此为脾胃虚衰，则正气亏虚，邪自内生，痰扰毒侵，则气结津伤痰凝而发为肿块。

下面主要从物理因素、生物因素、化学因素等方面简要阐述癌病发生的病因病机。

一、物理因素

（一）电离辐射致癌的现代医学机制

现代研究表明，物理因素可大致划分为以下 3 类：

1. 电离辐射

电离辐射是最主要的物理性致癌因素。电离辐射指能引起被作用物质电离的辐射。高速带电粒子如 α 粒子、β 粒子、质子等直接使物质电离；致电离光子如 X 射线和 γ 射线及中子等不带电粒子通过与物质作用时产生的带电次级粒子而引起物质电离。现代研究证实，电离射线是明确的致癌因素，长期无防御状态下暴露可诱发多种恶性肿瘤，其中最常见的肿瘤为皮肤非黑色素肿瘤、白血病、甲状腺癌和肺癌等；另外，作为治疗恶性肿瘤手段之一的放射治疗，如不规范大剂量使用时亦可导致骨肉瘤和直肠癌。

2. 异物刺激

目前已发现多种物质如玻璃纸、涤纶、尼龙、电木、聚氯乙烯，将其植入大鼠组织内可引起肿瘤。临床试验表明，生物材料植入人体会引起血液凝固、感染、肿瘤、钙化等一系列不良反应。其机制主要与机体对外源异物引起的感染所产生的一系列免疫反应有关——外源异物长期刺激使正常细胞处于异常免疫环境状态，改变细胞正常的生长分化途径，最终产生肿瘤。

3. 慢性损伤

长期慢性损伤可导致正常细胞在炎症细胞浸润杀伤下出现异常增生分化，进而发展为癌前病变，如食管上皮重度增生、萎缩性胃炎、胃息肉、溃疡性结肠炎等，这些癌前病变亦可由于各类物理、化学或慢性炎症刺激因素的不断作用，最终发生癌变。

（二）从补土理论看电离辐射致癌的中医病机认识

《素问·经脉别论》有言："食气入胃，散精于肝，淫气于筋；食气入胃，浊气归心，淫精于脉；脉气流经，经气归于肺；肺朝百脉，输精于皮毛；毛脉合精，行气于府；府精神明，留于四脏。"这一条文描述了肝、心、肺、肾之生理功能的正常运转，皆是脾胃中土"用"之体现，从而人体方能"正气存内，邪不可干"。无保护状态下暴露在电离辐射环境里会对人体造成巨大伤害，因表现均为热病阴伤为主候，故当属温热无疑，一般将其称为"毒邪""毒热"或"火毒"之邪。《脾胃论》提出"治脾胃即以安五脏""善治者，唯在调和脾胃""人以脾胃中元气为本""诸病以脾胃而生"。毒邪炽盛峻猛，从皮毛直入脾胃，可表现为毒热骤侵，外袭皮毛腠理，内灼脾胃津液，最易耗津伤液，导致脾胃运化失司出现干枯少津、恶心呕吐、脘腹胀满疼痛，甚者血便。毒热灼津燔血，熏灼肝经生风，风火相煽，则血随风火上涌而出。脾主统血，气为血帅，血为气母，脾气虚失其统摄血液之权，则血液溢出脉外加重出血。是以热毒入血，血热妄行致血溢脉外，气随血脱而致脾气不固，难以统血摄血，总而论之，电离辐射致癌相当于中医热毒直中脾胃，影响心、肺、肝、肾，导致脏腑功能失调、正气耗伤、气血俱虚。正所谓"邪之所凑，其气必虚"，邪气深聚而致正气亏虚形成虚实夹杂之象，使癌症病程缠绵难愈。

二、生物因素

（一）生物因素致癌的现代医学机制

生物因素是除物理因素外的又一主要致癌因素，其主要包含了病毒、细菌和寄生虫等生物，在人体感染后，如果不及时进行根除治疗，将会极大提高机体正常细胞癌变的可能。

我国是乙型肝炎发病大国，现代医学认为，人体感染乙肝病毒（HBV）以后，HBV在肝细胞内增殖，其对肝细胞无直接损害作用，而是引起宿主自身异常的免疫应答机制损伤正常肝细胞，引起乙型肝炎。长期反复发作可致肝硬化的发生，当肝硬化逐渐进展，部分患者可由肝内结节发展为原发性肝癌。

细菌感染亦可导致正常细胞癌变，霉菌可诱发食管癌，串珠镰刀菌的毒素可诱发动物前胃癌。目前世界卫生组织（WHO）将幽门螺杆菌列为与胃癌发病密切相关的1类致癌物。幽门螺杆菌致癌机制较为复杂，现已明确其为消化性溃疡的主要致病因子，考虑为感染引起胃炎症反应形成局部溃疡，继而产生基因毒性作用，造成DNA损伤、基因突变。

而肝吸虫病是胆管癌发生的危险因素，研究发现肝吸虫病发病机制与虫体、虫卵及其代谢所产生的排泄物对胆管阻塞与刺激密切相关。当胆管被大量虫体和虫卵长期阻塞后，虫体和虫卵的机械刺激和代谢排泄物毒性作用，造成胆管上皮细胞脱落，管壁增厚，管腔逐渐狭窄，加上虫体及虫卵造成的阻塞，从而引起胆汁淤积，肝吸虫长期机械作用和毒性产物刺激，可造成胆管上皮腺瘤样增生，进展成胆管上皮癌。

（二）从补土理论看生物因素致癌的中医病机认识

中医认为感染HBV后，湿热疫毒内侵伏于血分，侵犯肝藏血与疏泄的功能，正邪相争，久之正不胜邪，肝失条达而壅滞不解，肝络瘀阻。《素问·玉机真脏论》说："肝受气于心，传之于脾。"《难经·七十七难》说："所谓治未病者，见肝之病，则知肝当传之于脾，故先实脾气，无令得受肝之邪。"故当疫毒伤肝，应急固脾胃后天之本，扶正以祛邪，否则必然引起肝胆脾胃功能障碍，将由肝炎时的湿热疫毒内侵、气阴两虚、血瘀阻络，逐渐发展为肝硬化时的血瘀火结、气阴两虚、湿热未清，最终结果是导致阴阳亏损、阴阳离决等一系列变化，变生肝癌。

幽门螺杆菌感染的中医病机可归结为中焦脾胃虚弱、运化无权、气机不畅、瘀阻脉络等，其中又以脾胃虚弱、脾虚气滞为主要致病因素，由此可见，脾胃虚弱是主要病机。脾不运化，气机失调，气滞则凝津结痰，凝血成瘀，痰湿瘀毒结聚于胃，发为癌肿。

《诸病源候论》认为虫证发病主要原因是脏腑虚弱，气血不和。《诸病源候论·九虫候》指出："诸虫根据肠胃之间，若腑脏气实则不为害，若虚则能侵蚀，随其虫之动，而能变成诸患也。"这种脏虚虫侵的发病观点，继承了《内经》"正气存内，邪不可干"的发病学理论。正是脏腑功能失调，正气不足，诸虫寄生，尤以胃肠为首，久之脾胃功能受损，后天之本无以化生水谷精微扶养正气，导致阴阳寒热失调，气血亏虚，脉络瘀滞，痰湿胶结化生癌肿。

三、化学因素

（一）化学因素致癌的现代医学机制

在我们生活中，存在很多致癌的化学因素，如烟草、石棉、联苯胺等。吸烟是肺癌、喉癌、胰腺癌、肾癌、膀胱癌等的重要致病因素。吸烟已被公认是导致肺癌的首要危险因素，尼古丁是致癌祸首之一，烟叶焦油亦有致癌作用。其机制可能是烟草点燃后产生的放射性物质损伤正常细胞，破坏免疫功能，导致正常细胞基因的突变，从而发生癌变；世界卫生组织将石棉列为强致癌物。石棉是一种天然的纤维状矿物结晶，本身并无毒害，最大危害来自它的一种非常细小、肉眼几乎看不见的纤维，它容易被人体吸入，在肺部逐渐沉积，导致肺部组织纤维化，胸膜增厚，称为石棉肺。石棉致癌有一个很长的潜伏期，大部分是接触石棉10～20年后才显现症状，现代研究认为石棉使身体内部机构的持续纤维化，造成细胞变异成为癌细胞。有资料表明，石棉能引起原发性肺癌和间皮肉瘤，90%的胸膜间皮瘤的患者都有石棉接触史；联苯胺是联苯的衍生物之一，是明确的1类致癌物，有强烈的致癌作用，是染料合成的中间体，在染色的棉纺织品中含量容易超标，固体及蒸气都很容易通过皮肤进入体内，引起接触性皮炎，刺激黏膜，损害肝和肾脏，且会造成膀胱癌和胰腺癌。

（二）从补土理论看化学因素致癌的中医病机认识

《本草备要》有载："辛温有毒……然火气熏灼，耗血损年，人自不觉耳。"《本草纲目拾遗》云："故食烟之人多面黄不尽，耗肺而焦皮毛……耗肺损血，世多阴受其祸而不觉。"吸烟后人体感受烟毒之邪，烟草辛热，烟毒经口鼻由外而入，伤人以肺为首，烟气熏灼犹肺痿肺热叶焦，烟油固着类似邪毒痹肺。热灼津液，阴液内耗，致肺阴不足，久则气阴亏虚，加之烟毒之气内蕴，羁留肺窍，阻塞气道，而致痰湿瘀血凝结，形成瘤块。此外，肺为娇脏，易受邪毒侵袭，如工业废气、石棉、矿石粉尘、煤焦烟炭、联苯胺衍生物等，致使肺气肃降失司，肺气郁滞不宣，进而血瘀不行，毒瘀互结，久而形成肿块。

《石室秘录·正医法》有云："治肺之法，正治甚难，当转治以脾，脾气有养，则土自生金。"此与"见肝之病，知肝传脾，当先实脾"有异曲同工之妙，即为"培土生金"法。中医五行认为，肺属金，脾属土，土生金，故治肺病可先治脾，调脾以实肺气固肺卫。肺病时尤需时刻顾护脾胃功能，防其难以运化水谷而致肺气日益衰弱，如脾土实则水谷精微输布正常，气血运行通畅，肺气得宣，肺卫得固，则邪不可扰，病不可侵。

总之，癌病患者以正气不足为前提，再受各类邪气侵扰，正难御邪，导致气血阴阳平衡失调，或兼情志抑郁，或有饮食损伤等因素，使脏腑功能失调，气血津液运行失常，产生气滞、血瘀、痰凝、湿浊、热毒等病理变化，蕴结于脏腑组织，相互搏结，日久渐成积聚，化生癌病。

第二节 饮 食

《丹溪心法》言："痰之为物，随气升降，无处不到……凡人身上中下有块者，多是痰。"明代张景岳提出："脾气不足，虚弱失调之人，多有积聚之病。"《灵枢·水胀》中说："气不得通，恶血当泻不泻，衃以留止，日以益大。"中医认为肿瘤的生成离不开气滞血瘀、痰瘀阻络、热毒壅盛、脏腑亏虚等重要病机。

《素问·经脉别论》："饮入于胃，游溢精气，上输于脾。脾气散精，上归于肺，通调水道，下输膀胱。"脾胃居中焦，主运化，为气机升降之枢，气血生化之源。气机升降失调是产生痰、湿、瘀、毒等病理因素的基础；气血生化不足则正气不足、脏腑亏虚。故脾胃功能异常与肿瘤发生密切相关。

《素问·调经论》曰："夫邪之生也，或生于阴，或生于阳……其生于阴者，得之饮食居处……"《济生方·宿食门》："过餐五味，鱼腥乳酪，强食生冷果菜，停蓄胃脘……久则积结为癥。"揭示了饮食失宜易损伤脾胃，导致脾胃功能异常。一方面，脾胃运化失司，痰湿、血瘀、热毒等病理产物形成，同时导致经络的病理变化，病邪于体内外蕴结，日久发为肿瘤；另一方面，脾胃虚损而正气虚弱，气血无生化之源，卫外之气无从以生，则正虚邪盛，亦导致肿瘤的发生。因此中医认为饮食失宜是癌症发生、发展的重要病因。

现代研究也证实肿瘤的发生与饮食密切相关，其论述与中医饮食不洁、饮食偏嗜、饮食不节类似。日常生活中，常见的致癌食品主要包括霉变食品、腌制食品、油炸烧烤食品、隔夜熟菜等，其本质在于食品生产加工过程中产生了致癌物，如黄曲霉毒素、亚硝胺、丙烯酰胺等。

一、致癌物致癌的现代医学机制

（一）黄曲霉毒素

黄曲霉毒素（AFs）是黄曲霉和寄生曲霉等某些菌株产生的呋喃香豆素衍生物。早在 1993 年即被国际癌症研究机构（IARC）评价为 1 类致癌物，对人类致癌性证据充分，是科学家确立较早的肝癌病因。温暖潮湿的环境有助于霉菌生长，故热带、亚热带地区食品中黄曲霉毒素检出率高。其可直接污染植物（多见于玉米、花生等），或通过污染饲料间接污染畜禽所产奶及其奶制品。而黄曲霉毒素热稳定性强（280℃才可裂解），一般烹调温度难以将其破坏，因此由上述途径污染的霉变食品常被人体摄入。长期食用含低浓度的黄曲霉毒素的食物主要诱发人类肝细胞癌（HCC），其也与胃癌、直肠癌等密切相关。有研究表明，黄曲霉毒素的毒性机制是通过调控某些信号通路[与 HCC 相关的包括单磷酸腺苷蛋白活化激酶（AMPK）信号通路等]的激活或抑制，影响细胞的增殖或凋亡。

（二）亚硝胺

亚硝胺类化合物是国内外公认的具有较强致癌性的化学致癌物，由亚硝酸盐及蛋白质中的仲胺形成，存在于腌制食品、隔夜熟菜等，主要导致消化系统肿瘤。研究证实，腌制食品如腌鱼、腌肉、火腿等，含有较高浓度的亚硝胺。部分蔬菜瓜果中含有胺类，而对其进行腌制处理需添加较多盐，两者在微生物作用下反应生成大量的亚硝胺。肉菜放置时间过长，如腐烂变质的鱼肉类，会产生大量的胺类，包括二甲胺、三甲胺、脂肪族聚胺等。霉变食物与环境中亚硝酸盐相结合，可生成致癌的亚硝基二甲胺（DMNA）、二乙基亚硝胺（DENA）与甲基苄基亚硝胺（MBNA）等亚硝胺化合物。N-亚硝基化合物对动物的致癌性已得到许多实验的证实，其能诱发各种实验动物（包括大鼠、狗及灵长类动物等）多种组织器官肿瘤，靶器官以肝、食管和胃为主，一次大量给药或长期少量接触均有致癌作用。至今尚未发现一种动物对其致癌作用有抵抗力。

（三）丙烯酰胺

丙烯酰胺（ACR）作为国际癌症研究机构定义的 2A 类致癌物（很有可能的致癌物质），主要在高糖、低蛋白质植物性食物高温（120℃以上）加工过程中形成，存在于薯条、薯片等油炸烧烤类食品。丙烯酰胺由丙烯醛或丙烯酸与氨反应生成。其中，氨主要来自含氮化合物的高温分解。而丙烯醛或丙烯酸的生成与食物中的单糖、油脂加热分解有关。在温度高时间长的条件下，氨基酸或蛋白质与糖之间发生的美拉德反应也产生丙烯醛。据国际癌症研究机构的资料，丙烯酰胺具有致突变作用，可引起哺乳动物体细胞基因突变和染色体异常。动物实验研究证明，丙烯酰胺会促进良性或恶性肿瘤形成，并导致中枢和末梢神经系统受损。丙烯酰胺对人类致癌作用可能与其雌激素样作用、增加氧化应激和 DNA 损伤相关。

二、从补土理论看饮食致癌的中医病机认识

补土理论重视健运脾胃，认为饮食失宜，损伤脾胃是肿瘤发生、发展的重要因素，可从饮食不节、饮食不洁和饮食偏嗜三个方面分析。

（一）饮食不节

中医讲究饮食应以适量为宜。饮食不节，过饱过饥，皆损伤脾胃，人体脏腑功能失调。《灵枢·五味》曰："谷不入，半日则气衰，一日则气少矣。"《素问·痹论》曰："饮食自倍，肠胃乃伤。"脾主运化，胃主受纳。从中医角度看待肿瘤等发病，若饮食不节，脾胃运化功能异常，则水湿内停，聚而成痰，阻滞气机。"气行血行，气滞血瘀"，瘀血内阻久而化生包块，发为肿瘤。《备急千金要方·养性》言："饱食过多则结积聚，渴饮过多则成痰癖。"《景岳全书·论积垢》："饮食之滞，留蓄于中，或结聚成块，或胀满硬痛，不化不行，有所阻隔者，乃为之积。"张景岳提出："饮食不节，起居不时，以致脾胃受伤，则水反为湿，谷反为滞，精华之气不能输化，合污下降而泻利作矣。"研究显示不良进食方式能增加胃癌的危险性，常见危险因素包括不吃早餐、三餐不定时等。这可能与过饱过饥这类不良饮食习惯造成机械的胃黏膜损伤、胃液分泌紊乱等引起慢性胃疾病有关。从另一个角度看，《素问·评热病论》云："邪之所凑，其气必虚。"若饥而不能食，渴而不得饮，气血无生化之源，则正虚邪盛。这与现代医学研究中的营养失调与肿瘤发生相关的观点相一致。

（二）饮食不洁

食入不洁净或有毒的食物，不仅直接损伤胃肠，还可以使得温热、湿浊、疫疠等外邪从胃肠侵入人体。《诸病源候论·注病诸候》有言："人有因吉凶坐席饮啖，而有外邪恶毒之气，随食饮入五脏。"日常中的霉变食物、腌制食品等，与胃癌、肝癌的发生关系密切。如食用受黄曲霉毒素污染的霉变食物，可损伤脾胃，致湿毒内生，反侮于肝，肝失疏泄，也可导致肝之精气变异，结聚而化为邪气，发为肝癌。过食熏烤煎炒之品，《外科正宗》记载："茧唇乃阳明胃经症也。因食煎炒，过餐炙爆，又兼思虑暴急，痰随火行，留注于唇。"而从现代研究角度分析，熏烤煎炒等高温烹饪方式制作食物可能导致丙烯酰胺等致癌物的产生，直接损伤胃肠，引起消化系统肿瘤。故认为饮食不洁可致脾失健运，胃失和降，水谷停滞，邪毒、痰湿瘀阻体内，常导致癌肿的发生。

（三）饮食偏嗜

饮食五味、种类、寒温等偏嗜，皆可导致肿瘤形成。五脏各有所喜，五味亦各有所先入。中医认为饮食应五味调和，甘、苦、酸、辛、咸的食物要均匀食用，任何一味偏食，则脏腑之气出现偏盛偏衰，破坏脏腑之间的相对平衡，均可导致疾病发生。如《素问·生气通天论》说："阴之所生，本在五味，阴之五宫，伤在五味。是故味过于酸，肝气以津，脾气乃绝。"现代研究表明，胃癌发生与摄入过量咸味食物的高盐饮食有关，胃蛋白酶原 1、胃蛋白酶原 2 的比值（PG1/PG2）在 1.5～2.2，这与胃黏膜在高渗透压下受损发生充血、水肿、糜烂、溃疡、坏死和出血等一系列病理改变相关。若偏嗜辛辣，脾胃不和，热结肠道，灼伤阴津，久之气血不畅，瘀滞不散而成积聚。

偏嗜某种食物为引起肿瘤的重要因素，常见过食肥甘厚腻、恣意饮酒。从临床研究来看，肥肉、油脂等高脂肪食物摄入过多，能促发乳腺癌、结肠癌、直肠癌和胰腺癌。从中医的角度来看，《素问·奇病论》曰："肥者令人内热，甘者令人中满。"肥甘助湿生痰，阻碍气机，痰凝血瘀；肥甘化热，热与血搏结，癌肿由此而生。而恣意饮酒的危害亦为古代医家重视。《灵枢·论勇》说："酒者，水谷之精，熟谷之液也，其气慓悍，其入于胃中，则胃胀，气上逆，满于胸中，肝浮胆横。"《医学正传·嘈杂》："黏滑难化等物，恣食无节，朝伤暮损，而成清痰稠饮，滞于中宫，谓嘈杂……甚则为翻胃膈噎。"饮酒过度易伤脾胃。脾虚不能运化水湿，积久不散，津液不化，津液凝聚成痰浊，痰积而为肿物。郁久化热，且酒多属阳热之品，湿热下注大肠，停滞下焦，气血壅滞，积于肠道而成积聚，可发为肠癌。现代研究认为在考虑酒的类别、酿造工艺、饮酒量后，酗酒可损伤胃黏膜，引起慢性胃炎，诱发癌前病变。

中医重视饮食宜寒温适中。《灵枢·师传》曰："食饮者，热无灼灼，寒无沧沧，寒温中适，故气将持，乃不致邪僻也。"而偏食生冷寒凉，可损伤脾胃阳气，无以温化水饮，寒湿内生；偏食辛温燥热，又可使胃肠积热。《诸病源候论·虚劳癥瘕候》中"癥瘕病者，皆由久寒积冷，饮食不消所致也。"《医碥·反胃噎膈》："酒客多噎膈，饮热酒者尤多。"《顾松园医镜·论治大纲》曰："滚酒从喉而入，日将上脘炮灼，渐有腐熟之象，而生气不存，窄隘有加，只能纳水，不能纳谷者有之，此其所以多成膈症也。"生活中过食高热饮食、吞咽过快等致食管黏膜受损，甚则溃破、出血。若反复受到刺激，经久不愈，则可能引发食管癌变。例如广东潮汕地区部分人长期食用热茶，其食管癌、胃癌发生概率高。

总之，饮食失宜，首先损伤脾胃，进而机体阴阳、脏腑功能失调，经络气血运行不畅、津液的输布障碍，导致气滞、湿聚、痰凝、血瘀、毒蕴等，病理产物相互搏结，是癌症发生的重要因素。

第三节 情 志

情志致癌在内因致癌中最为关键，不可忽视。《素问·阴阳应象大论》云："人有五脏化五气，以生喜、怒、悲、忧、恐。"情志乃人正常的行为表现，但情志异常对人体正气造成影响，一方面可造成脏腑阴阳的严重损害，故又云："喜伤心，怒伤肝，思伤脾，悲伤肺，恐伤肾。"另一方面可影响气机的正常运行，如《素问·举痛论》："百病生于气也，怒则气上，喜则气缓，悲则气消，恐则气下……惊则气乱……思则心有所存，神有所归，正气留而不行，故气结矣。"《灵枢·本神》云："愁忧者，气闭塞而不行。"《类证治裁·郁症》："七情内起之郁，始而伤气，继必及血，终乃成劳。"

一、情志致癌的现代医学机制

相关研究证实情志能影响机体免疫功能。这种影响的机制主要是通过神经、内分泌系统的相互作用，致使有关组织器官的营养和功能发生异常，日久可使其细胞发生突变而成癌。例如情绪激动能使周围血中淋巴细胞数目增多，焦虑和忧愁则能使进入再循环的免疫细胞免疫功能紊乱。

现代医学认为长期或剧烈的情志活动失调，会造成机体内环境的破坏和功能障碍，这在癌症的发生中具有重要意义。其相关机制可以归纳为：①剧烈的情绪变化影响人体生理状况，造成机体内环境稳态失调，自主神经功能紊乱，致使细胞生长失控变生肿瘤。②心理因素的不断强烈刺激反应，能够改变人体的内分泌，破坏内环境的平衡，使正常细胞畸变成癌。③恶劣的情志抑制人体免疫系统，如抑制胸腺功能，影响免疫细胞的再循环，突变的细胞不能被及时发现并消灭，而导致肿瘤发生。例如长期处于悲伤忧虑情绪下，人的食欲消失，胃液分泌减少，胃腺甚至完全停止分泌盐酸和胃蛋白酶。这种状态如持续日久，胃的正常生理活动长期受抑，引起胃黏膜变化——胃溃疡、息肉等，进而可能发生癌变。

综上观点，异常的情志并不是癌症发生的直接因素，而是肿瘤的诱发剂和促进剂，在内外病邪的共同作用下引发癌症。因此在肿瘤的防治过程中，不仅要考虑致癌因素，还要重视患者的心理变化对病情的影响。

二、从补土理论看情志致癌的中医病机认识

《素问·生气通天论》记载："阴平阳秘，精神乃治；阴阳离决，精气乃绝。"此强调阴阳平衡协调的观点，是中医学的重要思想，唯有阴阳双方保持平衡状态，阴能养精，阳能养神，才能维持正常活动，反之就是疾病状态，甚至生命活动终

结。故《素问·阴阳应象大论》言"暴怒伤阴，暴喜伤阳"，即是说七情过用，伤及阴阳，阴阳平衡失调，扰乱气机的正常运行，气不行则血瘀，气滞血瘀阻碍津液的运行，津液输布异常则痰浊内生，最终形成气滞、血瘀、痰浊的病理因素，促进恶性肿瘤的发生。以乳腺癌为例，《校注妇人良方·疮疡门·乳痈乳岩方论》认为"此属肝脾郁怒，气血亏损"；朱震亨的《格致余论》中指出"忧怒抑郁、朝夕积累、脾气消阻、肝气积逆，遂成隐核，又名乳岩"；《医学正传·疮疡》有云"此疾多生于忧郁积愤中年妇人"；《外科正宗·乳痈论》记载"忧郁伤肝，思虑伤脾，积想有心，所愿不得志者，致经络痞涩，聚结成核"，提出情志因素特别是忧郁在乳腺癌发病中的作用。此外，《丹溪心法·六郁》指出："气血冲和，万病不生，一有怫郁，诸病生焉。故人身诸病，多生于郁。"而气郁为诸郁之首，气源于胃，血本于脾，脾胃之气郁，则中焦斡旋失利，肝气不得升，肺气不得降，清难升浊难降则饮食停聚，痰饮水湿泛溢，郁久则化热，耗伤气阴，五脏六腑的功能发生障碍，久之便气滞血瘀发成癌瘤。

总而论之，《诸病源候论·积聚候》云："诸脏受邪，初未能为积聚，留滞不去，乃成积聚。"故郁久则气血凝涩益甚，血、湿、痰、食等有形之物化为癥瘕积聚、瘰疬瘿瘤，正气渐虚，甚则发为癌病。

🎕 第四节 劳 逸 🎕

《素问·上古天真论》曰："上古之人，其知道者，法于阴阳，和于术数，食饮有节，起居有常，不妄作劳，故能形与神俱，而尽终其天年，度百岁乃去。"从中医养生观来看，劳逸适度，"起居有常，不妄作劳"是身心健康的重要保障。

《素问·经脉别论》指出"生病起于过用"，劳逸太过皆能致病。其致病机理在《内经》中有诸多论述。过劳如《素问·调经论》云："有所劳倦，形气衰少。"《素问·举痛论》云："劳则喘息汗出，外内皆越，故气耗矣。"《素问·痿论》云："入房太甚，宗筋弛纵，发为筋痿，及为白淫。"过逸则有《素问·宣明五气》中"久卧伤气""久坐伤肉"的论述。总的来看，过劳者，形体劳极，心神过用，调养失宜，而致五脏精气亏虚。过逸者形体闲逸，精神散漫，奉养过度，放纵无节，而致气机壅滞。劳逸过度，则外邪易犯，内邪易生。

劳者能因虚致实，逸者能因实致虚。《金匮要略·血痹虚劳病脉证并治》："五劳虚极羸瘦，腹满不能饮食……内有干血，肌肤甲错，两目黯黑。"劳伤之人，因气血亏耗，正气不足，可因虚致实，内生痰瘀。《冯氏锦囊秘录·论富贵贫贱之病不同》："富贵之人，多劳心而中虚……青粱自奉，脏腑恒娇……玄府疏而六淫易客。"过逸者往往生活条件优越，饮食奉养过度，又缺乏运动，故脏腑气机壅滞不外达，可致皮毛腠理不固，脏腑之气亦虚。

总而言之，劳逸过度可致脏腑精气亏虚，气机壅滞；脏腑气机失调，内生痰浊瘀血，流溢于四肢血脉经络孔窍，则变生他病。中医认为，肿瘤的生成不外乎气滞血瘀、痰瘀阻络、脏腑亏虚等重要病机，故劳逸过度作为病因，一定程度上影响着肿瘤的发生与发展。

现代医学在过度劳累、作息不规律，缺乏运动、肥胖等因素对肿瘤发生发展的影响方面，也有相关论述和机制研究。过度劳累，如夜班、加班等，正是中医所指的"形体劳极，心神过用"之"过劳"。而缺乏运动，正与"形体闲逸，奉养过度"的"过逸"相契合。

一、劳逸致癌的现代医学机制

（一）过度劳累与熬夜

现代社会工作压力较大，加班、夜班成为工作族的家常便饭。过度疲劳，精神紧张，缺乏睡眠，作息不规律，从某些角度来说是诱发癌症的重要原因。这些高危因素导致人体内分泌昼夜节律紊乱，细胞周期、神经内分泌和免疫功能等出现异常，使得与肿瘤相关的激素水平发生节律性改变，机体对肿瘤的免疫监视作用减弱，出现细胞过度增殖现象，与肿瘤的发生、发展密切相关。

一种可能的致病机制为褪黑素受抑制：一项针对工作时间紊乱的飞行员、乘务员和夜班工人开展的队列研究调查表明，长期夜班工作的女性乳腺癌的发病率显著增加。同时有研究证实，褪黑素对 DNA 氧化损伤有保护作用，其存在有助于 DNA 修复。而熬夜、夜班工作会造成体内褪黑素缺乏，使 DNA 氧化损伤的修复能力降低，损伤发生积累，增加了夜班工作者患癌症的风险。

（二）缺乏运动与肥胖

体育运动能减轻体重，增强身体健康水平、改善睡眠质量、缓解焦虑抑郁情绪等。而缺乏运动，好逸恶劳，易促成肥胖。肥胖可导致代谢紊乱，使机体处于内分泌失调等异常状况，通过多条信号通路影响癌症启动和进展，增加患癌风险。

研究表明，体力活动可通过多种机制降低癌症发病风险，包括抗氧化功能、降低内源性性激素水平、调节糖脂代谢激素、降低身体脂肪含量、降低炎症反应及提高免疫能力等。例如，体力活动能够引起脂联素分泌增加；同时降低炎症脂肪因子水平，如 IL-6、TNF、瘦素。研究表明，脂连素可抑制前列腺癌细胞、结肠癌细胞这类与肥胖相关的癌细胞的生长。脂联素被证实可通过脂联素受体调节肿瘤细胞生长，抑制结肠癌细胞周期，且当脂联素受体基因被敲除时，这种抑制作用减弱。加拿大一项病例对照研究显示，脂联素水平增高可使子宫内膜癌的风险降低 45%。

肥胖还可直接影响血液中某些激素水平，如胰岛素、胰岛素样生长因子

（IGF-1）和雌激素等，这些激素有可能抑制细胞凋亡，从而刺激炎症反应。例如肥胖会导致肝脏中的生长激素受体上调，与分泌的生长激素相结合从而刺激 IGF-1 的产生；胰岛素、IGF-1，与 RAS 信号通路间有显著的联系，而结直肠癌细胞会频繁过表达 RAS 原癌基因，可诱导大肠息肉进一步形成浸润性癌。研究显示，体重指数（BMI）每增加 $5kg/m^2$，结直肠癌危险性将增加 15%。

二、从补土理论看劳逸致癌的中医病机认识

（一）"劳逸"致病

《素问·上古天真论》："形劳而不倦，气从以顺。"适当劳作能使气血周流，形体健壮，脏腑气机通畅。劳逸太过，包括过劳和过逸，过劳又可分为劳力过度、劳神过度和房劳过度，皆能致病。其一，劳力过度。《素问·举痛论》："百病生于气也……劳则气耗……劳则喘息汗出，外内皆越，故气耗矣。"指出人过度劳累则喘息汗出，五脏之阳气与阴液皆损。《诸病源候论·风虚劳候》："风虚者，百病之长。劳伤之人，血气虚弱，其肤腠虚疏，风邪易侵。或游易皮肤，或沉滞脏腑，随其所感，而众病生焉。"虚劳之人，卫外不固，故外邪易侵犯肌表；正气虚弱，故邪气易内传脏腑。其二，劳神过度。《素问·阴阳应象大论》："脾在志为思""思伤脾"。脾为后天之本，脾伤则气血生化乏源。《灵枢·本脏》："人之血气精神者，所以奉生而周于性者也。"而气血是维持生命的根本，劳神过度导致气血耗伤，脏腑精气亏虚。其三，房劳过度。《素问·上古天真论》曰："醉以入房，以欲竭其精，以耗散其真……故半百而衰也。"房事不节，淫欲过度，会耗伤精血而致虚损。其四，过逸。《内经知要·治则》："过于逸则气脉凝滞。"过度安逸，可致气血不畅，筋骨不利。《素问·宣明五气》言："久卧伤气，久坐伤肉"。长期卧床、过度睡眠，则气血不畅，脏腑功能减退；长期坐着而不活动，则肌肉萎废不用。

（二）从补土理论角度认识劳逸致癌

1. 劳逸过度与肿瘤的发生

李东垣提倡"慎劳逸，防伤胃气"。劳则脾胃亏虚，逸则脾失健运，皆致枢机不利。劳逸过度影响脾胃功能，脏腑气机失调，则可造成气滞血瘀、痰湿瘀阻、脏腑亏虚，从而导致了肿瘤的发生与发展。

2. 过劳对中土的影响

《脾胃论》："形体劳役则脾病……劳倦则脾先病，不能为胃行气而后病"。《素问·调经论》："有所劳倦，形气衰少，谷气不盛，上焦不行，下脘不通。"脾胃功能失司与过度劳倦关系密切，劳逸过度，损伤脾气。《类经·动静勇怯喘汗出于五

脏》："摇体劳苦，则肌肉四肢皆动，脾所主也，故汗出于脾。"摇体劳苦，四肢肌肉用力过度，其所出之汗为脾之精气所化，故耗力过甚则伤脾。脾胃损伤而又失于调养，可造成五脏亏虚，发为虚劳。《内伤集要·内伤虚损病源》："夫劳倦不顾者，多成虚损……夫人自有生以后，惟赖精气为立命之本，故精强神亦强，神强必多寿；精虚气亦虚，气虚必多夭……恣情纵欲，戕伐后天，则必成虚损劳瘵也。"劳倦不顾、恣情纵欲多致虚损。张景岳云："脾肾不足及虚弱失调之人，多有积聚之病。"脾胃为后天之本，气血生化之源，久劳则气血亏虚。脾胃失于气血濡养，日久则气血生成乏源，全身脏腑精气亏虚。因而卫外不固，外邪易侵犯肌表；正气虚弱，邪气易内传脏腑；又因气机不畅，痰浊瘀血内生，积聚为害。此皆肿瘤发生发展过程中的常见病理机制。

3. 过逸对中土的影响

张从正的《儒门事亲·酒食所伤》中说："夫膏粱之人，起居闲逸，奉养过度，酒食所伤，以致中脘留饮胀闷，痞膈醋心。"《素问·通评虚实论》云："凡治消瘅、仆击、偏枯、痿厥、气满发逆，甘肥贵人，则高粱之疾也。"脾胃为气机升降之枢，脾主运化，胃主受纳。过于安逸之人，缺乏运动且饮食不节，则水谷精微积聚于脾胃，脾失健运，气机不利，水饮易停肠胃，日久可化为痰饮湿热。《世补斋医书·逸病解》中说："审其病之为逸，便须用行湿健脾、导滞理气之法……夫逸之病，脾病也。"逸病治宜行湿健脾，导滞理气之法，可见其病机为中焦气滞湿聚。

由此可见，无论是从祖国医学角度还是从现代医学的角度看，劳逸过度的不良生活方式都威胁着人体健康，对肿瘤的发生发展有一定影响。

第五节 药　物

《素问·五常政大论》："病有久新，方有大小，有毒无毒，固宜常制矣。大毒治病，十去其六；常毒治病，十去其七；小毒治病，十去其八，无毒治病，十去其九；谷肉果菜，食养尽之，无使过之，伤其正也。"早在《黄帝内经》时期就对药物的两重性进行了描述，指出药物无论有毒无毒，皆应"中病即止"，不可用药过度，以免损伤正气或药毒蓄积于体内。而张从正在《儒门事亲·痿四十七》中也提出"药邪"一词："宛丘营军校三人，皆病痿，积年不瘥……戴人欲投泻剂，二人不从，为他医温补之药所惑，皆死。其同病有宋子玉者……戴人曰：公之疾，服热药久矣，先去其药邪，然后及病邪，可下三百行。"说明用药与病证不相符，妄用补法治病，用药不当则为"药邪"。综合历代医家的论述，药邪涵盖了药物自身毒性，用药不当如配伍、剂量和炮制方法不当，以及药物的误服与久服。

药毒多经口而入，最先损伤脾胃；而其蓄积体内，正气亏虚，脾胃功能失调；

药毒蓄积、脾不健运而气机郁滞不畅，进一步发展则痰饮结聚，"气滞则血瘀"，故痰瘀内生。若药毒与痰瘀相互依附则形成痰毒、浊毒、血毒。朱丹溪云："凡人身上中下有块者多是痰""痰之为物，随气升降，无处不到"。其或深藏于脏腑，发为肿块，而生癌瘤。

现代医学也有与"药邪"相类似的概念——药物不良反应，即药品在正常用量情况下，所出现的与治疗目的无关的副作用、有害反应及药源性疾病。流行病学结果显示，某些药物长期服用会引起机体某些组织细胞的过度增殖，从而形成良性或恶性肿瘤。国际癌症研究机构于 2011 年 6 月公布的已明确对人类致癌的 26 种化学药物中，抗肿瘤药物及化疗方案用药占 13 种、激素类药物 7 种，还包括了免疫抑制剂、解热镇痛药等。

一、药物致癌的现代医学机制

（一）解热镇痛类

解热镇痛类药中氨基比林、非那西汀、安乃近等被认为具有致癌性，我国卫生部早已淘汰这三种药物的单方制剂，而其复方制剂仍在使用。泌尿生殖系统肿瘤病因学分析中，医源性因素就包括了滥用含非那西汀成分的药物；长期使用（10 年以上）可诱发肾盂癌和膀胱癌；服用含有氨基比林、安乃近成分的药物，在胃酸条件下与亚硝酸盐发生作用，形成致癌的亚硝基化合物；保泰松能抑制骨髓造血功能，有导致白血病的可能。

（二）激素

激素诱发的肿瘤多为乳腺癌、卵巢癌、子宫内膜癌、睾丸癌等激素依赖性的恶性肿瘤。研究表明，雌二醇（E_2）可诱发原癌基因活化，促使癌细胞增生、侵袭。代谢产物直接与细胞内蛋白质、DNA 结合，或参与氧化还原反应产生自由基，间接损伤 DNA 从而产生致癌作用。绝经激素治疗（MHT）单独使用雌激素替代治疗，子宫内膜癌的风险将提高 10～20 倍。在孕期使用人工合成的非甾体类雌激素己烯雌酚，不仅有可能引起女婴未来阴道透明细胞癌，而且妇女自身患乳腺癌的危险性也升高。睾酮可促进前列腺细胞有丝分裂，可导致前列腺癌的发生。而长期使用激素类药物如甲基睾丸素、去氢甲睾酮、羟甲烯龙等可诱发肝癌。

（三）抗肿瘤药

一些抗肿瘤药物具有"双重性"，既可治癌，亦可致癌。其致癌作用机制主要有：形成 DNA 交联、DNA 加合物以及 DNA 损伤断裂，导致基因突变、染色体异常、细胞转化和动物引癌实验结果阳性。新发肿瘤以白血病、淋巴瘤多见。抗肿瘤药物中，烷化剂、拓扑异构酶 II 抑制剂是与继发白血病密切相关的两类药物。

研究表明，烷化剂如白消安的致癌作用与细胞中的 DNA 交叉联结或引起脱嘌呤作用，使 DNA 断裂或在下一次复制时碱基错配，造成细胞死亡或突变。除此之外，蒽环类抗肿瘤药物、顺铂等也有证据支持其致癌风险。

（四）其他

除上述药物外，还有许多证据充分或可疑的致癌药物。例如，利尿药中氢氯噻嗪、呋塞米均为肾脏致癌化合物；螺内酯长期使用可能导致乳腺癌。免疫抑制剂中，环孢素、环磷酰胺、硫唑嘌呤有较强的诱发肿瘤作用，且对人类的致癌证据充分。抗微生物药物如氯霉素、甲硝唑、硝基呋喃类抗菌药等，也可通过多种途径产生致癌作用。

二、从补土理论看药物致癌的中医病机认识

（一）"药邪"致病

1. 药物自身的毒性

《圣济总录·杂疗门》专列"中药毒"一项，其中不仅包括金石药中毒，其他还有如乌头、附子、巴豆、甘遂、芫花、大戟、藜芦，还载录了半夏、杏仁等引起的中药毒。《神农本草经》："药物有大毒，不可入口、鼻、耳、目者，即杀人。"《诸病源候论·蛊毒病诸候·解诸药毒候》："凡药物云有毒及有大毒者，皆能变乱，于人为害，亦能杀人。"指出有些药物本身即具有毒性，运用失误将造成严重的不良后果。张子和："凡药皆有毒也，非止大毒，小毒谓之毒，虽甘草、苦参，不可不为之毒，久服必有偏胜。气增而久，夭之由也。"中药久服，必有偏胜。过量服用某种药物也可成"药邪"。

2. 配伍剂量不当

《神农本草经》："凡此七情，合和视之，当用相须、相使者良，勿用相恶相反者。若有毒宜制，可用相畏相杀者，不尔，勿合用也。"《诸病源候论·蛊毒病诸候·服药失度候》："凡合和汤药，自有限剂，至于圭、铢、分、两，不可乘违。若增加失宜，便生他疾。"药物的配伍和剂量都应该严格规定，有毒的药物应用相畏、相杀者以制之。若配伍不当、用药过量，皆可导致疾病的发生。

3. 炮制方法不当

《儒门事亲·卷一·服药一差转成他病说》："此药犯巴豆，或出油不尽，大热大毒，走泄五七行，或十余行，其人必津液枯涸，肠胃转燥，发黄瘀热，目赤口干，恍惚潮热，昏愦惑狂，诸热交作，如此误死者，不可胜举。"巴豆出油不尽，

炮制不当亦可生"药邪"而致病。

4. 误服不对证之药

《儒门事亲·卷六·因药燥热四十五》："高烁巡检之子八岁，病热，医者皆为伤冷治之，以热药攻矣，欲饮冰水，水禁而不与，内水涸竭，烦躁转生，前后皆闭，口鼻俱干，寒热往来，嗽咳时作，遍身无汗。""凡妇人月事不来……慎勿服峻热之药，若服之则变成肺痿，骨蒸潮热。"药不对证，甚至以热药治热证，将加重病情或转生他病，甚则致死。

总之，药邪是由药物自身毒性或用药不当而造成的。用药不当则涵盖了配伍、剂量和炮制方法不当，以及药物的误服与久服。

（二）从补土理论认识药物致癌

药毒多经口而入，故中毒急性期，胃腑最先受邪；末期或后遗症期，机体受药毒损伤，正气亏虚，脾胃功能失调。据统计，大毒药物具有温热特性者居多。温热之药毒趋向内攻，使营血成瘀、津液成痰，故药邪致病多夹痰瘀。药毒属秽浊之物，蓄积体内致气机郁滞不畅，进一步发展则痰饮聚结、血瘀凝滞。若药毒与痰瘀相互依附，深藏于脏腑或痹阻经络，则发为肿块而生癌瘤。张景岳："脾肾不足及虚弱失调之人，多有积聚之病。"故脏腑虚损，脾胃功能失调，亦将导致癌肿的发生。

药邪致病之治则有三，排毒、清毒、和毒，治疗也充分围绕顾护中土脾胃、恢复脾胃气机而展开。脾胃功能受损这一病机贯穿整个药邪致病的病程，此于治疗之法亦可见一斑。过量或误服有毒中药的初期，医者速用涌吐法以清除胃脘蓄积之毒物；或泻下胃肠中有毒之物，防止其与内粪相结而加重毒性。可见药邪伤人，多首犯脾胃，蓄积其中则更易生变。医家用和缓解毒法延缓毒性扩散，药用如富含鞣酸的五倍子，在胃肠道中形成被膜，建立屏障保护以减少胃肠吸收。可知胃为多气多血之腑，毒药入胃极易随气血快速传变。药毒致病的初期需及时阻止病程急速进展，祛除病邪、顾护脾胃尤为关键，故药邪直伤脾胃为最早发生的致病机制。中毒中末期，解毒方药中可配伍少量芳香化浊之品，意在化浊毒痰湿的同时振奋脾胃，恢复中焦气机，进而有助于脏腑功能的恢复与药毒排出。用理气化浊之药，如顺中散中木香、茴香、槟榔、青皮。可见药毒致病的中末期，毒邪蓄积而中焦气机阻滞为发病的重要机理。末期或后遗症期，医家选用扶正解毒法，如人参乌梅汤，以恢复药毒损伤的中焦脾胃。故药邪致病的后期多见正气不足、脾胃等脏腑亏虚，而致邪毒留恋，疾病缠绵难愈。

综上所述，药物在对人们的身体健康做出巨大贡献的同时，也在某种程度上因其毒性、副作用等威胁着人类健康，这一点无论是中医还是现代医学皆有许多探讨与研究，在药物致癌的可能性方面都有明确的认识。

第六节　先　　天

现代中医认为，先天指人体受父母精血所形成的胎元，是人身生命之本，与饮食营养、生活调护的后天相对而言。《诸病源候论·妊娠养胎候》："妊娠之人，有宿挟痼疹，因而有娠，或有娠之时，节适乖理，致生疾病，并令腑脏衰损，气力虚羸，令胎不长。"胎孕期间若父母起居不慎及情志不畅，使胎儿的先天禀赋不足，出生后便处于阴阳失调、脏腑气机及气血功能紊乱的状态，此谓"禀赋之邪"，胎儿脏腑自幼虚损，气血津液失和，久之则正气虚衰，体质羸弱，或骨软行迟，或齿迟语迟，或囟门开大，或疳热脾泄，甚者癌病乃生。

一、先天致癌的现代医学机制

（一）遗传性致癌

据调查，癌症中约有 5%～20%是由遗传因素造成的，遗传性癌症病人的子女患相同癌症的比例是 50%。现代医学认为，这些患遗传性癌症的病人或基因携带者具有高的癌症发病倾向，即癌的遗传易感性。研究证实，经遗传获得的家族性癌基因的任何类型改变——包括整个染色体异常、增多、缺失、重排、点或结构的突变，引起异常的生物学过程，如 DNA 异常损害、细胞异常分化，产生异常蛋白质，或降低抑癌作用，或增加致癌作用，使正常细胞癌变，发为癌症，如视网膜母细胞瘤、恶性色素瘤、乳腺癌等。中医认为人之生是秉承父母之精，两精结合的结果。若父母患遗传性癌症，则胎儿所秉承的先天之精将携带癌毒，后代即为癌毒体质。癌毒之邪实，人体之正虚，邪实正虚之下实为先天不足。若先天本就不足，后天又不慎失养，则更易发为先天致癌。

（二）母体获得性致癌

除遗传因素可致子代先天患癌外，胚胎时期暴露于某些环境污染物同样会致癌。胎儿在母体宫内暴露于一些环境危险因素如电离辐射、化学药物等可能会诱发白血病等多种肿瘤。另外，胎儿在母体的生长发育阶段各组织器官分化迅速，也导致其对各类致癌物呈现高度敏感性，极易改变基因正常表达途径，产生癌细胞，出现先天致癌。

孕期母体接触相关致癌因子后，诱发胎儿正常细胞化生肿瘤，是儿童高发白血病、淋巴瘤等儿童恶性肿瘤的重要因素。研究表明，母体妊娠期暴露于物理因素如 X 射线的直接作用，与子代白血病等肿瘤发生相关。第二次世界大战时期广岛和长崎原子弹爆炸所引起幸存者及其子代白血病的高发已证实这一观点，这也充分提示了出生后儿童暴露于电离辐射与白血病发病间的关系。接触化学因素如激素可经胎盘作用引起子代女性阴道透明细胞癌发生。其机制是己烯雌酚能通过子宫胎盘屏障进入胎儿体内，在妊娠早期胎儿的阴道已有雌激素受体发育，己烯雌酚不能在胎儿体内代谢，从而蓄积，进而影响胎儿阴道等生殖器官的发育，增加子代患癌风险；母体病毒感染后，通过病毒的生物学作用，同样会增加子代患癌的风险。其中最典型的是与 EB 病毒有关的伯基特淋巴瘤、霍奇金病和鼻咽癌。目前研究认为其与 EB 病毒诱导宿主 B 细胞永生及染色体相互易位导致基因不规则表达相关。

相关动物实验证明了胎儿对致癌因子的易感性也是先天致癌的重要因素。胎儿在母体的生长过程中，细胞增生分化形成组织，组织构成器官，器官组成系统。目前主流观点认为其机制与生殖细胞增殖分化的各个阶段对致癌物呈高敏感性有关。第一，胚胎细胞增殖分化过程中，易畸变致癌的高危靶细胞数量多，大量靶细胞的存在会使发生突变致癌的可能性增加。第二，胚胎细胞的增殖分化过程本质上就是 DNA 复制和选择性表达蛋白的过程，此过程中，胎儿的生长发育较快，但 DNA 修复能力较弱，容易使正常细胞突变成癌细胞。第三，突变细胞具备扩增克隆的"瀑布效应"，可能会缩短肿瘤诱发潜伏期和增加进一步基因突变概率，更大概率发生肿瘤。第四，胎盘屏障能极大保护胎儿避免致癌物质的侵害，但经母体代谢的一些活性中间体仍可经胎盘进入胎儿体内，从而诱发肿瘤。

二、从补土理论看先天致癌的中医病机认识

《幼科发挥·胎疾》："男女交媾，精气凝结，毒亦附焉，此胎毒之原也。"胎儿源于父母生殖之精交合，承其精亦受其毒，毒或以父母过分的欲望、不良的情绪而生，如思欲过度则气血耗竭、情绪不畅则肝郁犯脾；或因厚甘饮食之物而起，如厚甘之物滋腻碍脾，后天之本难以化生水谷充养机体。后代秉先天之精而生，亦携先天之毒而活，故胎之健康与否取决于先天之精和毒相争即正邪相争的过程。先天之精为正气，充养胎儿发育，先天之毒为邪气，毒犯外表肌肤，则小儿体弱，易感外邪；毒侵五脏六腑，则气血津液失调，脏腑精气失衡，痰凝湿聚化为积聚，变生癌症。

中医认为人以肾为先天之本，肾藏生之精，主命门之火，是生命生长发育的原始动力，故胎之生，禀赋当与父母肾气肾精息息相关；小儿七日不食则肠胃涸绝而死，乃因脾胃为气血生化之源，化水谷为精微，循血脉经络，充养五脏六腑，故小儿之命可延，火可生。所以生命之始，源于先天之精充盛；生命之续，得于后天之精充养。先天之本不充，难以速补，当以后天脾胃化生水谷精微充养脏腑。

总而言之，要预防先天遗传性疾病，首先要从择偶交合开始，以防父母之毒交合成胎；妇人受胎之后，最宜调饮食淡滋味，避寒暑，常得清纯和平之气，以

养其胎，则胎元完固，生子无疾。只有当母体做到饮食习惯良好、心情舒畅、劳逸结合及起居适宜后，胎儿出生后的先天禀赋才会强盛，外界邪气才不容易侵犯胎儿导致疾病，方能避免先天致癌。

参 考 文 献

鲍萍萍，郑莹，金凡，2008. 儿童恶性肿瘤的环境危险因素研究进展. 环境与职业医学，25（2）：190-194.

陈锋，刘念周，何爱桃，等，2007. 己烯雌酚与人乳腺癌细胞 wisp-2 基因表达. 中国公共卫生，23（8）：917-919.

陈刚，2007.《黄帝内经》"生病起于过用"的病因观及其意义. 甘肃中医，20（4）：1-2.

陈楠楠，林琳，曹源莲，等，2010. 油炸食品中丙烯酰胺的研究进展. 粮食加工，35（4）：55-58.

陈清阳，2014. 解"药毒"方药治则治法与配伍规律研究. 福建中医药大学.

陈涛，黄红，田英，2009. 室内、外环境因素与儿童白血病关系的研究进展. 环境与职业医学，26（1）：89-92.

程德怀，2010. 中医对癌症病因的认识及防治措施. 长春中医药大学学报，26（4）：511-512.

程晓磊，郭勇，2005. 情志因素与肿瘤发生和康复的关系//浙江省中西医结合学会肿瘤专业委员会第六次学术年会.

董德鑫，李汉忠，纪志刚，等，2019. 常见泌尿生殖系统肿瘤的病因学分析及预防. 基础医学与临床，39（6）：904-907.

冯新昌，2001. 气相色谱-热能分析仪联用技术测定啤酒、肉制品、酱油中挥发性亚硝胺. 卫生职业教育，19（7）：92-93.

高玉敏，王海生，高玉芬，等，2005. 中国居民饮食因素与胃癌关系的 Meta 分析. 内蒙古医学院学报，27（1）：18-21.

关晶，2009. 6 种常用抗癌药物对体外培养淋巴细胞遗传损伤的研究. 癌变•畸变•突变，21（6）：471-476.

韩金祥，2010. 浅析人体电磁辐射与中医基础理论. 中国辐射卫生，19（4）：431-435.

洪珂，汪翰英，章健，2016. 药邪致病原因及机制分析. 中医药临床杂志，28（11）：1536-1538.

胡熙文，李慧杰，齐元富，2016. 郁证理论与癌病发生关系研究. 山东中医杂志，35（3）：196-198.

金迪，刘惠武，2016. 中医药治疗幽门螺旋杆菌研究进展. 光明中医，31（18）：2756-2758.

晋献春，2009. 七情在癌症发生、发展及治疗中的作用//中国科协年会.

李铭新，陆士新，季川，等，1979. 致癌的亚硝胺在霉变玉米面中的形成. 中国科学，9（4）：402-406.

李秋萍，刘奇，龙顺钦，2017. 中医补土理论内涵浅议. 新中医，49（4）：157-158.

李书国，陈辉，李雪梅，等，2009. 粮油食品中黄曲霉毒素检测方法综述. 粮油食品科技，17（2）：62-65.

李婷，梁超，2016. 中医禀赋与疾病的相关性. 中西医结合心血管病电子杂志，4（12）：124，126.

李烨，李燕，1999. 雌激素与肿瘤发生. 国外医学 药学分册，26（2）：71-75.

李治伟，罗美庄，许瓴捷，等，2018. 食品污染物丙烯酰胺毒性及其作用机制研究进展. 中国酿造，37（6）：15-19.

林流丹，黄才欢，欧仕益，2006. 食品中丙烯酰胺形成机理的研究进展. 现代食品科技，22（1）：168-170.

林珮琴，2008. 类证治裁. 孙玉信，朱平生，主校. 上海：第二军医大学出版社：164.

刘稷燕，江桂斌，2004. 食品中的丙烯酰胺及其形成机制. 化学进展，16（6）：1000-1007.

刘平，1998. 乙型肝炎肝硬化、肝癌的中医发病学及其基本病机演变规律的探讨. 中西医结合肝病杂志，8（s1）：6-10.

刘志萍，孙莉，路向新，等，2016. 中医学情志与肿瘤发生的相关性. 世界最新医学信息文摘，16（53）：184.

卢文杰，段绿化，2010. 对肿瘤本质及其病因的探讨. 山东中医杂志，29（2）：77-79.

骆丰，周庆博，1999. 毒邪辨析. 江苏中医，31（11）：7-9.

骆建平，2010. 癌症的中医学病因病机及辨证论治. 医学信息（中旬刊），5（9）：2637-2638.

茅晓，1989. "药邪"的古代认识及其现实意义. 甘肃中医学院学报，6（1）：61-63.

倪妍，郭世昌，杜琰，等，2015. 饮食营养与炎症-癌症危险性的关系. 第二军医大学学报，36（10）：1117-1122.

彭德忠，王米渠，黄海花，等，2010. 五大医家论先天疾病与胎孕教养的中医遗传观. 四川中医，28（7）：24-26.

朴丰源, 2010. 环境因素的宫内暴露与生后致癌的研究进展及预防策略. 国外医学（医学地理分册），31（2）：75-81.

朴丰源, 2013. 孕期环境致癌因素暴露与儿童肿瘤诱发的相关性研究及预防策略. 大连医科大学学报，35（3）：205-213.

施姗, 葛信国, 2012. 中医药治疗胃癌研究简况. 实用中医内科杂志，26（3）：94-95.

石大伟, 赵永成, 2006. 电离辐射诱导的 DNA 甲基化模式改变及其在辐射致癌机制研究中的意义. 国际放射医学核医学杂志，（4）：240-243.

石鹏展, 张蓉, 杨云霜, 等, 2013. 关于核辐射与中医火邪致病的理论探讨. 陕西中医，34（9）：1196-1197.

寿益, 1986. 中医对饮食致病的认识. 河南中医，6（5）：38-39.

孙海燕, 陈武进, 任丽萍, 等, 2016. 论情志因素与恶性肿瘤发病的关系. 福建中医药，47（2）：37-38, 40.

王继先, 2004. 癌的遗传易感性对辐射致癌危险的影响//中华医学会. 全国医用辐射防护与安全学术研讨会论文汇编. 海口：中华医学会：90-93.

王联庆, 1997. 七情对机体免疫功能的影响. 河北中医，19（4）47-48.

王爽, 2010. 浅谈肿瘤病因及防治. 黑龙江科技信息，（33）：88.

王涛, 2015. 劳逸致病的中医理论研究. 北京：中国中医科学院.

王绪基, 1979. 环境，膳食与肿瘤病因学的关系. 青医北镇分院学报，2（1）：126-131.

王艳, 李新, 王正珍, 2015. 体力活动与癌症研究进展. 北京体育大学学报，38（8）：72-79.

王志宇, 谷三炜, 陈晓倩, 等, 2018. 肝吸虫病误诊为肝肿瘤1例报告. 临床肝胆病杂志，34（3）：602-603.

王宗柱, 1991. 浅议情志与癌的关系. 陕西中医学院学报，14（2）：11-13.

文清, 程俊, 郑卫琴, 2018. 郑卫琴教授治疗胃癌经验. 中国民族民间医药，27（18）：74-75.

翁成国, 2014. 有毒中药的传统药性特征研究. 南京：南京中医药大学.

吴兴全, 魏晓光, 2016. 《脾胃论》治未病思想之于慢性病防治探析. 中国中医药图书情报杂志，40（3）：63-65.

吴整军, 2004. 中医情志为病论与肿瘤发病、康复中精神心理因素的作用. 中国临床康复，8（27）：5950-5951.

熊娟, 李光明, 2013. 生物钟基因与肿瘤时辰治疗的研究进展. 现代肿瘤医学，21（11）：2622-2625.

薛永平, 2008. 《诸病源候论》对中医寄生虫病的贡献. 现代中医药，28（6）：76-77.

杨曦, 马珂, 吴成, 2015. 子宫内膜癌的流行病学及高危因素. 实用妇产科杂志，31（7）：485-488.

叶家才, 崔书中, 巴明臣, 2008. 原发性肝癌的流行病学特征及其危险因素. 实用医学杂志，24（10）：1839-1841.

佚名, 1995. 癌症与遗传. 学会，（11）：33.

袁素波, 王治乔, 1998. 肿瘤化疗药物的致癌性及致癌机制. 癌变 畸变 突变，10（6）：386-391.

曾瑶池, 胡敏予, 2008. 食物中 N-亚硝基化合物与肿瘤关系的研究进展. 中华肿瘤防治杂志，15（2）：151-155.

张百红, 2011. 化疗相关白血病. 甘肃科学学报，23（2）：42-44.

张光霁, 1998. 张从正《儒门事亲》与药邪. 中国中医基础医学杂志，4（6）：16-18.

张奇文, 1961. 试论内因七情. 山东医刊，1（10）：15-18.

张蓉, 骆斌, 李峰, 等, 2007. 从毒邪致病论电离辐射损伤的中医病机. 北京中医药大学学报，30（9）：595-596.

张栓虎, 2008. 中国居民饮食习惯与胃癌发病关系的 Meta 分析. 现代预防医学，35（2）：216-219.

赵风源, 贺圣文, 2010. 胃癌危险因素研究进展. 现代预防医学，37（11）：2105-2106, 2110.

赵平, 王陇德, 黎钧耀, 2015. 预防肿瘤学. 北京：人民卫生出版社.

郑洪, 任继学, 邓铁涛, 2002. 中医禀赋学说探微. 中国中医基础医学杂志，8（4）：15-18.

郑郁媛, 林芬, 邱伟, 等, 2018. 黄曲霉毒素毒作用机制研究进展. 赣南医学院学报，38（11）：1172-1176.

朱光海, 郭利华, 2019. 基于"脾胃内伤，百病由生"理论探讨顾护脾胃对肿瘤患者之重要性. 中国中医药信息杂志，26（4）：127-129.

朱震亨, 1997. 丹溪心法. 鲁兆麟, 主校. 沈阳：沈阳科学技术出版社：64.

Ben Ounis O，Elloumi M，Lac G，et al，2009. Two-month effects of individualized exercise training with or without caloric restriction on plasma adipocytokine levels in obese female adolescents. Annales D'Endocrinologie，70（4）：235-241.

Friedenreich C M，Langley A R，Speidel T P，et al，2013. Case-control study of inflammatory markers and the risk of endometrial cancer. European Journal of Cancer Prevention，22（4）：374-379.

Kim A Y，Lee Y S，Kim K H，et al，2010. Adiponectin represses colon cancer cell proliferation via adipoR1- and-R2-mediated AMPK activation. Molecular Endocrinology，24（7）：1441-1452.

Megdal S P，Kroenke C H，Laden F，et al，2005. Night work and breast cancer risk：a systematic review and meta-analysis. European Journal of Cancer，41（13）：2023-2032.

Sasso J P，Eves N D，Christensen J F，et al，2015. A framework for prescription in exercise-oncology research. Journal of Cachexia，Sarcopenia and Muscle，6（2）：115-124.

Sliwinski T，Rozej W，Morawiec-Bajda A，et al，2007. Protective action of melatonin against oxidative dna damage—chemical inactivation versus base-excision repair. Genetic Toxicology and Environmental Mutagenesis，634（1-2）：220-227.

Toffanin S，Friedman S L，Llovet J M，2010. Obesity，inflammatory signaling，and hepatocellular carcinoma—an enlarging link. Cancer Cell，17（2）：115-117.

Wiseman M，2008. The second World Cancer Research Fund/American Institute for Cancer Research expert report. Food，nutrition，physical activity，and the prevention of cancer：a global perspective. Proc Nutr Soc，67（3）：253-256.

Yu J，Shen J Y，Sun T T，et al，2013. Obesity，insulin resistance，nash and hepatocellular carcinoma. Seminars In Cancer Biology，23（6）：483-491.

第三章 补土理论与肿瘤科疾病的治疗

第一节 手 术

现代医学研究认为，机体罹患肿瘤，是由物理、化学、遗传、细胞分裂异常等各种原因综合导致。人体内细胞癌变并突破机体调节控制，逃脱免疫系统的识别与攻击，不断分裂增殖而形成肿瘤。《素问》中就已阐明"正气存内，邪不可干"，在机体健康运行的前提下，病毒、细菌、变异细胞均有机体严密的防御机制维护着，当机体防御机制出现漏洞，邪气即有可能乘势发展，如《素问·评热病论》所述"邪之所凑，其气必虚"。与其说是肿瘤细胞的逃逸，不如说是机体正气不足让肿瘤细胞有机可乘。

肿瘤的各种治疗中，手术治疗是目前首选的、最为有效的治疗手段，肿瘤早期、未转移的患者甚至可以达到根治的程度。而在认知肿瘤存在到接受前的这段时间里，大多数患者会因对肿瘤发展的未知性、知识匮乏、社会因素、经济因素等因素，经历恐惧、悲观、焦虑、愤怒等各种心理及情绪的煎熬。情志活动过度、剧烈乃至超过机体承受的限度，终将影响脏腑气血运行，可直接致病。为减轻患者不良情绪，使其更好地配合完成术前各项准备事项，术前可通过宣教、心理辅导、加强术前访视等方法以缓解患者的不良情绪，也可使用具有开窍宁神、镇静助眠的中药香包改善术前患者焦虑、恐惧情绪；中药足疗联合穴位贴敷能改善胃癌患者术前睡眠质量。

为便于手术操作，减少术中、术后并发症，促进术后快速康复，术前优质的胃肠准备是围手术期准备的重要组成部分。术前胃肠准备主要包括术前饮食及营养准备及术前机械性肠道准备两部分。术前饮食及营养准备除了为下一步机械性肠道准备作准备以外，还能增加患者营养状态、提高手术耐受力，尤其基础状态较差的肿瘤患者。术前机械性肠道准备，主要有口服泻药、普通灌肠、清洁灌肠三种方式。口服泻药有减少直肠黏膜损伤及出血、减轻患者恐惧心理的优点，临床常作为首选，但在口服导泻剂后，常需要短时间内大量饮水，由于药物及水分进入，肠腔内容物增多，而对肠壁造成机械性刺激，促使其产生强烈的蠕动而使内容物排出体外。导泻期间造成的消化道刺激症状因人而异，且大量溶液出入机体，容易发生腹胀、呕吐、电解质紊乱等不良反应。再者，常用的导泻剂对胃肠黏膜尚无保护作用，在导泻过程中，容易损伤脾胃及肠道功能。临床可使用中药汤剂导泻，在清洁肠道的基础上，可兼顾抑制或破坏肿瘤细胞、抗菌、提高机体免疫力等功能，具有肠道清洁效果可靠，安全性高的特点，尤其适宜老年体弱患者。

一、从中医角度分析术后患者状态

肿瘤的发病及发展是不断累积的，正气不断亏虚，邪气、痰瘀等亦不断积聚。对于早期肿瘤，手术治疗无疑是最为有效的根治手段，但肿瘤患者本体有虚，再经手术金刃损伤，克伐正气，机体气血更易耗伤紊乱，正气更加受伐，且随着手术切除范围扩大，对机体的损伤也越大，越容易出现并发症。此外，不少患者手术后根据具体病情，会联合放化疗以防止肿瘤复发，正气会进一步地耗损，故不少患者在此期间出现反应剧烈、神疲倦怠、纳呆、口疮、反复感冒等情况。因此，手术后康复过程中应该尽早地恢复机体功能，故扶正治疗尤显重要。以下举例部分常见肿瘤术后证型变化情况，以指导中医治疗。

口腔恶性肿瘤的手术患者，肿瘤生长过程中侵袭正气，损伤气血，在经手术切除，甚至放化疗治疗后，会直接破坏唾液腺等；在口腔恶性肿瘤早中期术后，病人气阴两虚证最为多见，其次是脾虚痰湿证，长久后患者症状逐渐显现，出现自汗盗汗、面色萎黄、气短懒言、乏力纳差等症状，并容易进一步引发脾胃功能失调、水湿积聚。

肺为五脏之长，主一身之气，肺癌发生后，肺宣降失司，津液失布，津聚成痰，阻碍气机。肺癌术后，Ⅰ期、Ⅱ期患者肺脾气虚最为多见，可见咳嗽气喘、少气懒言、乏力纳呆、便溏等症状。随着疾病的发展，Ⅱ期患者阴虚证逐渐显现，可见干咳、咽干、手足心热、盗汗、小便黄赤等症状。Ⅲ期患者则以气阴两虚为多见，可见神疲乏力、食欲不振、面色苍白、口干咽燥、大便干结等症状。肺癌随着病邪的逐步深入，正虚逐步由气虚发展到气阴两虚、阴阳两虚。

在胃肠道肿瘤治疗中，手术及化疗是主要的治疗手段，除了早期根治以外，在部分中、晚期患者中该疗法还能发挥去除肿瘤占位效应、减轻瘤体负荷的作用。胃肠道肿瘤患者疾病发展过程大致相似，且随着病情进展，患者多由实转虚，以虚为本。经过手术的创伤，术后患者气血亏虚证会明显增多。胃癌术后虚证中，以气虚证多见，回顾性研究显示，胃癌患者术后常见的主要证型有脾胃气虚、脾胃虚寒、胃阴亏虚、气血两虚、气滞血瘀。而胃癌术后中医证型除了与术前患者的证型有关，也与手术时间、术中出血量、淋巴结清扫量、胃切除范围、联合脏器切除量等相关。尤其是手术时间长、出血量大、淋巴结清扫数量多、切除脏器多，临床上可见气短乏力、上腹饱胀、恶心、舌质淡、脉沉细。大肠癌患者，病位在大肠，术后多见气血两虚、肠燥津亏、脾胃不和、脾气亏虚、肝阴亏虚。大肠癌术后早期与胃癌大致相似，也呈现"由实转虚，虚证为主，虚实夹杂"的规律，气虚证多见，但肠癌多合并湿热内蕴。

二、中医辅助治疗的应用

人体先天之精来自肾气，源于父母，后天之精源于脾胃。胃乃仓廪之官，主腐熟水谷，脾为后天之本，气血生化之源。水谷无胃的受纳，无以化生精微，水谷精微无脾的运化施布，无以濡养周身。《脾胃论》强调人体元气"非胃气不能滋之""脾气虚则四肢不用，五脏不安"。肿瘤本身对人体有侵损及手术创伤耗伤机体气血，纠正气血亏虚、阴阳两虚等证，有赖于脾胃之气的充实。

中医药学在肿瘤的治疗中应用广泛，其治疗核心离不开"辨证论治"和"整体观念"的统一，其贯穿整个治疗过程。大量临床实践表明，中医药在协助现代医学手段联合治疗肿瘤上，可减轻放化疗不良作用，并在提高患者生存质量方面有着显著的效果，与现代肿瘤治疗手段有着"补充"与"替代"的关系存在。在中医药治疗肿瘤的补充与替代实践中，需灵活运用"辨病＋辨证＋对症"的方法。一般而言，肿瘤术后第一次化疗，多在术后 3～4 周进行。现代医学认为，在此期间现代营养学的介入、被动等待，即可如期进行术后的放化疗治疗。但更多的情况，如前所述，大多数患者术后表现虚证居多，其中气虚证更加明显，单纯改善营养供给，对很多患者而言，远远不能改善术后类似"亚健康"的虚弱感觉与状态。在术后如何尽快恢复机体虚损状态，为下一步放、化疗做好铺垫这一问题上，中医药学可在此空档期作为补充治疗手段，促进患者术后快速康复。而在开始放化疗、靶向治疗的同时，中医药手段可与现代医学治疗手段（放化疗、靶向治疗、射频消融、粒子置入等）联合使用，以达到减轻症状或减毒、增效的补充治疗作用。对于术后分期属于早期恶变的肿瘤患者，除了康复这一目的，预防复发是后续中医药治疗的重点。

三、各医家运用补土理论的治疗思想

刘永惠认为，在肿瘤临床治疗的实践中，气、血、阴、阳的补益应贯穿肿瘤治疗的始终，同时注重全身的调理，以促进气血运行，阴阳协调。肿瘤患者在手术的"祛邪"治疗后，机体已有不同程度的损害，耗伤气血，临床上多见脾虚气滞、气血两虚。对于前者，方用厚朴八味饮加减，施以厚朴、枳实（壳）、木香、炒莱菔子、陈皮、半夏、香附、大腹皮、槟榔、大黄等，待气滞消除后，再予健脾益气治疗。对于后者，方用贞芪八珍汤加减，施以黄芪、女贞子、熟地黄、白芍、当归、川芎、人参、白术、茯苓、炙甘草、鸡血藤、阿胶等。

王声球在治疗消化系统肿瘤经验中，根据不同肿瘤术后表现，结合康复时间段，将肿瘤术后分为术后 10～20 天的康复早期与出院后康复休养期区别治疗。在康复早期，小肝癌术后多见肝郁脾虚证，治以疏肝理脾、活血化瘀，方用逍遥散加减，施以柴胡、当归、白术、茯苓、丹参、炙甘草等；胃癌术后多见脾虚食滞，方用保和丸加减，施以陈皮、茯苓、连翘、炒莱菔子、神曲等。康复休养期患者都有不同程度的虚弱、贫血、乏力等症，表现为气血亏虚，治以培补气血，软坚通络。方选四君子汤加减，施以太子参、白术、茯苓、炙甘草、丹参、阿胶等，可适当加用白花蛇舌草、半枝莲等预防癌肿复发。

张代钊教授认为肿瘤是本虚邪实，虚实夹杂的全身性疾病，治疗应当从整体出发，扶正祛邪并用。根据患者病情、病理类型、临床分期及病情轻重分早、中、晚3期论治，"养正则积自消"，忌攻伐太过。在手术患者术前主张扶正为主，兼以软坚消癥，为手术创造条件。术后到放化疗的康复期，宜健脾和胃，扶助正气，减轻毒副反应。本着"得谷者昌，失谷者亡"，肿瘤各期的治疗要随时注意调理患者的脾胃功能，同时需注意调整脏腑之间的关系，如肝胃不和者，辅以疏肝和胃；脾胃升降失调，辅以协调枢机升降；脾肾传输失职，辅以调脾肾以利气化。在具体应用时，辨证论治需个体化、阶段性。健脾补气药用人参、党参、黄芪、白术、茯苓、山药、陈皮等；补血药用当归、熟地、何首乌、大枣等；滋阴药用西洋参、沙参、天冬、麦冬、生地等；清热解毒药用夏枯草、黄芩、黄连、蒲公英、山慈菇、白花蛇舌草等；活血化瘀药用桃仁、红花、赤芍、莪术、三棱等；利湿化痰药用半夏、陈皮、瓜蒌、薏苡仁、夏枯草等；软坚散结药用鳖甲、牡蛎等。

袁少英治疗前列腺癌的经验认为，手术治疗作为祛邪的手段，难免耗气伤血，在术后需辨证综合考虑以增效减毒，提高患者生活质量、延长生存期。前列腺手术后3天内属于早期，术后下焦瘀热症状明显，治宜预防术后感染，方用小蓟饮子、八正散或石韦散加减。术后4天至2周，患者多见气阴两虚、痰瘀毒结，治以扶正祛瘀，攻补兼施，方用扶正攻毒方加减，施以红芪、太子参、白术、茯苓、陈皮、龟板、菟丝子、山茱萸、半枝莲、全蝎、泽兰、甘草。术后2周后，多见气血两虚或气阴两虚，或脾胃失调，或肝肾阴虚，治以补虚扶正为主，辅以祛邪，调理脾胃功能、调和阴阳以促康复。其中，气血两虚方用十全大补汤益气养血、祛湿解毒，施以黄芪、党参、白术、茯苓、熟地、白芍、川芎、当归、肉桂、鳖甲、土茯苓、白花蛇舌草、半枝莲、甘草。气阴两虚方用生脉饮合六味地黄汤益气养阴、清热解毒，施以西洋参、太子参、麦冬、五味子、山茱萸、玄参、黄芪、石斛、丹皮、泽泻、生地、白花蛇舌草、半枝莲、蛇莓。脾胃失调方选升阳益胃汤加减，施以红芪、党参、白术、陈皮、法半夏、羌活、独活、柴胡、防风、泽泻、土茯苓、半枝莲、白花蛇舌草、蛇莓、甘草。

王希波治疗卵巢癌的经验认为，卵巢癌手术以尽量彻底切除原发病灶及邻近转移灶为原则，卵巢癌患者术后呈虚实夹杂，整体属虚，局部属实的状态，扶助正气应贯穿治疗全程，宜以补肾健脾、益气养血、祛瘀解毒作为治疗基本方法，辨析动态，随症加减用药。

吴万垠在中医药替代与补充治疗恶性肿瘤的实践中主张"辨病＋辨证＋对症"灵活运用，以减毒、减轻临床症状、扶正、预防复发为目的。在术后主要以扶正为主，在辨证论治基础上宜加重益气扶正类药物，如人参、黄芪、熟地、当归等。待术后患者机体恢复后，可提高辨病类药物比例。

第二节 化 疗

化疗，全称为化学药物治疗，对于化疗药物最早的使用，要追溯到 1946 年，波士顿儿童医院第一位全职病理学家法伯尝试让白血病患儿服用叶酸，寄望恢复他们的正常造血功能。然而却加速了白血病的恶化，白细胞暴增，促使患儿死亡。于是 1947 年，法伯使用叶酸拮抗剂——氨基蝶呤有效地控制了白血病原始细胞，使其几乎消失殆尽。而后化疗药物便开始在各种恶性肿瘤上广泛应用，同时取得了不同程度的疗效，明显延长了恶性肿瘤患者的生存时间。时至今日，随着肿瘤治疗手段的不断更新和多元化发展，化疗在多数恶性肿瘤的治疗中仍占据着主导地位，对于抑制肿瘤生长具有明显的临床疗效，但目前临床上使用的抗肿瘤化疗药物均有着不同程度的毒副反应，在杀死肿瘤细胞的同时，也大量地杀伤了正常的组织细胞，导致了很多严重副反应而终止治疗。其中主要的副反应包括以下几种：①消化系统，恶心呕吐、腹泻、便秘等；②血液循环系统，骨髓抑制及心脏毒性；③神经毒性如手足麻痹等；④不同程度的肝肾功能损害。对于化疗药物所引起的副反应，目前现代医学的治疗手段以对症治疗为主，其临床疗效仍有不尽如人意之处，尤其在刚刚接受化疗后患者的生活质量改善方面。而诸多临床试验表明，中医药对于改善化疗毒副反应带来的不良反应有着独特的优势，同时可一定程度上增加化疗的效果，达到减毒抑瘤的目的。而补土流派对于恶性肿瘤化疗后的治疗，也具有独到的见解和临床疗效，以下将从几个方面论述补土流派对于化疗后中医药治疗的经验和理解。

一、从中医角度分析化疗患者状态

虽然化疗是近现代出现的治疗手段，但很多化疗药物来源于植物，这与擅长运用植物治病的中医药具有一定的渊源。另外，中医药是一门具有独特的、完整的理论系统的科学，其可以通过"辨证论治"来认识疾病发展的规律，并结合既往的经验去创新发展。经过前人的摸索，可以认识到，化疗对于机体的影响是具有双面性的。一方面，化疗作为一种强力的祛邪手段可以将癌毒邪气清除掉，与此同时，可以将人体的正气摧残，其中最明显的便是我们气血生化之源——脾胃之气，因此往往出现消化道症状。《脾胃论》云："脾胃既虚，十二经之邪，不一而出。"因而用中医药减轻化疗所带来的毒副反应，顾护脾胃是首要任务。

化学药物最开始便是从草药中萃取提纯而来的，《说文解字》中对于毒的解释是：“毒，厚也，害人之草。”虽曰害人之草，但使用得当，亦能用于治病，所谓以毒攻毒。在古代，人们认为毒从草药中来，当人服用一定量后，便会出现中毒反应。根据现代研究，许多草药的有效成分经过提纯，达到一定浓度之后，通过各种方式经人体吸收后便可导致严重的副反应甚至多器官衰竭，药物也不例外，其有效成分在人体内达到一定浓度方能起效，但同样也会导致相应的毒性，尤其是化疗药物，其作用机制为直接作用于细胞的分裂过程，且无识别正常细胞和癌组织的能力，因而导致其毒副反应明显。如同中医理论中的毒邪一般，既可以毒制毒，同时也会伤害正气。

对于化疗毒副反应的中医病因病机的认识，主要可从以下两方面展开：①脾胃之气虚衰为本。对于接受化疗后的患者，其表现出的症状以消化道功能紊乱最为突出，如恶心呕吐、纳差、腹泻、便秘等症状，《伤寒论·辨太阴病脉证并治》中提到“太阴之为病，腹满而吐，食不下，自利益甚，时腹自痛”，这正是脾胃之气受到打击之后出现的典型症状，因化疗药物攻伐之性过强，经静脉、口服进入人体，而脾胃作为人体气血生化之源，首当其冲，而脾胃之气一旦受损，运化无力，则气血生化无源，由此便引发一系列新的症状，如骨髓抑制即是气血无法正常生成的表现；手足麻痹则为气血缺乏，营阴失濡养之象。因此脾胃之气虚衰正是化疗毒副反应的根本。②痰热瘀毒等病理产物为标。化疗药物本身作为一种毒邪进入人体之后，在清除癌毒的同时，也对人体正气造成打击，人体正气一旦不足，脾胃功能受到损伤之后，气血精津液无法正常运化，则痰、热、瘀等病理产物随之生成，与毒邪互结，形成新的病邪，这也是癌症难以根治的原因。正气无力抗邪，而病理产物也不断增加，形成恶性循环。且随着化疗次数的增加，脾胃之气不断受到打击而又来不及完全恢复，则癌毒即便经过化疗药物的清理仍会不断新生，源源不断而导致病情加重。因此中医药同样需要根据实际情况的变化，通过辨证论治去对症治疗。

对于化疗后患者的辨证分型主要有以下四种：①肝胃不和，方药选用柴胡疏肝散；②脾胃虚弱，方药选用理中汤合四君子汤加味；③痰湿阻胃，方药选用半夏汤；④气血两虚，方药选用参芪胶汤。临床中，仍应四诊合参，结合患者自身实际情况，仔细辨证，随机应变，以达到更好的疗效。

二、中医辅助治疗的应用

对于化疗药物所带来的毒副反应，在临床中除了应用现代医学对症治疗之外，中医药治疗有独特的优势，能起到减毒抑瘤的作用，明显改善患者生存质量，临床的诸多研究已证实这一点。在临床诊治中，灵活地应用辨证论治的办法对每一位患者进行精准的辨证，应用基础方加减，在化疗前着重于增强患者正气、佐以抑瘤，化疗期间及化疗后则着重于顾护正气、健脾益气，再结合患者表现出的临床不适症状进行对症用药治疗。以期减轻化疗毒副反应给患者带来的痛苦。因此，中医药可贯穿整个化疗过程，起到增效减毒扶正的关键作用。

三、各医家运用补土理论的治疗思想

对于化疗毒副反应的中医辨证治疗，应围绕顾护脾胃为中心，盖"脾胃为气血生化之源"，化疗作为一种攻邪手段，在杀伤肿瘤细胞的同时也对自身正常细胞造成了极大的打击，补土学派认为"脾胃内伤，百病乃生"，强调了顾护脾胃之气在治疗疾病过程中的重要性，而在诸多临床研究中也可见到，诸如谢瑞华、杜光等医家的研究均认为化疗后呕吐为脾胃之气虚弱所致，其研究中均应用健脾益气止呕的方药对纳入患者进行治疗，均取得明显疗效。类似的研究不胜枚举。以下将从三方面来分析如何应用补土理论来减轻化疗后毒副反应。

（一）健脾益气

化疗毒副反应的症状有恶心呕吐、纳差、腹泻、便秘等，其根本原因是人体脾胃正气受到化疗毒物的损害，因此顾护脾胃之气在化疗前后具有重要的作用，且大多恶性肿瘤患者本身就存在正虚邪实的情况。吴万垠教授由此创立了经验方"新健脾理气方"：党参 30g，白术 15g，茯苓 15g，柴胡 15g，法半夏 15g，薏苡仁 30g，莪术 15g，山楂 15g，八月札 30g，白花蛇舌草 30g，重楼 30g，甘草 6g。其中以四君子汤为底方，取其健脾益气之功，同时化疗后患者大多存在纳差情况，加山楂消食增纳，脾胃虚弱则易受肝木之克制而出现肝郁气滞，因以柴胡 15g 疏升肝气。再加八月札、白花蛇舌草、重楼、莪术等化瘀抑瘤，对于化疗后患者则可酌情减去，以健脾益气、消食增纳为主。总之，在针对化疗毒副反应的中医药应用方面，均应以健脾益气作为根本方法，因脾胃后天之气是气血生化之源，人无胃气则死，故时时顾护胃气尤其重要。

（二）对症减毒

化疗的毒副反应可以出现在各个系统之中，其根本原因是脾胃之本气受损，进而导致气血生化无源，诸多症状也即接踵而来，因此在健脾益气的基础上，对症减毒治疗也尤为重要。因前面已论述化疗药物类似于一种毒药，可蓄积于体内，在何脏则何脏对应发病。当其积蓄于人体肝脏时，则可出现两胁胀痛、恶心欲吐、泛酸嗳气等症状，此时可根据其表现出的症状进行辨证论治，如肝气郁结，则可予柴胡疏肝散疏肝；肝实证明显，甚者出现黄疸，可予龙胆泻肝汤清利湿热；若是肝阴虚证，主要症状为口干舌燥、脉弦细，可予一贯煎。根据其表现的症状灵活辨证用药。同时，在化疗前可酌加抑瘤之药，即在药理学研究方面已证实其对于肿瘤细胞生长具有明显抑制作用的药物，如八月札、白花蛇舌草、重楼、莪术等药物，可在一定程度上减轻化疗药物带来的毒性，同时也可对化疗药物杀灭癌细胞的效率起到增益效果。另外，化疗药物的使用常常引起患者肢体末梢神经麻痹，从中医角度考虑此为经络受化疗药物毒性损害，也即现代医学所谓的化疗药物的神经毒性，可应用虫类药物如全蝎、蜈蚣、僵蚕等通经入络搜风，改善症状。

（三）补骨生髓

化疗的毒副反应中最常见的除了消化道症状，便是骨髓抑制，因化疗药物对于细胞的复制具有明显抑制作用，而血液系统细胞周期短，因此化疗基本上都会带来不同程度的骨髓抑制，重度者使人体免疫系统瘫痪而继发感染死亡。从中医学角度来看，这便是将人体的正气打散，使其无力抗邪，其主要的症状为面色苍白、唇甲色淡、头晕眼花、疲乏无力、腰腿酸软、脱发等，中医辨证则以气血虚衰为主，气血的生成主要由脾胃运化吸收水谷精微而来，同时，肾藏精生髓，且久病及肾，血的化生还有赖于肾中精气的气化，所以精血同源。随着化疗次数的增多，受损的不仅是脾胃之气，肾精也遭受打击，无法生髓化血，因此对于伴有骨髓抑制的患者，还需要兼补肾精。如广东省中医院刘伟胜教授自拟"生血方"以红参、西洋参、鹿茸炖服治疗化疗后重度骨髓抑制患者，以红参、西洋参大补元气、益气生血，以鹿茸血肉有情之品大补先天，从而达到先后天同治来补益气血之亏耗，在临床中疗效确切，应用广泛。

综上所述，化学药物治疗肿瘤从中医学角度来分析，类似于"以毒攻毒"之法，是一把双刃剑，而中医药治疗能有效地改善化疗所带来的毒副症状。补土流派认为化疗药物极大地打击人体的脾胃之气，同时其毒性也会不同程度地蓄积在患者体内，因此在治疗中以顾护脾胃为大原则，再根据患者临床症状进行灵活辨证加减用药，做到"知犯何逆，随证治之"。中医药治疗可贯穿整个化疗过程，作为一种辅助治疗手段，起到增效减毒的作用。

第三节 放 疗

放射治疗，简称放疗，在肿瘤的治疗中占有重要的地位，超过70%的肿瘤患者在治疗的不同阶段需要行放射治疗。对于部分早期肿瘤，根治性放疗可以取得与手术同样的效果，且更好地保留了器官功能。对于局部晚期肿瘤，通过包括放疗在内的综合治疗手段，可以提高肿瘤的局部控制率和患者的生存率。

一、从中医角度分析放疗患者状态

放疗在杀伤肿瘤细胞的同时，也对正常的机体细胞造成损害。从中医学范畴来讲，放射线为火热毒邪，火为阳邪，易伤津耗气，生风动血。肿瘤患者均有不同程度正气虚弱，当接受放疗时，火热毒邪乘虚而入，热毒过盛，伤津耗液，引起气阴两虚的证候。气虚则阳微，脾阳不振，运化失调，气虚鼓动乏力，血运不畅则血瘀，因此临床上多出现脾胃失调或瘀毒热盛等证，从而导致局部和全身出现一系列毒副反应。火热毒邪侵犯皮肤和黏膜，引起放射性皮炎和口腔溃疡。损害脾胃功能，导致恶心、呕吐、腹泻等消化道反应。若火热毒邪久羁，损及肝肾精血，以致精髓亏虚，营血匮乏，导致全血细胞减少。

二、中医辅助治疗的应用

在放射线杀伤肿瘤细胞的同时，瘤体周围的正常组织也受到一定程度的损伤，从而产生一系列毒副反应，对此西医防治办法不多，中药内服、外用可有效预防与治疗放疗的毒副反应或后遗症。如放疗中出现口咽黏膜反应，服用养阴利咽汤或中药雾化喷喉可奏效。对放疗后严重的后遗症如放射性脑脊髓病，中医辨证运用补肾填精、活血化瘀、息风通络药物亦有一定的效果。

中药合并放疗，能够提高疗效，增强放疗的敏感性，延长生存期。由于肿瘤中的乏氧细胞对放射线不敏感会影响放疗效果，活血化瘀中药可以改善微循环，增加血流量，从而纠正组织乏氧状态，增加放射敏感性，提高疗效。目前研究认为三七、川芎、毛冬青皆有放射增敏作用。

如何预防肿瘤放疗后复发和转移是中医药辅助治疗的其中一个切入点，中医药能调节患者免疫功能，具有多靶点、双向调节作用的特点，对预防放疗后失败或复发具有一定的作用。如当归、黄芪、白术、灵芝等中药能提高人体免疫力，辨证运用更能提高疗效。

三、各医家运用补土理论的治疗思想

现代医学研究表明，肿瘤发病机制尽管复杂，但患者的免疫功能下降是其发病的重要内在因素之一。李杲亦认为内伤病的形成，是人体内部"元气"不足使然，而"元气"之所以不足，又是脾胃受到损伤所致。《脾胃论·脾胃虚实传变论》云："元气之充足，皆由脾胃之气无所伤，而后能滋养元气；若胃气之本弱，饮食自倍，则脾胃之气既伤，而元气亦不能充，而诸病之所由生也。"脾胃为后天之本，为滋养元气的源泉，元气虚弱，人则生病，则由此强调"人以胃气为本，治病以调治脾胃为本"的重要性。肿瘤属于本虚标实之证，治病必求于本，脾胃为后天之本，这就要求肿瘤患者的治疗不可忽视顾护脾胃，故而顾护脾胃应贯穿肿瘤中医治疗的始终。肿瘤患者接受放射治疗之后，邪气影响脾、肾等脏器的功能，导致脾肾损伤、气血亏虚，治疗应以健脾补肾、补气养血为原则，方能减轻放疗的毒副反应。大量的临床研究证实，健脾扶正类中药合并放疗，能够增强肿瘤细胞对放疗的敏感性，并减轻放疗的毒副反应。

放射性肺炎是胸部肿瘤放疗的常见毒副反应，以咳嗽、喘促为主要症状，其治疗散见于中医学中"咳嗽""喘证"等章节。肺为娇脏，遭到热毒侵扰，肃降失司，则患者咳喘频作。张代钊认为肺癌患者放疗过程中出现的毒副反应，类似中医热毒内侵、耗阴伤津、脾胃失和的症状，应施以养阴生津、健脾和胃之中药。以黄芪、太子参、白术健脾益气，北沙参、枸杞子滋阴补肾，苏木、红花、鸡血藤活血化瘀，佐以石斛生津润燥、金银花清热解毒、鸡内金健脾和胃，诸药相合祛瘀不伤正，扶正不敛邪，达到既增加放射线对肿瘤的杀伤作用，又能减轻机体的毒副反应的目的。谢利认为晚期肺癌放疗以后，癌毒虽减，但正气更加虚损，病机更加复杂，表现为寒热虚实错杂，一方面胸肺受到射线热邪侵袭，气阴受损而致虚热上扰，另一方面全身为癌毒侵袭阳气受损而致虚寒内盛，最终形成全身属虚、局部属实、阴阳俱虚、上热下寒之势。治以益气养阴、涤痰活血、清肺解毒、健脾和胃，以红参须大补肺气、百合养阴固金，麦冬、五味子、无花果、薏苡仁养阴益肺，佐以白茅根、竹茹清肺热，半夏曲、陈皮、茯苓、苏梗化痰宽胸，合竹茹和胃止吐，山楂、神曲健脾消食，丹参、三七活血。石闻光总结治疗鼻咽癌放疗后黏膜反应的经验，认为放射线作用于人体后，一方面由于热毒过盛、耗气伤津，导致气阴两虚，另一方面，热毒瘀滞于经脉，导致气滞血瘀，从而形成气阴两虚、瘀血搏结的基本病机。活血化瘀药虽有放射增敏作用，但由于其药性大多温热，故采用益气养阴扶正为主，活血化瘀为辅的治疗原则。俞淑花总结防治放射性食管炎的经验，认为放疗属于热毒，会耗气伤阴，导致气虚血瘀，因此以益气养阴解毒的中药防治放射性食管炎，以太子参、麦冬、赤芍、天花粉养阴生津，大枣、枸杞益气扶正，白花蛇舌草清热解毒，同时配合活血化瘀药物，促使神经及局部微循环改善，加快黏膜愈合速度，从而减轻食管黏膜的受损程度。

放射性肠炎是腹腔肿瘤在放疗过程中及放疗后经常发生的放射性损伤，中医学将其归属于"泄泻""腹痛"等范畴，表现为放疗后出现腹胀腹泻、里急后重，甚至便中带血。病机是患者素体亏虚，更兼热毒侵袭，气阴耗伤，致脾胃运化失常，聚湿生热，湿热夹杂。苏旭春采用肠和煎液防治急性放射性肠炎，以健脾化湿辅以清热为治法，施以太子参、葛根、鱼腥草、白芍、赤芍、木香、白术、黄芩、地榆、山药、五味子、甘草等。

全血细胞减少、免疫功能降低等也是放疗常见的毒副反应，这是由于肿瘤的发病机制中正虚与外邪相互影响，晚期肿瘤更多以虚为主。肿瘤消耗人体精微，致气阴两虚，加之放射线火热毒性损伤先后天之本，致化源失调，进一步耗气伤阴。因此，运用扶正类中药配合放疗可以预防全血细胞减少，增强患者的免疫功能。任夏艺认为放疗耗伤人体正气，日久气虚，脾胃功能下降，患者都有不同程度的疲乏无力、气短懒言、食欲不振、腹胀、浮肿等症，治疗原则以健脾益气为主，方选补中益气汤、四君子汤加减，药用党参、云苓、白术、山药、柴胡、当归、陈皮、桂枝、升麻、鸡血藤、首乌、大枣等。黄常江认为对于中晚期原发性肝癌，治疗上应重视改善生活质量、延长生存期。针对放疗可能出现的毒副反应，如肝区疼痛、食欲不振、乏力、腹胀及免疫功能下降等，治以健脾益气、化瘀散结、理气止痛，方用健脾化瘀合剂，党参、白术、炙甘草、陈皮健脾和胃、益气生血，丹参、莪术活血化瘀、散结止痛，绞股蓝、白花蛇舌草清热解毒、消肿散结。叶鸿等以参芪扶正注射液（党参、黄芪为主要原料）配合放疗治疗宫颈癌，结果表明反映细胞免疫状态的指标 CD4$^+$、CD8$^+$、CD4$^+$/CD8$^+$ 及 NK 细胞百分率较治疗前明显提高，提示参芪扶正注射液对接受放疗的宫颈癌患者的免疫功能具有保护作用。吴万垠教授认为传统中医药学在肿瘤治疗领域运用广泛，与放疗等抗肿瘤治疗手段联合，以降低抗癌治疗手段的毒副反应、增加治疗敏感性为主。以补土理论为指导，中医药治疗能够延长放疗患者的生存期，减轻放疗毒副反应，改善患者生活质量。

目前的研究存在的主要不足：①中医药治疗放疗毒副反应的机制尚缺乏深入的研究；②缺乏大样本、多中心的临床研究数据，未形成专家共识。因此，下一步研究方向应着力解决以上两点不足，同时筛选有效方剂与药物在临床推广应用。

第四节　介入消融

在现代社会，肿瘤的介入微创技术得到了极大的发展及应用，成为肿瘤治疗的主要手段之一。它既可以有效地杀伤局部肿瘤，疗效确切，又对人体损伤小，副作用小，风险较外科手术低，适应证广，在临床中得到了患者的认同，得到了广泛的应用。现代物理消融技术，已成为肿瘤综合治疗不可或缺的环节。

一、从中医角度分析介入消融患者状态

物理消融以温度骤变，极热或极冷效应直接杀灭肿瘤细胞，具有中医疗法中"毒"的属性。从产生温度效应来讲，可进行阴阳属性分类：热消融包括射频消融、微波消融、高强度聚焦超声和激光消融，产生热效应，以高温破坏肿瘤，为"热毒"；冷消融目前以氩氦刀为主，产生寒效应，低温摧毁肿瘤细胞，归为"寒毒"。根据中医"热者寒之"理论，一方面以冷消融术之"寒"制约恶性肿瘤之"热"，另一方面以寒制其用，以其物理毁损特性快速牵制肿瘤。任何一种物理消融技术，以极偏之性，分别运用"寒毒""热毒"，可以直接杀灭肿瘤细胞，摧毁瘤灶，但是因其阴阳属性的不同，治疗作用各有侧重。《素问·阴阳应象大论》曰："阳化气，阴成形。"张介宾解释为："阳动而散，故化气；阴静而凝，故成形。"热消融术，为阳毒而制阴，以毁其体为要。至热至阳，可以抑制或阻止无形之气凝

聚成有形之邪，即抑制阴成形的过程。冷消融术是利用现代物理低温技术来治疗恶性肿瘤的一种方法，其物理低温技术可归属于中医"寒"的范畴，为阴毒而抑阳，以制其用为主。至寒至阴，抑制或阻止肿瘤阳动之性，抑制其阳化气的过程。

二、中医辅助治疗的应用

目前肿瘤的治疗仍以手术、介入及消融等西医治疗手段为主，但西医治疗仍有其局限性及不良反应，中医药的治疗是目前肿瘤治疗的重要辅助手段，中西医结合治疗能有效提高肿瘤治疗的临床疗效，中医药治疗贯穿于肿瘤治疗的全过程。许多研究表明，肿瘤微创治疗联合中医药辨证施治可以起到提高临床疗效，改善生活质量，提高生存期，降低肿瘤复发率，减少不良反应等作用，对于躯体不适为主的非器质性并发症尤其效验。

刘思德等对 41 例原发性肝癌患者进行随机对照研究，结果表明肝复乐可一定程度减少射频消融术后的肿瘤复发。王伟中等对 80 例原发性肝癌进行随机分组对照研究，结果表明射频加中药平消胶囊组原位复发率明显低于单纯射频组。李明等将 58 例肝癌患者随机分组，进行对照研究，结果表明康艾注射液能明显提高肝癌患者经皮射频消融术后生活质量。

中医药不仅能提高临床疗效，改善生活质量，降低肿瘤复发率，对不良反应方面也有独到的效果。肝癌介入消融术后的副反应以栓塞/消融后综合征最为常见。其主要表现为发热、疼痛、恶心、呕吐、食欲不振等一系列躯体不适症状。对于疼痛的病因，大体分为"不通则痛"与"不荣则痛"。其中"不通则痛"不外乎感受六淫等外来邪气、内伤七情或气滞瘀血痰饮所伤，而"不荣则痛"为气、血、阴、阳的不足。此外，金刃鸟兽所伤也是疼痛的病因之一。沈之增将疼痛的病因病机概括为六淫邪气风、寒、热、湿，积病，痰饮，瘀血，气滞，体虚，七情十个方面；疼痛的病机多为"外感六淫，脉络闭阻""气滞血瘀，气机不通""热毒蕴结，腑气不通""虫积阻塞，内扰腹痛"。肝癌微创术疼痛的主要病机可以认为是具有寒或热性邪气的金刃所伤，或伴伤后瘀血内阻，或气滞水停，不通则痛。肿瘤病人素有体虚，气血不足，邪气久居，正气亏虚，故疼痛日久也可能为气血阴阳亏虚，不荣则痛。对于疼痛的治疗，辨证为气滞为主者，治疗上可用川楝子、香附、延胡索、陈皮、木香等；辨证为血瘀者，可用三七、三棱、莪术、桃仁、丹参、穿山甲等；辨证为湿阻者，可用苍白术、薏苡仁、草果、胆南星、半夏、土茯苓等。辨证为虚证者以党参、白术、生黄芪等益气健脾；若阴分不足以沙参、麦冬、地黄等益气养阴。

消融的消化道反应主要包括恶心、呕吐、食欲不振等。王晓娟等认为消融术伤及胃肠元气，气机壅塞，水饮内停，胃气上逆，发为恶呕。其他解释包括：消融术后气血不畅,影响脾胃运化;消融术后胃阴受伤,受纳失常等。此外,消融术导致的情绪变化,惊、恐等情志失调导致肝郁乘脾,也会导致恶呕。杨芳明等对 64 例肝癌患者进行随机对照研究,结果表明小柴胡汤对肝癌患者的射频消融术后出现的如发热、胸痛、转氨酶升高等疗效显著。岳振东等对 68 例原发性肝癌患者的分组研究表明,中药艾迪注射液联合射频消融术治疗原发性肝癌,消化道反应显著轻于单纯射频消融治疗,治疗后肝功能指标谷丙转氨酶及谷草转氨酶较单纯射频消融治疗改善,且有统计学意义。肿瘤消融术后常见的并发症短期内影响患者生活质量,西医对这些并发症多以对症治疗为主,有一定效果但存在一定的局限性,各并发症中医病机多为虚实夹杂,与脾虚关系密切,均需补土治疗,中医治疗的价值显著。

三、各医家运用补土理论的治疗思想

徐森华运用加味柴芍六君子汤联合经肝动脉化疗栓塞治疗原发性肝癌,在客观反应率、临床症状(腹痛、发热、呕吐、乏力)改善方面均优于常规组,肝功能和消化道不良反应及发热、心律失常发生率方面,联合组明显低于常规组。其提出中晚期原发性肝癌治疗大法为"疏肝健脾,解毒抗癌"。采用的加味柴芍六君子汤中,柴胡、白芍重在疏肝柔肝,柴胡疏肝解郁,白芍柔肝止痛,二者配伍一散一收,颇符合肝的生理特性。六君子汤又能健脾和胃,与柴芍合用,共奏疏肝理气、健脾和胃之功。加味柴芍六君子汤与介入治疗具有协同增效作用,能有效改善患者的临床症状,特别是对术后患者出现的腹痛、发热、恶心呕吐等症状,同时减少肝功能损害及心律失常的发生,对原发性肝癌患者经导管动脉化疗栓塞(transcatheter arterial chemoembolization,TACE)治疗后的免疫功能具有保护作用,提高中晚期原发性肝癌综合治疗的效果。

何佩珊等探讨中药干预对老年晚期非小细胞肺癌氩氦刀冷冻术前后证型的影响,指出老年晚期非小细胞肺癌(NSCLC)患者冷冻消融术后损伤中焦脾胃,临床上以气虚、痰湿、阴虚、血瘀等证型多见。基于辨证论治使用中药能有效改善冷冻消融术后气虚证、痰湿证、血瘀证,明显优于单纯西医治疗患者,中医当以益气养阴、祛痰化瘀为主要治疗原则。氩氦刀直接打击肿瘤,属于中医"攻法"的范畴,攻邪伤正,氩氦刀治疗使老年肺癌患者正气亏虚进一步加重。因此,气虚证为术后的主要证型,提示中医治疗应结合扶正治疗。"脾为生痰之源,肺为贮痰之器",肿瘤患者多伴有痰湿稽留,《丹溪心法》曰:"痰之为物,随气升降,无处不到。"王沛教授认为痰为阴邪,其性阴柔,难速消散。氩氦刀通过冷冻原理杀死肿瘤,属于中医"寒邪"范畴。寒邪属阴,湿邪同为阴邪,其性黏滞,易伤脾胃,水谷精微无以运化,脾胃气虚,痰湿内生。冷冻消融手术过程中对肿瘤局部破坏的同时也造成周围正常组织改变和功能紊乱,气机不畅,痰湿难以排出而加重。因此,冷冻消融治疗可短期内加重痰湿的形成，而中医药辨证施治可明显改善痰湿相关症状。低温使肿瘤周边血管内形成冰晶，导致局部气机不畅，血液郁滞，造成瘀血内生。冷冻消融术损伤可出现局部血液外溢，留于体内形成瘀血，且随着病情进展，久病入络，血瘀进一步加重。冷冻消融治疗虽为微创治疗，仍对全身辨证带来影响，气虚、痰湿、血瘀是主要证型，而补土治疗能有效改善气虚、痰湿等症状。

补土理论在介入微创方面得到极大的发展及运用，对术后并发症的效果显著，不仅能减少并发症的发生，也能缓解并发症的程度，起到提高生活质量，延长生存时间的作用，值得临床大力推广。

第五节 靶向治疗

靶向治疗是当今肿瘤治疗的重要手段，是指以肿瘤组织或细胞所具有的特异性结构分子作为靶点，使用能与这些靶点特异性结合的药物，从而特异性地杀伤肿瘤细胞的治疗。与化疗相比，其对正常组织杀伤作用小，无细胞毒作用，具有高效低毒的特点，使肿瘤患者的生存期延长。尽管如此，靶向治疗也并非无懈可击，仍然面临着巨大的挑战，且存在局限性，一是耐药，二是毒副反应。因此现代中医希望通过中西医结合治疗达到增效减毒的作用，提高靶向治疗的疗效，减轻毒副反应，给病人带来更多的临床获益。

一、从中医角度分析靶向治疗患者状态

靶向药虽无细胞毒作用，但由于直接杀伤肿瘤细胞，其性多伤正，加之肿瘤患者素体本虚，不耐攻伐，故气虚在靶向治疗前后均多见，贯穿始终。李丹博等对肺癌靶向治疗前后的中医证型进行分析发现，靶向治疗前中医证型以肺脾气虚证、脾肾阳虚证、肺气阴两虚证、瘀阻肺络证、阴虚毒热证为主；其中靶向治疗对气阴两虚证的影响较为显著，主要表现为经过靶向治疗，肺气阴两虚证明显增多，故临床治疗中需重视益气养阴。王蒙研究发现，肺癌靶向治疗后的单证证型分布当中出现频次最多的是气虚证，其次分别为阴虚证、痰湿证、气滞证、痰热证和血虚证。就复证而言，两个单证相兼以气虚血瘀证和气阴两虚证最为多见；三个或以上的单证相兼以气虚、痰湿、血瘀证和气阴两虚、痰湿、血瘀证更为常见。闫君梅研究认为，中晚期肺癌患者服用表皮生长因子受体酪氨酸激酶抑制剂（EGFR-TKIs）靶向治疗后的单证候分布以气虚证分布最多，其次依次为血瘀证、阴虚证、痰湿证、痰热证、气滞证、热毒证，提示中晚期肺癌患者服用靶向药后以气虚为本，临床服用靶向药物期间中医要注重补气扶正。复合证候中以气阴两虚证出现频率最多，其次出现频率较多的依次为气虚血瘀证、气虚痰湿证、阴虚

血瘀证，提示中晚期肺癌患者使用靶向治疗后以虚为本，虚实夹杂，虚证以气虚、阴虚为主，实证以血瘀、痰湿为主，临床治疗时要注重补虚扶正与祛邪抗癌的关系，可根据虚实偏重适当选择益气、养阴、化痰、行瘀之法。研究还发现，随着靶向治疗时间的延长，气虚证始终存在，而阴虚证逐渐减轻，血瘀证和痰湿证逐渐加重。因此在临床治疗中，对于服用靶向药时间较长的患者，需注重补气的同时适当加强化瘀祛痰的力量。

综上，靶向治疗易耗伤气血、损及脾胃。黄元御曰："中气者，阴阳升降之枢轴，所谓土也。医家之药，首在中气。"张元素曰："盖积聚癥瘕，必由元气之不足，不能运行而致之。"因此，肿瘤患者需注重固本培元，顾护脾胃尤为重要。首先，肿瘤患者本身多有脾胃虚弱之证；其次，脾为气血生化之源，胃为太仓，水谷气血之海。顾护脾胃可助气血生化、培育正气，助正胜邪去，以利于肿瘤病机向好的方向转化；最后，有胃气则生，无胃气则危。保得一分胃气，便有一分生机。凡治病，以顾护胃气为第一要义。

二、中医辅助治疗的应用

自靶向药问世以来，中医与靶向治疗的结合在临床中广泛开展，取得不错的临床疗效。中医辅助治疗可以发生在靶向治疗全程。中医理论及临床实践早有"治未病"理念，至现代，形成"早期预防、早期干预"的医学治疗思路。早期干预治疗是在治疗时间轴上，及时掌控疾病的病机演变，准确预知病情演变的时间点，及时切入中医干预治疗，延缓或阻断病情的演变进程，将相关不良影响降到最低。临床实践表明，由于靶向治疗易耗伤气血、损及脾胃，很多患者会出现土虚中寒的表现，如神疲、乏力、纳差、懒言、呕吐、腹泻等。因此在开始靶向治疗时，中医治疗可以及时介入，以顾护中土、保养胃气，预防和减少靶向治疗不良反应的发生，起到未病先防的作用；同时顾护脾胃可助气血生化、培育正气，助正胜邪去，从而增强靶向治疗的抗肿瘤效应。而对于已经出现的不良反应，中医辅助治疗适时介入，可以缓解症状，从而达到减毒的作用。

三、各医家运用补土理论的治疗思想

张梅教授认为元气化生异常，内生瘤毒是肺癌的病因，毒生病络是肿瘤增殖的始动因素与基础，病络既生，瘀血、痰浊、湿毒等诸邪又互结于病络，形成肺部肿块。因此临证多采用益气扶正、健脾和胃、解毒散结通络的中药，在靶向治疗开始时同步使用经验方"益气通络解毒方"，发现中药联合靶向治疗有缓解临床症状、延缓无进展生存期和延缓耐药的疗效。其组方由黄芪、茯苓、炒白术、炒白芍、炙鸡内金、老鹳草、白花蛇舌草、鳖甲、山慈菇、蜈蚣、甘草等组成，方中黄芪、茯苓、白术、甘草培土泄湿以助脾阳，鸡内金健脾消食，老鹳草除湿活络，鳖甲、蜈蚣、白花蛇舌草、山慈菇清热解毒散结。

王云启教授认为中晚期肺癌患者证型多以气阴两虚、痰瘀毒结为主。肺主皮毛，主气，主宣降，肺癌患者病程迁延，日久不愈，损耗气血津液，导致肺、肾虚损，肺脏虚损则气机不足，不能宣发水谷精微于肌表，故而导致皮肤失去润泽，失去滋养，至肌肤干燥脱屑，最终导致皮疹。故采取益气养阴、清肺化痰、解毒散结的治法，其自拟方肺复康方联合埃克替尼治疗晚期肺癌，能够明显降低埃克替尼相关的皮疹、腹泻等不良反应。其方组成如下：百合 20g，赤芍 20g，丹参 30g，麦冬 15g，桑白皮 20g，瓜蒌皮 15g，黄芩 15g，重楼 20g，半枝莲 20g，臭牡丹 20g，黄芪 30g，白术 20g，陈皮 12g，谷芽 20g，麦芽 20g，炮姜 10g，藿香 20g，神曲 20g，乌梢蛇 20g，蝉衣 20g。方中黄芪、白术、陈皮、谷芽、麦芽、神曲、藿香补益中气，健脾止泻，同时脾肺同治，以培土生金；百合、麦冬养阴润肺；黄芩、重楼、半枝莲、臭牡丹清热解毒；桑白皮、瓜蒌皮清肺化痰；丹参、赤芍清热凉血，养血化瘀；乌梢蛇、蝉衣宣肺祛风止痒；炮姜、藿香、神曲性辛温，佐制大剂量寒凉药物以防苦寒伤胃，保护后天之本。

吴万垠教授认为肺癌病人多以脾气虚为主证，所谓"脾为生痰之源，肺为贮痰之器"，脾虚则水谷精微不能有效运化，水饮停滞成痰，上储于肺。气虚血滞，久则为瘀，遂成痰瘀互结之证。其自拟方扶正抗癌方以四君子汤为底，组方如下：太子参、白术、黄芪、炒薏苡仁、甘草、山慈菇、白花蛇舌草、龙葵、石见穿、八月札、蛇泡簕、莪术。方中太子参、白术、黄芪、甘草等培土而生金，一方面阻断痰饮生成之源，另一方面能培补机体正气，故与靶向治疗结合使用时，既能增效，又能减毒。

中医辅助治疗还可减轻靶向治疗的不良反应。徐振晔教授采用肺岩宁方治疗肺癌，组成为灵芝、黄精、淫羊藿、石见穿、女贞子、山茱萸、白术、山慈菇、重楼、露蜂房、干蟾皮、黄芪等，具有益气养精、解毒散结功效。徐教授将靶向治疗后出现的全身乏力、面部红色皮疹、皮肤瘙痒、口干、纳呆、腹泻、舌红、苔浊等症，归纳为脾气亏虚，热毒内盛，治疗则多以肺岩宁方加减，常去女贞子，加党参、白术、茯苓、山药、扁豆等培土泻湿，牡丹皮、赤芍等凉血化瘀，白鲜皮、野菊花等清热解毒。王笑民教授认为靶向药物是攻伐之品，易损伤脾胃，治疗当以温运脾胃、利湿止泻为法，若伴四肢厥冷、腰膝酸痛等脾肾阳虚症状，可加用炮附子、肉桂等温肾助阳之品；若有脾虚气滞症状者，则加用理气行滞之品；若腹胀腹泻食后明显，且伴有食欲不佳，可佐砂仁、生谷芽；若里急后重，用木香、黄连行气燥湿；若患者久病腹泻，可加用五味子等收敛固涩之品。石红教授采用自拟中药腹泻方治疗肺癌靶向治疗相关性腹泻，临床研究显示中医药治疗在腹泻缓解情况、相关症状积分及脘腹痞满、食欲不振的症状改善方面明显优于盐酸洛哌丁胺胶囊，且无明显不良反应。腹泻方由黄芪、芡实、秦皮、枳壳等组成。《景岳全书》说："泄泻之本，无不由于脾胃。"《血证论》亦有"脾阳不足，水谷不化，脾阴不足，水谷仍不化"之说。《珍珠囊》说黄芪甘温纯阳，可补诸虚不足，可益元气、壮脾胃，是益气健脾之要药，因此方中重用黄芪为君药。芡实味甘、涩，性平，归脾、肾经，功能益气固精，健脾止泻。中医认为"浊气在上，则生䐜胀；清气在下，则生飧泄"。脾胃位于中焦，主水谷之运化，中焦气机郁滞，可造成水谷精微并走于下而成泄泻，治疗当疏利脾胃气机，故此处枳壳行气导滞，宽中除胀。另外，枳壳作为理气之品，亦可起到防止黄芪补而不走产生壅滞，以及防止芡实、秦皮收涩太过的效用，并且对脘腹胀满疼痛、里急后重等症状有较好的缓解作用。

靶向治疗开启了肿瘤治疗的新篇章，也为中医药治疗肿瘤提供了新的理论平台与应用空间。补土理论与靶向治疗的结合，是一种全新的中西医结合治疗模式，必将造福于广大肿瘤患者。

参 考 文 献

陈佳慧，王城，肖江卫，等，2012. 中药"通腑洁肠汤"对老年不全性肠梗阻结直肠癌术前肠道准备的效果观察. 结直肠肛门外科，18（4）：213-216.

陈世敏，2012. 扶正抗癌方联合吉非替尼治疗非小细胞肺癌的临床与实验研究. 广州：广州中医药大学：2，40.

高佩，2016. 肺复康方联合埃克替尼治疗气阴两虚痰瘀毒结型中晚期非小细胞肺癌临床研究. 长沙：湖南中医药大学：18-19.

何佩珊，胡凯文，李泉旺，等，2015. 中药干预对老年晚期非小细胞肺癌氩氦刀冷冻术前后证型的影响. 环球中医药，8（11）：1354-1358.

胡正国，庞德湘，2015. 气血津液辨证在肺癌化疗中的应用. 山东中医药大学学报，39（5）：413-414.

黄常江，黄能，刘俊波，等，2006. 健脾化瘀合剂联合全肝移动条放射治疗对中晚期肝癌生活质量及免疫功能的影响. 辽宁中医杂志，33（10）：1230-1231.

贾大鹏，李柏，2016. 胃肠肿瘤术后患者中医证候演变规律研究概况. 辽宁中医药大学学报，18（11）：214-217.

康小红，王立芳，王中奇，等，2012. 肺岩宁方延缓 TKIs 靶向治疗晚期肺腺癌耐药的临床观察. 新中医，44（9）：52-54.

李柏，凌昌全，1999. 中医药防治放化疗毒副反应临床研究近况. 江苏中医，31（4）：46-47.

李丹博，崔青荣，周庆伟，2018. 靶向治疗前后原发性肺癌中医证型的演变规律. 中医临床研究，10（18）：128-129，137.

李明，宋万立，陈敬生，等，2016. 康艾注射液对肝癌患者经皮射频消融术后生活质量的影响. 现代肿瘤医学，24（18）：2926-2930.

李思运，2013. 中医补益法在肺癌化疗不良反应治疗中的运用. 南京：南京中医药大学.

林文武，2011. 恶性肿瘤化疗后不良反应的中医药治疗研究进展. 北京：北京中医药大学.

刘思德，白杨，郭文，等，2007. 应用肝复乐片降低射频治疗后肝癌局部复发的随机对照研究. 南方医科大学学报，27（3）：263-264.

刘永惠，华莎，夏欣欣，等，2012. 肿瘤及其手术后、放化疗中的中医药辨治临床探究. 陕西中医，33（4）：461-463.

任夏艺，解英，李改香，等，1997. 恶性肿瘤放化疗后全血减少的中医辨证施治. 山西职工医学院学报，7（4）：52-53.

石红，2016. 中医药干预非小细胞肺癌靶向治疗相关性腹泻的临床研究. 北京：北京中医药大学：40-41.

石闻光，侯炜，周雍明，2008. 益气养阴活血方治疗鼻咽癌放疗后黏膜反应 30 例. 中国中西医结合外科杂志，14

（5）：439-441.

苏旭春，孔嘉欣，梁傍顺，等，2014. 肠和煎液治疗急性放射性肠炎临床观察. 新中医，46（1）：124-126.

万松燕，俞慧仙，黄文红，2015. 中药足浴联合穴位贴敷提高胃癌患者术前睡眠质量临床观察. 上海针灸杂志，34（6）：531-532.

王玲玲，王英浩，左政，等，2019. 中医治疗乳腺癌术后化疗引起恶心呕吐的概述. 世界中医药，14（8）：1963-1968.

王蒙，2014. 肺癌靶向治疗后的中医证候分析. 北京：北京中医药大学：44.

王声球，2005. 消化系肿瘤术后中西医结合治疗——兼论中医辨证与西医辨病//中国中西医结合学会，台湾中西整合医学会. 第三届海峡两岸中西医结合学术研讨会论文集. 扬州：中国中西医结合学会：79-81.

王伟中，林明和，李延军，等，2010. 射频联合平消胶囊治疗 40 例肝癌的随机双盲前瞻性研究. 福建中医药，41（3）：5-6.

王希波，刘欣，2006. 卵巢癌术后辨证用药之思路探讨. 北京中医药大学学报（中医临床版），13（2）：40-42.

吴万垠，2011. 中医药在恶性肿瘤治疗中的"替代"与"补充"作用. 中国中西医结合杂志，31（1）：111-114.

谢利，刁本恕，刁灿阳，等，2016. 扶正减毒抗癌方联合艾灸对非小细胞肺癌放射治疗增效减毒作用的临床研究. 辽宁中医杂志，43（4）：762-764.

邢雪梅，张云云，李航，2011. 中药香袋对胸部手术患者术前焦虑情绪的影响. 中华护理杂志，46（1）：78-79.

徐芃芃，2019. 化疗药物所致周围神经病变患者中医体质特征分析. 北京：北京中医药大学.

徐森华，徐成兴，瞿春霞，等，2014. 加味柴芍六君子汤联合经肝动脉化疗栓塞治疗原发性肝癌临床观察. 介入放射学杂志，23（2）：163-167.

宣望东，2017. 口腔恶性肿瘤患者术后中医证型及辨证规律分析. 世界临床医学，11（4）：173，177.

闫君梅，2019. 中晚期 NSCLC 患者 EGFR-TKIs 靶向治疗后中医证候及相关性研究. 北京：北京中医药大学：58.

杨芳明，杨亚琴，2015. 小柴胡汤改善肝癌射频消融术后不良反应 32 例. 中国中医药现代远程教育，13（20）：50-52.

杨晓东，王笑民，2009. 王笑民辨证论治配合靶向药物治疗肺癌验案 2 则. 北京中医，28（11）：889-890.

姚逸临，田建辉，赵丽红，等，2014. 肺癌术后患者证型分布及其与免疫功能、细胞因子关系. 辽宁中医药大学学报，16（5）：66-68.

叶鸿，周陈华，陈华津，2010. 参芪扶正注射液对宫颈癌术后放疗患者免疫功能影响. 海峡药学，22（7）：138-139.

译美·悉达多·穆克吉，2017. 众病之王：癌症传. 李虎，译. 北京：中信出版社：50-58.

俞淑花，2018. 中晚期食管癌患者同期放化疗所致食管炎的中药防治分析. 中医临床研究，10（15）：110-112.

袁少英，郑进福，何超拔，等，2015. 前列腺癌术后的中医辨证论治. 辽宁中医杂志，42（9）：1671-1673.

袁雪莲，王振家，张代钊，2008. 张代钊教授治疗肿瘤学术思想介绍. 新中医，40（1）：16-18.

岳振东，周蕾，刘福全，等，2010. 艾迪注射液联合 CT 介导射频消融治疗原发性肝癌的临床研究. 中药药理与临床，26（2）：77-79.

瞿文娟，2018. 调和营卫法在乳腺癌术后化疗中的应用研究. 济南：山东中医药大学.

张代钊，2000. 中西医结合治疗放化疗毒副反应. 北京：人民卫生出版社：71.

张代钊，徐君东，李佩文，等，1998. 扶正增效方对肺癌放射增效作用的临床和实验研究. 中国中西医结合外科杂志，4（2）：71-75.

张慧敏，2014. 益气通络解毒方联合 EGFR-TKI 靶向治疗非小细胞肺癌的临床研究. 合肥：安徽中医药大学：31-35.

第四章 补土理论与肿瘤科疾病的预防与调护

第一节 肿瘤预防

一、高危因素

时代的发展、科技的进步，给人类的生活带来了极大的便利，同时对环境的改造和影响亦较以前剧烈。人的身体、心理也对外界环境做出适应性的改变，如果适应出现了偏差，内外因素的叠加，就容易导致疾病，如肿瘤等，有以下高危因素的人群，较普通人群更易罹患肿瘤。

（一）化学因素

1. 石棉、毛沸石

石棉、毛沸石可能导致肺癌和胸膜间皮瘤，接触的作业如有色金属采矿、建筑材料等；石棉长纤维用于纺织石棉绳、石棉布；短纤维与水泥、橡胶、树脂、塑料等混合制成建筑、绝缘、防火制品。石棉矿开采、破碎、筛分、包装、运输等环节的工人往往有较大量接触。毛沸石是天然纤维状钠钾钙铝硅酸盐矿物质，和石棉性质相近。被国际癌症研究机构列为 1 类致癌物，毛沸石矿采集、加工过程有职业接触。

2. 联苯胺

联苯胺可能导致膀胱癌，接触的作业如染料制造业等。

3. 氯甲醚

氯甲醚可能导致肺癌，接触的行业如化学农药、塑料制造等；氯甲醚类导致肺癌：双氯甲醚、氯甲甲醚均为无色液体，挥发性很强。主要用于纺织品处理、离子交换树脂制造等，在纺织、造纸、橡胶、塑料工业中有使用。

4. 苯

苯可能导致白血病，接触的作业如炼焦、化学农药、炸药、火工产品、日用化学产品生产等；焦炉逸散物引起肺癌：焦化厂焦炉工在焦炉装煤、出焦、拦焦、熄焦、煤焦油处理作业时接触焦炉气和烟尘。这些焦炉逸散物中含有多环芳烃物质，其中的苯并芘类是公认的强致癌物质。苯是化工原料和稀释剂，在黏合剂、油漆、制革、橡胶、树脂、农药、染料制造业中广泛运用。它主要对人体的造血系统有危害，可引起粒细胞、血小板、全血细胞减少，严重者引起再生障碍性贫血和白血病。

5. 砷

砷可能导致肺癌、皮肤癌，接触的作业如有色金属矿采选业、非金属矿采选业等；砷和砷化物引起皮肤癌和肺癌；接触砷的作业主要有砷矿的开采、砷矿石熔炼、有色金属熔炼、含砷农药的生产、含砷化合物的使用。

6. 氯乙烯

氯乙烯可能导致肝血管肉瘤，接触的作业如有机化工原料制造业、化学试剂制造业、服装干洗业等；氯乙烯主要是聚氯乙烯的单体，在氯乙烯塑料制造、绝缘材料、合成纤维、黏合剂、涂料生产中广泛使用。

7. 焦炉煤气

焦炉煤气可能致肺癌，接触的作业如炼焦、煤气及煤制品业等。

8. 铬酸盐

铬酸盐可能致肺癌，接触的作业如纺织业、涂料及颜料、电子及通信设备制造业等。铬在工业生产中用于印染、皮革加工、木材防腐、有机合成、含铬催化剂制造。三价铬是人体需要的微量元素，六价铬可经呼吸道进入人体引起肺癌。

9. 镍

镍易致肺癌和鼻咽癌，在不锈钢生产、含镍合金生产、电镀、电池生产中有接触。

10. 氡

氡易致肺癌，氡是地壳中铀在放射性衰变过程中释放的放射性气体，职业性氡接触见于铀矿开采工。

11. 芳香胺

膀胱癌的致癌物质主要是芳香胺，在芳香胺制造和使用过程中人会有职业接触。多见于化工、苯胺染料、橡胶添加剂、皮革加工、纺织品印染、油漆等行业。

12. 电离辐射

职业性受照群体包括从事放射诊疗、核医学、核工业、铀矿开采、金属探伤、核子秤使用等作业工人。辐射所致肿瘤中以白血病发生率最高。对甲状腺癌、乳腺癌、胃癌、骨髓癌也有诱发作用。

（二）生活因素

1. 空气污染

世界卫生组织的研究人员称，2004 年因环境空气污染导致的肺癌死亡人数达62 000 人，其中固体燃料燃烧引起的室内空气污染所致肺癌死亡人数达 16 000 人，2010 年全世界因肺癌死亡的人中有 22.3 万人是空气污染造成的。根据空气污染的来源，可分为室内空气污染物和室外空气污染物。

室内空气污染物主要是厨余废气、装修材料的不合理使用，如苯、一氧化碳、甲醛、油漆、家具、水泥、氡、三氯乙烯等。其中甲醛被认为是 1 类致癌物，甲醛含量超标可能会导致鼻咽癌和白血病，另外做饭时燃料燃烧后如果没有恰当的促排设备，长期也会导致呼吸系统的病变，可能导致肺癌的发生。在室外空气污染物中可吸入颗粒物是主要成分。另外，多环芳香族化合物、硝基多环芳香族化合物、沥青、苯、石棉、柴油发动机尾气、汽油发动机尾气等多种物质都会污染环境，当通过某种途径进入人体后，可能会影响机体的某些正常的生理过程，导致一些异常信号的激活，使机体的一些正常调控机制发生紊乱，从而导致癌症的发生。2012 年世界卫生组织下属国际癌症研究机构指出柴油发动机尾气与石棉、砒霜、芥子气、烈酒和烟草具有程度相近的致癌性。且在一些矿工、铁路工人、卡车司机等高危人群中得到了验证。

肺癌的发病与空气污染也有着密不可分的关系。钟南山院士介绍说，大气污染显著增加我国居民肺癌发生风险，PM2.5 每增加 $10\mu g/mm^3$，整体肺癌发生风险增加 7.4%，臭氧每增加 $10\mu g/ml$，整体肺癌发生风险增加 8.7%。当吸入存在污染的空气时，微小的污染物会直接进入并影响上呼吸道系统。这些污染物也有可能会对人体的遗传物质造成损害，诱发癌症。通常情况下，人体可通过代谢排毒或基因自我修复以减少毒素的危害。但有迹象表明，一些污染物可以改变基因的自我修复能力，由此以来，长期吸入污染空气将会导致体内多种器官受到损害。

2. 情绪

情绪，中医指情志，即七情（喜、怒、忧、思、悲、恐、惊）。人的情绪有好恶之分，良好的情绪有喜、乐、爱心、信心、决心等。不良的情绪有愤怒、悲哀、忧郁、思虑、恐惧、孤独、悲观、绝望等。中医认为，人的情志活动与内脏有着密切的关系，如《素问·阴阳应象大论》说："人有五脏，化五气以生喜怒思忧恐。"又说，肝在志为怒，心在志为喜，脾在志为思，肺在志为忧，肾在志为恐。怒伤肝，喜伤心，思伤脾，忧伤肺，恐伤肾。《灵枢·口问》说："心者，五脏六腑之主也……故悲哀愁忧则心动，心动则五脏六腑皆摇。"《素问·上古天真论》说："……恬淡虚无，真气从之，精神内守，病安从来。"可见愉快而良好的情绪能使人体五脏协调，营卫通利，真气从之，精神内守，平衡阴阳，固守正气，形与神俱，健康长寿。忧愁思虑，喜怒太过，七情劳欲等不良情绪，可导致体内正气不足，脏腑功能失调，引起气滞、血瘀、痰凝毒聚，诱发肿瘤。

研究表明，情绪与人体的免疫功能有关，主要通过两种途径影响人体的免疫功能：①神经系统，通过神经递质（如去甲肾上腺素、5-羟色胺）促进免疫器官的作用。②通过神经内分泌激素起作用，发生免疫功能衰退，因此情绪好则神经递质激素等物质分泌适量，维持平衡，免疫活性细胞中的 cGMP/cAMP 比值高，使免疫应答增强，协调免疫系统的功能处于最佳状态。不良情绪的刺激能使机体免疫性 T 细胞成熟障碍，免疫活性细胞中 cGMP/cAMP 比值降低，免疫应答抑制，免疫功能减弱。

肿瘤的轻重随着情志变化而有起伏，强烈而持久的不良情绪是诱发肿瘤的因素之一。《医学入门·外集·卷五·外科》曰："瘤，初起如梅李，皮嫩而光，渐如石榴瓜瓠之状，原因七情劳欲，复被外邪，生痰聚瘀，随气流住，故又曰瘤。瘤总皆气血凝滞结成。"中医的"岩"与"癌"相通。外症初起状如结核，以后坚硬如石而不痛，一般于几年后才溃烂，流血水而无脓，疼痛彻心，患处翻花，较久则有少量脓液蔓延疮面发生恶臭。因创面高低不平如岩石，故名之。临床常见的如乳岩（乳腺癌），多生于妇女。因郁怒伤肝，思虑伤脾，以致气滞痰凝而成，气滞血凝而生。对乳岩，王肯堂在《证治准绳·疡医·痈疽·胸部·乳痈乳岩》中说："忧怒郁遏，时日积累，脾气消沮，肝气横逆遂成隐核，如鳖棋子，不痛不痒，十数年后，方为疮陷，名曰奶岩。"此外，对于噎膈（食管癌），也有文献记载，《素问·通评虚实论》说："隔塞闭绝，上下不通，则暴忧之病也。"《诸病源候论》对噎膈的论述是"忧患则气结，气结则津液不宣流，使噎"。张景岳在《类经》中对此症的论述是："噎膈一证，必以忧愁思虑，积劳积郁。"

3. 饮食

饮食主要引起消化道的肿瘤疾病。腌制食品、饮食不规律、霉变食品、烫食、高盐饮食、进食速度快、酸菜等是食管癌的危险因素。腌制食品、霉变食品中含有亚硝基化合物，该物质对多数动物有很强的致癌作用。长期吃热烫食物使食管黏膜受损，70℃以上烫对食管黏膜上皮细胞的增殖周期会产生严重影响，并且为细胞在有害代谢产物作用下产生癌变创造了有利条件。进食速度快、饮食不规律等不良饮食方式是随着社会压力增大、生活节奏加快出现的。当食物缺乏充分咀嚼时，食物中的粗糙物质长期损伤食管黏膜，尤其是在生理狭窄区。长期饮食不规律将导致食管运动和协调障碍，并引起食管的损伤。

饮食习惯不良（三餐不定时、暴饮暴食、进食快、喜烫食等）为胃癌的危险因素。如果饮食习惯不良，容易形成胃的负担过重，造成机械的胃黏膜损伤以及胃液的分泌紊乱，久之导致慢性胃病的发生。而慢性胃病，尤其是萎缩性胃炎使胃黏膜保护和屏障作用遭到破坏，增加致癌物的致癌风险。此外，常食用腌制食品提高了胃癌的危险性，动物实验和流行病学研究均发现，腌制食品摄入量与胃癌呈正相关。

大量的流行病学资料表明，高脂肪膳食能显著地增加结直肠癌的发病率。研究显示，饱和脂肪酸的饮食会增加结肠中胆汁酸的浓度，并改变大肠菌群的组成，而胆汁酸经细菌作用可生成某些致癌物。食物纤维则有吸收水分、增加粪便量、稀释肠内残留物浓度、缩短粪便通过大肠的时间从而减少致癌物与结肠黏膜接触时间的作用。高脂肪饮食和膳食纤维不足是引发大肠癌的重要因素。此外，精制糖特别是蔗糖含量高的膳食可能增加结肠癌、直肠癌发生的危险性。大量的流行病学资料表明，高脂肪膳食能显著地增加结直肠癌的发病率。

另外，很多非消化道肿瘤的发病（如乳腺癌、前列腺癌、睾丸癌和肾癌等）也与饮食相关。因此，不良的饮食习惯与偏嗜是重要的致癌因素，但在日常生活中，往往被人忽视。

4. 吸烟

吸烟与癌症的关系极为密切。在癌症发生率方面，与不吸烟者相比，吸烟者高出 7～11 倍。吸烟可导致肺癌、口腔癌、喉癌、气管癌、胰腺癌、胃癌、宫颈癌、膀胱癌等癌症发生。其中，肺癌与其关系尤为密切。据统计，约有 80% 的肺癌是由长期吸烟引起的，每日吸烟量越多，开始吸烟的年龄越小，吸烟时间越长，吸入烟草焦油量越高，则诱发癌症的危险性也就越大。每日吸烟 25 支以上的吸烟者约有 12% 会发生肺癌。

烟草燃烧时所产生的烟气中，含有多种有害物质，对人体有极大的危害性。烟气中的有害成分包括尼古丁、烟焦油、一氧化碳等。尼古丁是一种生物碱，对人有毒性及成瘾性，能损害支气管上皮引发炎症。另外，烟焦油内含酚类、烷烃、烯烃等多种有机化合物，其中苯并芘是主要的致癌因素。而一氧化碳能与红细胞结合，妨碍其输氧功能。

调查表明，我国成年男性吸烟比例超过 70%，遭受二手烟危害的人数高达 5.4 亿，其中 15 岁以下儿童为 1.8 亿。家庭、公共场所和工作场所，都是被动吸烟者的受害场所。换言之，多数儿童生活在被动吸烟环境里。二手烟的成分十分复杂，其中至少有 69 种为已知的致癌物。可以说，吸入二手烟的危害并不亚于直接吸烟。另一方面，虽然被动吸烟只吸入少量香烟烟雾，但其中的毒性化学物质如苯并芘、甲苯、二甲基亚硝胺的量却分别是主动吸烟者吸入量的 3 倍、6 倍和 50 倍。此外还发现，不吸烟的成人、儿童，甚至胎儿（通过孕妇）与吸烟人接触，在被动吸烟后，香烟中的硫氰酸盐等就会在他们的血液、尿液和唾液中出现。由此可见，被动吸烟者同样具有一定的癌症危险。

（三）疾病因素

1. 感染

国际癌症研究机构研究显示，2018 年，全球有 220 万新发癌症病例是由具有传染性的病原体感染引起的，约占所有新发癌症病例的 13%。在引起感染的传染性病原体中，最重要的有 4 类，分别是幽门螺杆菌、人乳头瘤病毒（HPV）、乙型肝炎病毒和丙型肝炎病毒，它们引发的新癌症病例约占全球感染引发的癌症病例的 90% 以上。此外，常见致癌病原体尚有 EB 病毒、艾滋病病毒。现分述如下：

（1）幽门螺杆菌感染 胃部肿瘤主要包括非贲门部胃癌、贲门胃癌和胃非霍奇金淋巴瘤。幽门螺杆菌，为革兰氏阴性菌，1991 年被发现与胃癌有关。在 1994 年，国际癌症研究机构和世界卫生组织宣布幽门螺杆菌是 1 类致癌物。幽门螺杆菌的感染对胃癌的发生有促进作用，这种细菌在体内会导致慢性疾病，如胃溃疡。目前 65% 的胃癌是由幽门螺杆菌引起的。

（2）人乳头瘤病毒（HPV）感染 引起的癌症主要包括宫颈癌、口咽癌、口腔癌、肛门癌、阴茎癌、阴道癌和外阴癌。HPV 感染也成为宫颈癌及其癌前病变的导火索，可以通过性接触传染。此外，口腔与性器官接触容易传播人类乳头瘤病，而肛门则与性器官距离近，或直接与性器官接触易感染 HPV 病毒。大约 70% 的宫颈癌病例与 HPV-16 和 HPV-18 这两种病毒有关。携带这两种病毒的女性罹患宫颈癌的风险会增大，但是并非所有感染者一定会得宫颈癌。

（3）肝炎病毒感染 我国是"乙肝大国"，携带乙型肝炎病毒的人群患肝细胞癌的风险大约是正常人的 100 倍。丙肝病毒（HCV）是与肝癌关系最大的一种病毒，输血和共用注射针头是丙肝病毒的主要传播方式。肝炎病毒感染会导致肝脏炎症反复发作刺激，造成肝脏损伤，这种慢性感染继而通过急慢性炎症演变为肝纤维化，如得不到及时有效诊治，继而有可能形成肝硬化，部分患者最终走向肝癌。

（4）EB 病毒感染 EB 病毒是第一个确认的与人类癌症相关的病毒，与鼻咽癌、伯基特淋巴瘤、霍奇金病有关。亚裔人群罹患鼻咽癌危险较大，霍奇金淋巴瘤（也称霍奇金病）是淋巴结肿瘤，EB 病毒会扰乱和阻止淋巴细胞凋亡，EB 病毒导致的霍奇金淋巴瘤病例约占该病的 50%。患者可通过血检监测是否感染 EB 病毒。

（5）艾滋病病毒感染　卡波西肉瘤（又名多发性、特发性、出血性肉瘤）与艾滋病病毒（HIV）关系密切，该病会导致皮下组织在别的部位或器官内异常生长。与卡波西肉瘤关系最大的病毒是人类疱疹病毒 8 型（HHV-8）。

（6）人类嗜 T 淋巴细胞病毒 1 型感染　人类嗜 T 淋巴细胞病毒 1 型（HTLV-1）可引起成人 T 细胞白血病/淋巴瘤（ATL，可影响血液或骨髓）。HTLV-1 通常会通过静脉注射传播，不会直接导致白血病，但与白血病有关联。

2. 慢性疾病

随着生活环境与饮食结构的改变，越来越多的人患有慢性疾病，部分慢性疾病若治疗不积极，会存在致癌可能。因此，对于部分慢性疾病，应予以重视、及时检查、避免小病变大病。主要列举如下：胃部疾病，慢性萎缩性胃炎、胃十二指肠巨型溃疡等；食管疾病，慢性食管炎、经常性食管梗阻等；大肠疾病，肠结核、溃疡性结肠炎、大肠多发性息肉、结肠腺瘤、血吸虫病等；肝部疾病，慢性肝炎、肝硬化、慢性乙型肝炎；胰腺疾病，慢性胰腺炎等；乳腺疾病，慢性乳腺炎、乳腺结核、乳腺慢性增生等；宫颈疾病，慢性宫颈炎、宫颈息肉、宫颈糜烂等；鼻咽部疾病，鼻涕带血，无痛性、颈部淋巴结肿大等；淋巴系统疾病，无痛性淋巴结肿大；血液系统疾病，口腔内出血、皮下出血、瘀斑、四肢骨痛、面色苍白、头晕、经常发热；前列腺疾病，慢性炎症、感染；睾丸疾病，隐睾、睾丸增大；卵巢疾病，持续月经不调，非经期阴道出血，腹腔肿大、隐痛；皮肤疾病，皮下硬块结节、深色素斑、巨大黑痣、久治不愈的创面或皮肤溃疡等。

（四）遗传因素

随着人类与癌症斗争的经验积累，我们发现某些特定种类的癌症具有家族聚集性。这些家族中的成员因为获得了来源于父系或母系的某种基因突变，导致其罹患某种或某几种癌症的风险远远高于普通人群，这种癌症就称为遗传性癌症。

遗传性癌症在所有癌症中所占的比例较低，主要为前列腺癌、乳癌、肺癌和肠癌。以乳腺癌为例，遗传性乳腺癌仅占所有乳腺癌的 10%。家族中母亲或姐妹曾患有乳腺癌，其本人乳腺癌的发病机会比一般女性高 3 倍。研究表明，超过 8% 的儿童癌症患者家族中存在意料之外的基因突变。这些突变不仅使孩子们在未来存在癌症的风险，也可能意味着他们的父母、兄弟姐妹也有一个非常高的患癌风险。另外，不同类型的癌症，遗传风险不同。目前发现约 38% 的肾脏癌、31% 的乳腺癌、27% 的子宫癌、58% 的黑色素瘤、57% 的前列腺癌和 39% 的卵巢癌与遗传有关。

遗传性癌症并不可怕，如果得知家族中有某种癌症的遗传史就应及早预防。首先，要做好自我保健，改变不良饮食习惯，少吃油炸、熏烤食物、戒烟限酒，多吃一些防癌食物，如蕃茄、红薯、牛奶等。其次要养成良好的生活习惯，作息规律，不熬夜，加强体育锻炼，增强抵抗能力，保持良好的心态。此外，每年要定期进行体检筛查，一旦发现有早期癌症迹象，就要及时治疗，控制病情。

二、癌前病变

癌前病变与癌症的主要区别在于组织学改变不属于同一类病变，癌的基本行为特征是浸润性生长方式，侵袭破坏周围组织和器官，浸润血管、淋巴管进而转移至淋巴结或其他部位和脏器，危及生命。而癌前病变为非浸润性病变，不侵袭周围组织和器官，不发生转移。

"癌前病变"作为病理诊断术语，用于表述一类病变的组织学表现失去了正常应有的形态特征、具有一定的向恶性肿瘤发展的潜在可能性。癌前病变中的一部分是不可逆转的、具有癌变的高危险性，是恶性肿瘤的前驱病变阶段。

癌前病变常用术语包括"高级别上皮内肿瘤""重度异型增生"，主要见于食管、胃肠、宫颈、膀胱、前列腺等，癌前病变的其他诊断用术语如"乳腺纤维囊性病伴导管上皮不典型增生""大肠腺瘤""肺非典型性腺瘤样增生""子宫内膜不典型增生/内膜样上皮内瘤变"等。许多疾病会被认作癌前病变，比如萎缩性胃炎、黏膜白斑、交界痣、宫颈炎伴不典型增生、溃疡性结肠炎、慢性皮肤溃疡、肝硬化等，涉及人体多个系统。但是，我们要清醒地认识到，癌前病变并不是癌，与癌还有相当的距离，但它却是阻止癌症发生的最佳治疗时机，也是防治癌症的关键阶段。重视癌前病变的治疗能极大地预防癌症发生。当发生癌前病变时，应当采取更加积极有效的措施，比如戒烟、限制饮酒、规律作息、适当锻炼、科学饮食、专业监测等，必要时做预防性的治疗，只有这样才能与癌症越离越远。

（一）黏膜白斑

黏膜白斑是一种最常见的癌前病变，一般在唇、舌、宫颈、外阴部都会发生。最初多半是白色的光滑软斑，手摸时没什么感觉。以后发展成为突出黏膜表面的白色或灰色斑点，触摸有粗糙感。最后表面发生溃疡，基底部变厚变硬，这就是恶性病变的征兆。研究显示黏膜白斑最终恶变的概率在4%左右，虽然不高，但是其白斑本身就会给患者带来许多不适感，一般都建议要积极治疗。

（二）交界痣

痣细胞和痣细胞巢主要位于皮肤的表皮和真皮交界位置，故名交界痣。临床表现为痣平坦或稍高出皮面，边缘境界不甚清晰，表面光滑无毛发。一般可见于身体任何部位，但好发于手掌、足趾或移行上皮部位。多见于儿童和青年，成年少见。交界痣的痣细胞具有增生活跃的特性，有转变为恶性黑瘤的可能。

（三）慢性萎缩性胃炎

萎缩性胃炎也称慢性萎缩性胃炎，是以胃黏膜上皮和腺体萎缩，数目减少，胃黏膜变薄，黏膜基层增厚，或伴幽门腺化生和肠腺化生，或有不典型增生为特征的慢性消化系统疾病。常表现为上腹部隐痛、胀满，嗳气，食欲不振，或消瘦、贫血等，无特异性。长期的炎症反应会导致细胞生长出现间变，出现恶化癌变，是一种多致病因素性疾病及癌前病变。

（四）宫颈慢性炎症

慢性宫颈炎是妇科疾病中最为常见的一种疾病。经产妇女较为多见。临床主要表现为白带增多，呈乳白色或微黄色，或为黏稠状脓性，有时为血性或夹杂血丝。一般通过妇科检查不难诊断。宫颈局部多表现为宫颈肥大、宫颈管炎、宫颈腺体囊肿、宫颈糜烂及宫颈鳞状上皮化生等。如果没有什么特殊的临床表现，一般不需要治疗。早期宫颈癌和癌前病变的症状与"宫颈糜烂"症状相似，盲目治疗，反而会造成癌症扩散。21 岁以后的女性应该每年进行一次宫颈刮片检查，30岁以后，可联合 HPV 进行检查。

（五）结直肠多发性腺瘤性息肉

结直肠多发性腺瘤性息肉又称大肠腺瘤，是结直肠黏膜上皮细胞增生形成具有肿瘤生物学特性的息肉样肿物。据研究，肠癌大约 80%～95%是由结直肠腺瘤发展而来的。根据其组织学特征和生物学行为不同，可以分为管状腺瘤、绒毛状腺瘤和管状绒毛状腺瘤（混合性腺瘤）。这些肿瘤都具有癌变的可能，基底面积越广、肿瘤越大、含绒毛成分越多，癌变的概率越高。这一类疾病的病因及发病机制仍不清楚，环境毒素和遗传倾向性是已知的导致肿瘤性息肉的危险因素，研究表明，影响腺瘤性息肉与结直肠癌发病的危险因素基本一致。

（六）结节类

1. 腺体结节

临床上常见的腺体结节主要发生在甲状腺、乳腺、前列腺。以甲状腺结节为例，甲状腺结节是一种常见的甲状腺病，甲状腺上的结节可能是甲状腺癌，也可能是甲状腺瘤、结节性甲状腺肿等其他疾病，在未明确其性质以前统称为甲状腺结节。目前甲状腺结节的发现率逐年升高，国外报道甲状腺结节的触诊发现率达

40%～70%，并且甲状腺结节并发甲状腺癌的比例也呈逐年上升趋势，因此甲状腺结节定性诊断显得尤为重要。

目前高分辨率的超声探头可以识别大部分腺体结节的特征，且超声检查能够预测肿块良恶性，已经成为诊断甲状腺病变的重要检查方法。B 超检查可判断腺体结节是单发还是多发，是囊性、实性还是混合性，有无包膜及包膜是否完整，有无血流及血流状况。临床上常运用 RADS 分级来评估腺体结节的情况，4 类结节常考虑为癌前病变，具有致癌的可能，建议完善穿刺明确性质。

2. 磨玻璃结节

磨玻璃结节指的是 CT 影像上，像磨砂玻璃质地的密度轻度增高的云雾状淡薄影。磨玻璃结节中的磨玻璃成分对应的是病理上的鳞屑样生长方式，异常增生的上皮细胞或分化良好肿瘤细胞以鳞屑样方式生长而形成影像上的磨玻璃影。具体表现为增生的细胞沿现有的结构和肺泡壁生长而不侵犯基质、胸膜或血管，保持完整的肺泡结构，基底膜仅有轻度反应。它打破了恶性肺部肿瘤生长或倍增的"两年定律"，不遵守正电子发射体层成像（PET）检查标准摄取值（SUV）增高的规律，表现为非常明显的惰性生长的特点，直径倍增时间可长达 3～5 年。判断一个磨玻璃样结节会不会癌变，要结合其大小、密度，以及在磨玻璃样结节的中央有无高密度影像、有无空泡征象及血管征象等。如果结节伴有明显分叶、空泡、胸膜凹陷征或明显实性成分的磨玻璃结节则提示可能是恶性病变；随访过程中，如磨玻璃结节增大，病灶密度变实，或兼有肿瘤微血管 CT 成像征时，提示恶性病变。随访过程中病灶消散或明显缩小者考虑炎症反应可能。因此，不是所有的磨玻璃结节一定转变成癌，一般来说，约有 1/3 的磨玻璃结节会消失，1/3 会长期不变，1/3 会转变成癌。

临床上习惯性地将 8mm 作为一个分水岭，结节直径超过 8mm 时，需要谨慎对待。临床上，会结合患者的病史以及其他影像学结果来综合分析，来决定是否进行手术。总体来说，直径＜5mm，磨玻璃结节的恶性程度小于 1%，其中微小纯磨玻璃结节良性的可能性接近 100%；直径在 5～10mm，磨玻璃结节恶变率为18%～40%。磨玻璃结节直径为 1～2cm，恶性率为 50%～70%。其中直径＞1cm的混合型磨玻璃结节，有文献报道，恶变率可超过 90%。除此之外，磨玻璃结节中实性成分的多少可以作为判断结节良恶性的一个依据，也可作为评价其侵袭性的一个依据。按照磨玻璃结节的密度均匀与否和是否伴有实质成分，磨玻璃结节又可分为纯磨玻璃结节（pGGN）和伴有实性成分的混合磨玻璃结节（mGGN）。一般实性成分比例越大，恶性的可能性越大。如果多发结节中有突出病灶，则主病灶需要进一步处理。在发现结节后 3 个月进行复查，病灶如果持续存在且实性成分直径＞5mm 的患者，建议尽快进行手术。

三、术后预防

（一）肿瘤术后不同阶段的辨证治疗

手术切除是目前治疗癌症（指广义癌症）的首选方法。尽管早期诊断技术不断完善，术式不断改进，但60%左右的患者就诊时实际上已发生了转移，以亚临床病灶状态或显性转移灶形式存在。因此，癌症术后患者的进一步积极治疗日渐引起医患双方的重视，中医药在术后预防领域发挥着越来越重要的作用。

癌症术后恢复期：患者初行癌切除术，气血损耗，尚未恢复，且创伤添瘀。其时正气虚弱，新瘀未散，余毒未净，且患者新近失血，外创伤气，多有神疲乏力、面白少华、伤口疼痛结疤、舌淡、脉细表现，因此中医治疗以扶正为主，益气阴、补气血，佐以活血解毒。临床常选择四君子汤加减。此阶段约1个月。四君子汤为益气健脾的代表方，正如《医方考·气门第二十》所说："夫面色萎白，则望之而知其气虚矣；言语轻微，则闻之而知其气虚矣；四肢无力，则问之而知其气虚矣；脉来虚弱，则切之而知其气虚矣。"方中人参为君，甘温益气，健脾养胃。臣以苦温之白术，健脾燥湿，加强益气助运之力；佐以甘淡茯苓，健脾渗湿，苓术相配，则健脾祛湿之功益著。使以炙甘草，益气和中，调和诸药。四药配伍，共奏益气健脾之功。脾胃为后天之本，气血生化之源，饮食不节，起居不慎，过度劳累，情志因素等原因均可引起生化不足，而气血精津之根源全赖脾胃输送，东垣在《脾胃论·脾胃胜衰论》中言："夫饮食入胃，阳气上行，津液与气，入于心，贯于肺，充实皮毛，散于百脉。脾禀气于胃，而浇灌四旁，荣养气血者也。"他在《兰室秘藏·妇人门》中指出："脾胃为血气阴阳之根蒂也。"在遣方用药上，他常以人参、黄芪、炙甘草等温补药物补气，从而恢复脾胃滋生化源之功能。东垣对中土气机运行而影响四脏的机制进行了详尽的论述，如《脾胃论·脏气法时升降浮沉补泻图说》言："五行相生，木火土金水，循环无端，惟脾无正行，于四季之末各旺一十八日，以生四脏……戊湿其本气平，其兼气温、凉、寒、热，在人以胃应之。己土其本味咸，其兼味辛、甘、酸、苦，在人以脾应之。"由此提出"内伤脾胃，百病由生"的观点，可见术后培补脾胃对预防肿瘤复发的重要性。

癌症术后稳定期：癌症患者术后或术后辅助放化疗后体质基本恢复，进入正常生存无转移阶段。由于癌有易复发、易转移的特点，西医治疗较为局限和被动，故患者多求助于中医调治。此时患者多项功能已趋正常，显性症状供常规辨证存在困难，临床当从辨病入手，结合现代研究成果，针对患者潜在的病变特点"论"治，即坚持"扶正祛邪""攻补兼施"原则，"补"与"攻"并重，益气阴、祛瘀毒同施。辨证论治与专病专方相结合，针对不同的原发病慎重择药。《素问·六微旨大论》云："出入废则神机化灭，升降息则气立孤危。"补土之"补"，乃扶助脾胃完成其生理功能之义；"土"，言其脾胃气机升降出入之象，而非其脏，补土意为恢复中土之气化功能，以推动四维之转动。故运用补土理论遣方用药，并非单纯运用温补之药，而是补中有攻，寓攻于补，一些用药看似寒凉，实则法度森严，不离补土理论宗旨。《素问·六节藏象论》云："至而不至，此谓不及，则所胜妄行，而所生受病，所不胜薄之也。"东垣深谙其道，其方药中虽以参、芪、甘等顾护中焦之补药为主，但对于石膏、黄连、黄芩、黄柏等凉药，亦有应用，认为临床之热证乃阴火上行，走于空窍，通过顾护中土之法，佐以苦寒之剂，将阴火引下。正如其在《脾胃论·脾胃胜衰论》中所云："有辛甘温药者，非独用也，复有甘苦大寒之剂，亦非独用也……此所谓升降浮沉之道。"

（二）部分肿瘤术后特点

1. 胃肠肿瘤术后的病机特点

机体以虚为主，夹杂痰湿、瘀血、热毒等。胃肠肿瘤疾病具有起病缓、病程长的特点，胃肠功能失常，气血津液生成不足，机体失养，形成以虚为主的病理基础。在后天失养致虚的基础之上，因患者先天体质、饮食偏嗜的不同，具有个体差异，偏食肥甘厚腻者，脾胃运化无力，湿邪内生，多痰多湿痰湿之邪易壅滞气机，郁而化热，热邪内生；素体阴虚者，阴不制阳，多火热之邪；热邪伤阴耗气，气阴两虚者多瘀；火热之邪属阳，易灼伤阴血，迫血外行；气虚者行血无力，均可导致瘀血的发生。

脏腑之间表里相及。脾与胃、肺与大肠、心与小肠一阴一阳互为表里，脏与腑是一个整体。脏腑病变常表里相及，胃肠肿瘤术后患者的胃肠功能失常，表现为腹胀、腹痛、腹泻、便秘、恶心、呕吐、纳差等，胃、小肠、大肠的生理功能失调，腑病及脏，可导致相表里的脏腑功能失常。胃与脾相表里，胃气和降，受纳腐熟水谷的能力失常可导致脾之运化失常，出现恶心、呕吐、胃脘胀满不适；大肠与肺相表里，大肠功能异常多波及肺，大肠主津，传导糟粕，其传导功能异常，腑气阻塞，可影响到肺的宣降，肺气不宣者可导致咳嗽、咳痰、气喘、汗出、恶风等；小肠与心相表里，小肠传导失常，水谷精微生成不足，气血生化无源可致气血两虚，心失所养，同时食糜壅阻肠道，内生郁热，火热之邪上扰于心，可见心烦、眠差等。胃、小肠、大肠都与水谷精微及津液的生成密切相关，其功能异常可导致水谷精微及津液的生成不足，阴津不足气血生化无源，脏腑关节肢窍失养，出现一系列新的疾病。

情志不畅，肝气不疏，气血津液代谢失常。情志活动是人体正常的生理功能，是人体对周围环境刺激的正常反应，异常的情志刺激可导致脏腑功能紊乱、气血阴阳失调，从而诱发疾病。在围手术期，患者长期身体上的痛苦、经济上的压力以及心中对疾病的恐惧会造成过度思虑、烦躁、压抑、消沉、悲观等负面情绪。在七情致病的理论中，异常的情志活动可导致气机郁滞不畅，气郁气滞则影响肝脏的疏泄功能，肝气不舒则调节一身气机功能失常。肝具有主疏泄的生理功能，与气血津液的运行的代谢密切相关，肝郁可导致血行不畅、津液代谢失常，在原有疾病的基础上出现瘀血、痰饮水湿等病理产物，而这些病理变化会反过来加重原有疾病的恶化，形成恶性循环。

《素问•灵兰秘典论》曰："大肠者，传导之官，变化出焉。"《素问•六节藏象论》曰："脾、胃、大肠、小肠、三焦、膀胱者，仓廪之本，营之居也，名曰器，能化糟粕，转味而入出者也。"说明大肠传导功能全赖脾升胃降。肠癌手术虽去除带癌之肠管，所伤实为脾胃，更兼化放疗反复攻伐，脾胃之虚益甚。因此脾虚是大肠癌术后的基本病机，扶脾健脾是其中医治疗的基础。不仅大肠癌，所有胃肠肿瘤术后患者脾胃气虚，中气不足，长期影响中焦功能，水谷精微化生无源，虚为基本病机，胃肠属于中焦，为运化水谷精微之枢纽。早期胃肠肿瘤患者，多表现为食欲下降，进食困难，身体消瘦等，这是由于癥瘕病影响脾胃功能，消耗机体正气，逐渐形成虚的病理状态。引发癥瘕的因素很多，或气滞、血瘀、痰湿、热毒等，但导致积聚病发生后，机体的状态开始向虚的方向转变，形成以虚为基础的病理特点。多以气阴两虚为主，随着病情的加重，逐渐出现血虚、阳虚等。治以调补中焦为主，处方用药时以健脾补虚益气为主，在处方用药上可重用山药、茯苓、白术、薏苡仁等；根据患者夹杂的病症，夹瘀者配合活血祛瘀药物川芎、延胡索、乳香、没药、红花、桃仁、丹参、鸡血藤等；内蕴热毒者辅以清热解毒药物；夹痰夹湿者祛湿化痰，加陈皮、白扁豆、薏苡仁、茯苓、砂仁、半夏等；注重调畅情志，辅用疏肝理气药物柴胡、香附、玫瑰花、佛手、薄荷、川楝子、木香等，疏肝解郁调畅气机。

2. 乳腺癌术后的病机特点

乳腺癌术后病机总属虚实夹杂，虚多实少。其中虚即正虚，关乎气、血、阴、阳及五脏虚损，尤以脾脏亏虚为主；实即邪实，以痰湿、气郁、血瘀与余毒相互胶结不散为主。脾为后天之本，气血生化之源。手术、放化疗及术后过量进补，饮食不节，首伤脾气。《灵枢•本神》曰："脾藏营，营舍意。"明代张景岳注云："营出中焦，受气取汁，变化而赤是谓血，故曰脾藏营。营舍意，即脾藏意也。"故脾气虚则脾不藏营，生化乏源，气血俱虚。"脾为土脏，灌溉四旁"，脾运健则水精四布，五脏六腑得以濡润，脾气虚则津液不得输布，聚而为湿，湿聚成痰，痰湿郁久化热，阻碍气机，而成气滞；气行则血行，气滞则血瘀。另外乳腺癌患者术后气血大伤，肝血不足，魂不守舍，或由于术后形体残缺或者经济压力等原因，精神心理状态往往受疾病影响较大，沈金鳌《杂病源流犀烛•肝病源流》云："肝……其体本柔而刚，直而升，以应乎春，其性条达而不可郁，其气偏于急而激暴易怒，故其为病也，多逆。"故乳腺癌术后患者所表现的忧思善虑及急躁易怒，皆可以理解为肝失条达，气机郁滞所致，气滞则血瘀，血瘀又会加重气滞。

且依据五行生克理论，肝脏忤逆之性多延及脾脏，故脾脏益虚，故治以疏肝健脾。

3. 肺癌术后特点

肺癌术后，体虚，并易出现食欲差、腹胀，或大便秘结等现象。治疗重点在健脾和胃，可用六君子汤加减。如体虚明显，则可用补气养血、健脾开胃的药物，如人参、黄芪、党参、当归、鸡内金、麦芽、怀山药、陈皮。肺癌手术需开胸，易伤及肺气，患者术后常虚汗淋漓，或动辄出汗，或汗后畏冷，或咳喘乏力。治宜益气固表，用玉屏风散加减。常用药物：生黄芪、白术、防风、浮小麦、糯稻根、五味子、党参、煅牡蛎。有些患者术后肺胃阴伤，津液亏损，呈现口干、烦躁、干咳、胃纳差、大便干结、舌红无苔等症。治宜养阴生津，辅以益气健脾。常用药物：麦冬、天冬、沙参、玉竹、天花粉、生地、百合、太子参、陈皮、知母、生黄芪。

（三）小结

脾胃为后天之本，术后各期的调护均需脾土扶养，而补土调四象正是补土理论的主要学术思想。《素问·太阴阳明论》云："脾者土也，治中央，常以四时长四脏，各十八日寄治，不得独主于时也……土者生万物而法天地。"中土健运，则百病不侵，若中土虚弱，无以抵御邪气，则诸症纷起，然他病日久，也会累及中土。《伤寒论》第 184 条："阳明居中，土也，万物所归，无所复传。"故术后肿瘤预防，可从"补土"入手，兼调四维之象。

综上所述，积极地予以药物及中医理疗等方法对症治疗，可促进正气恢复，调平阴阳，利于术后身体的恢复，正气充足可增强机体抵御外邪的能力，正气存内，邪不可干。积极的中医治疗，对缓解术后不适症状、促进疾病的恢复及病情的预后都有着十分重要的作用。中医药比之西方医学，在这方面具有独特的优势和作用，应充分地重视和应用。

第二节　肿瘤调护

一、生活调理

恶性肿瘤的发生与个人不良生活习惯有着极大的关联。自古至今，无论祖国医学还是现代医学研究都有相关的论述。《素问·上古天真论》中提道："上古之人，其知道者，法于阴阳，合于术数，食饮有节，起居有常，不妄作劳，故能形与神俱，而尽终其天年，度百岁乃去。"古人已经发现，好的生活习惯，必须遵循自然界的规律，才能尽终天年。然而，现代人往往由于各种各样的原因，在不知不觉中养成了许多不良的生活习惯，日积月累，导致癌症。正如《素问·上古天真论》中所述："以酒为浆，以妄为常……务快其心，逆于生乐，起居无节，故半百而衰也。"

现代医学的研究也同样证实了不良生活习惯是肿瘤发病的重要因素，如在我国男性患者中发病率居首位的肺癌，其最重要的危险因素就是吸烟；长期酗酒则是导致肝癌发生的危险因素之一；长期食用腌制或辛辣煎炸及油腻的食物则易导致胃肠癌发生；长期嗜食烫食或刺激性食物可引起舌癌以及食管癌。因此，肿瘤患者需要及时地纠正生活中的不良习惯，这样才能更有助于预防恶性肿瘤的复发和转移。

因此在肿瘤患者的调治过程中，我们认为患者生活习惯方面尤为重要，可从以下几方面来着手。

（一）改变致病不良生活习惯

不良的生活习惯易导致肿瘤的发生，如长期吸烟易导致肺癌的发生，长期酗酒易导致肝癌的发生，女性长期情绪压抑可导致内分泌的失调进而易导致乳腺癌的发生，长期嗜食刺激性食物可引起食管癌、鼻咽癌，长期不良饮食习惯易导致胃肠癌的发生等。中医学认为肿瘤的发生非在一朝一夕之间，所谓"积聚"，便是不良生活习惯或致病因素长期作用，导致人体正气下降，邪气久居，化生痰瘀毒热等病理产物，结聚而成。即便是已经罹患肿瘤的患者，在长期维持药物治疗控制其发展的同时，同样应及时纠正不良习惯以起到治疗的辅助作用或预防复发及转移的作用。因而，在诊疗过程中，我们需要及时告知患者不良习惯危害性，劝导其改变习惯。如肺癌患者应及时戒烟，保持室内空气清新；肝癌患者应戒酒，同样要减少体力劳动，加强休息；食管癌患者应注意清淡饮食，可在每餐进食后喝少量的温开水或淡盐水，以冲淡食管内积存的食物和黏液，预防食管黏膜损伤和水肿；胃肠癌患者应注意规律清淡饮食，少食煎炸、烧烤及油腻食品；鼻咽癌患者要注意气候变化，及时预防感冒发生，更加注重鼻咽喉卫生，避免病毒感染，同时应避免吸入有害烟雾气体，如煤油灯气、杀虫气雾剂，同样需要积极戒烟忌酒。

（二）起居有常

《素问·上古天真论》云："起居有常，不妄劳作，故能形与神俱……"对于肿瘤患者来说，更应做到起居有常。首先是居住的地方尽量清静，恶性肿瘤为慢性疾病，需要长时间静养，而清静适宜的生活环境更利于养病；其次是生活作息时间规律，按照《素问·四季调神大论》中所说的"春三月，此谓发陈……夜卧早起，广步于庭，被发缓行""夏三月，此谓蕃秀……夜卧早起，无厌于日""秋三月，此谓荣平……早卧早起，与鸡俱兴""冬三月，此谓闭藏……早卧晚起，必待日光"。天人相应，人们应该遵循四季生长收藏的变化规律适当调整作息，春天宜早起散步于庭院内，以此疏发我们的肝气；夏天万物繁盛，适宜多多运动锻炼，睡觉时间可以稍稍短一些；到了秋天，万物开始肃降，我们便要开始早睡一些，等待鸡鸣后再起床；冬天则应该早睡晚起，就如同大自然许多动物需要冬眠一样，虽然人类不需要冬眠，但在冬天应该保证充足的睡眠，必待日出之后再起床，因太阳出来之时，人体阳气也随之生发。而现代研究也表明规律作息对于人的健康尤其重要，人体本身就存在着生物节律，也就是我们的生物钟，规律的作息可以让我们养成良好的生活习惯，更有利于健康的恢复。最后便是要在天气变化之间及时作出调整，李东垣在《脾胃论·摄养》中提道："遇天气变更，风寒阴晦，宜预避之。"《素问·上古天真论》中说道："虚邪贼风，避之有时。"因此要注意天气变化，天冷了要注意保暖，天热了要适量减衣。由于现代生活科技发达，空调改变了室内正常气候的温度，导致机体不断感受室内外忽冷忽热的气温变化，不慎则易受外邪侵犯。对于肿瘤患者来说，本身就免疫力较低，更容易受到外邪的侵犯，因而更应慎重，保护好自己。

（三）避免过劳

由于恶性肿瘤为消耗性疾病，补土理论认为，正气不足往往是发病的根本因素之一，随着疾病的发展，患者正气逐渐消耗，表现为体力逐渐下降，即便没有过劳都会出现癌因性疲乏。过劳包括劳力过度、劳神过度和房劳过度，肿瘤患者应避免重体力劳动及过度的体育锻炼，特别一些中年患者，还应注意避免房劳过度，对于带病工作者，应避免压力过大、劳神过度，要劳逸结合，以免过度劳累则肿瘤更易复发进展，导致病情恶化。作为医者要时刻提醒患者，告诫其减少重体力劳动及过度劳神、房劳，一旦体力下降及时休息补充，保存体力，才能维持更好的疗效。

二、饮食调理

《素问·刺法论》曰："脾胃者，仓廪之官，五味出焉。"所有饮食首先经过胃的腐熟、脾的运化，才能将水谷精微输布到全身以营养机体。此外，药食同源，正确辨证的膳食可起到中药的部分治疗作用。因此，饮食调理在恶性肿瘤患者的调护中占有极其重要的位置。《素问·脏气法时论》曰："毒药攻邪，五谷为养，五果为助，五畜为益，五菜为充。"此处所指"毒药"即现在的中药，并非现在所说的有毒之药，其毒在于药之偏性，以偏性治病。因而可见饮食调理用处之大，毒药攻邪，配合正确的饮食调理则可以起到协同作用，增强药效。而对于恶性肿瘤患者的饮食调护，刘伟胜教授及吴万垠教授经过多年摸索，有着丰富的经验，对于不同的肿瘤，其配方也稍有不同，兹举例如下：

（一）鼻咽癌

饮食宜均衡，多食蔬菜、水果，少吃或不吃咸鱼、咸菜、熏肉、腊味等含有亚硝酸的食物。不宜食用辛燥刺激食物，不宜过量饮酒，尤其鼻咽癌放化疗期间的患者，常出现口燥明显，食欲不振、恶心呕吐，中医认为此为气阴虚损、热毒炽盛，更应避免辛燥热毒刺激之品，饮食宜清淡，应选用容易消化、营养丰富、味道鲜美的食物。其常用配方如下：

（1）无花果炖肉 鲜无花果 120g（干品 60g），瘦猪肉 120g，分别洗净切块，同入锅中加水适量，加调料适量，煮至肉烂，喝汤吃肉。治疗鼻咽癌放疗后口干咽痛，有健脾和胃，消肿解毒作用。

（2）山药莲苡汤 山药 30g，莲子（去心）30g，薏苡仁 30g，加水适量，慢火炖熟，加白糖少许，每日 1 次，量不限，连服 15 天，治疗各期鼻咽癌属脾虚者，有健脾益气，清心安神之效。

（3）养津饮 雪梨干、芦根各 50g，天花粉、玄参、荠菜各 25g，麦冬、生地黄、桔梗各 15g，杭白菊 20g，同煎去渣取汁，每日 1 次，分 2 次温服。治疗鼻咽癌津液亏损、口舌干燥者，有滋阴生津，凉血利咽的作用。

（4）猪鼻寄生汤 猪鼻 1 个，刺桐树寄生、苦楝树寄生、黄皮果树寄生各 30g（诸寄生以鲜品为佳），葱白 30g，同煮至肉烂汤浓，喝汤吃猪鼻，隔日 1 剂，连服 10 剂为 1 个疗程。治疗鼻咽癌伴有鼻塞和颈部淋巴结肿块者，有扶正补虚，解毒通窍的作用。

（二）食管癌

食管癌患者每餐进食后，可喝少量的温开水或淡盐水，以冲洗食管内积存的食物和黏液，预防食管黏膜损伤和水肿。同时食管癌患者的饮食宜清淡，高营养易消化，避免进食刺激性食物，如生蒜、辣椒、胡椒等。常用的食疗方如下：

（1）鲜桑根白皮 30g，米醋 90ml，共煎 2 小时，为 1 日量。开始每日 3 次，7 日后每日 2 次，可加糖，适用于各期食管癌。

（2）红皮大蒜 3 个，鲜生姜 500g，红糖 500g。将大蒜头以炭火煨熟去皮，再入鲜生姜，红糖合捣如泥，装瓷罐内，严密封口，背阴处深埋 1m，7 日后取出，每日 3 次，饭前服。适用于各期食管癌属阳虚畏寒者。

（3）人参 5g，野荞麦 10g，瘦猪肉 90g，加水共炖熟烂，喝汤吃肉，适用于中晚期食管癌自汗，渴不多饮，胃纳差，大便不调。

（三）乳腺癌

乳腺癌是女性最高发的恶性肿瘤，对于乳腺癌患者，饮食宜多样化，做到平衡膳食，以粗粮和杂粮搭配，选择富含热能，适量蛋白，富含纤维素、高无机盐，以及富含维生素 A、维生素 C、维生素 E、维生素 K、叶酸等易于消化吸收的食物。同时宜低脂、低盐、低糖膳食，减少脂肪摄入量。

另外，乳腺癌患者忌食辛温、煎炒、油腻、荤腥厚味、陈腐、发霉等助火生痰有碍脾运的食物。宜食海带、海藻、紫菜、牡蛎、芦笋、鲜猕猴桃等具有化痰软坚散结功能的食物。

乳腺癌手术后，可给予益气养血、理气散结之品，巩固疗效，以利康复。如山药粉、糯米、菠菜、丝瓜、海带、鲫鱼、泥鳅、大枣、橘子、山楂、玫瑰花等。

乳腺癌放疗时，易耗伤阴津，故宜服甘凉滋润食品。如杏仁霜、枇杷果、白梨、乌梅、莲藕、香蕉、胡萝卜、紫苏子、橄榄等。

乳腺癌化疗后，若出现消化道反应及骨髓抑制现象，可食和胃降逆、益气养血之品，如鲜姜汁、甘蔗汁、鲜果汁、佛手、番茄、生薏苡仁、粳米、白扁豆、灵芝、黑木耳、向日葵子等。

一般而言，饮食不应过于禁忌，只要食后感觉舒适，都可继续食用。倘若忌口太多，反而加重营养不良。至于一些寒热无偏，性质中和又营养丰富的食物，对肿瘤患者自然更为理想。

以下列举几种食疗单验方：

（1）海马火腿鸡 海马 25g，虾仁 25g，童子鸡 1 只，火腿 10g，黄精、味精、盐、葱、姜、清汤、水生粉各适量。小鸡宰好洗净，装入陶瓷盆内，海马、虾仁、火腿片分别放在鸡肉上，加葱段、姜片、盐、味精、黄酒、清汤适量。将盛有上述诸物的搪瓷盆上笼用旺火蒸烂。将鸡取出盛盘中，用鸡汁、盐、黄酒、味精下锅中，加水生粉匀芡收汁，浇鸡上即成。佐餐佳肴，随意食用。治疗阳虚乳腺癌患者。

（2）烩海参 水发刺海参 750g，香菜 50g，猪油、鸡汤、料酒、盐、胡椒粉、味精、葱、姜、鸡油、水淀粉各适量。刺海参抠洗干净，切成 6cm 见方的丁，香菜取叶洗净，葱、姜洗净切碎。将海参丁用开水烫透捞出沥干。锅烧热，下猪油，葱、姜煸炒，加入料酒、鸡汤，加海参丁、盐、味精、胡椒粉，用水淀粉勾芡淋鸡油，盛入碗中，撒一撮香菜即成。治疗乳腺癌体虚者。

（3）海藻黄芪汤 海藻 40g，黄芪 20g。二味洗净，加水适量，煎汤。每日 1 剂，分 3 次服，此方适宜乳腺癌气短汗出者。

（四）肺癌

肺癌为目前男性最高发的恶性肿瘤，饮食调理可增强体质，对于手术及放化疗后患者的恢复尤其有效，其配方如下：

（1）胡桃人参汤 胡桃肉 20g（不去皮），西洋参 6g，生姜 3 片，加水适量，同煎汁 200ml，加冰糖少许调服，每日 1 次，临睡前温服，功能补肾益气养阴，适合于放化疗后气阴两虚患者。

(2) 莲藕甘露饮 生荸荠大者 20 枚，洗净去皮，鲜莲藕去皮 150g，雪梨 2 枚。上三味捣烂绞汁生饮。适用于肺癌咯血、咳血或放疗后干咳者。

(3) 参茸河车汤 新开河参 10g，紫河车 1 具，鹿茸尖 5g。将三味洗净放炖盅中隔水炖，服用。适用于肺癌术后或化疗后免疫力低下，严重贫血或骨髓抑制患者。

（五）原发性肝癌

(1) 猕猴桃根炖肉 鲜猕猴桃根适量，瘦肉适量，合于锅内加水，用文火炖至肉熟，食肉喝汤，功能清热解毒，利湿活血。

(2) 芡实炖肉 芡实 30g，猪瘦肉 100g。两者合起放砂锅中，加水适量，炖熟后取出药渣，吃肉喝汤。经常食用，此膳泻火、祛痰、通便，有腹水者可用此方。

(3) 山药扁豆粥 怀山药 30g，扁豆 10g，粳米 100g，将山药洗净去皮切片，扁豆煮半熟加粳米，山药煮成粥。每日 2 次，早、晚餐食用，具有健脾化湿的作用，用于晚期肝癌脾虚泄泻等症。

（六）胃癌

(1) 荜茇胡椒糊 荜茇 2～4g，胡椒 1～3g，粳米 100g。将荜茇、胡椒研为细末，粳米加水煮开后调入药末，再煮成糊状即可食用。适用于胃癌脾胃虚寒患者。

(2) 陈皮鱼骨瘦肉汤 陈皮 9g，乌贼骨 12g，猪瘦肉 50g，粳米适量。陈皮、乌贼骨与粳米煮粥，熟后去陈皮及乌贼骨，加入瘦肉片再煮，食盐少许调味食用。适用于胃癌腹胀者。

(3) 花生桂圆汤 生花生 250g，大枣 5 枚，桂圆肉 12g，大枣去核，与花生、桂圆肉并煮食用。每日 1 次。适用于胃癌贫血者。

(4) 羊乳粳米粥 羊乳 500ml，粳米 100g，白糖适量。粳米煮粥，熟后加入羊乳、白糖即可。做早、中、晚餐，空腹温热服食。长期便溏、腹泻忌食用。适用于胃癌胃阴亏虚者。

（七）胰腺癌

(1) 山药扁豆粥 山药 60g，炒白扁豆 30g，鸡内金 20g（研碎），粳米 100g。将前几味洗净共煮，米熟即食。适用于胰腺癌纳差食少者。

(2) 鲤鱼饮 活鲤鱼 1 条，冬瓜（带皮）1 斤，薏米 50g，鱼去鳞及内脏，与冬瓜、薏米同煮，食鱼饮汤。每日 1 次，连服数日。适用于胰腺癌大量腹水患者。

（八）肠癌

结直肠癌患者多有反复发作、迁延不愈的腹泻情况，消化能力差，故应予以易于消化吸收的食物。便血患者应避免服用刺激性或辛辣食物。对于晚期肠癌患者，饮食宜以半流质为主，如面条、粥等。切忌油腻食物。可辨证施与相应的食疗方。

1. 湿热蕴结

肛门直肠有肿瘤者，且表现为腹痛腹胀，大便次数增多，带黏液脓血，或里急后重，饮食减少，舌苔黄腻，脉滑数。膳食以清淡易于消化吸收的食物为主。

（1）马齿苋绿豆汤 新鲜马齿苋 120g（或干品 60g），绿豆 60g。将上两味加水适量煎汤 500ml。每日 1～2 次，连服 2～3 周。马齿苋性寒无毒，绿豆性寒，共奏清热解毒、利水消肿、生津养液之功，两味合用对湿热蕴结患者较为适宜。本方对脾虚泄泻者不宜。

（2）赤小豆薏米粥 赤小豆 50g，生薏苡仁 50g 浸透。以文火煮烂，加大米共煮成粥，加糖服食。清热利水，散血解毒。方中赤小豆甘酸平，行水，清热解毒，散血消肿；生薏苡仁甘淡微寒，健脾渗湿，清热排脓，祛风除湿；大米补脾和胃，调和药气。适用于湿热蕴结型大肠癌患者。可连服 10～15 天。

2. 气滞血瘀

常见于大肠癌进展期。腹部刺痛，坚硬不移，腹胀腹泻，下利紫黑脓血，里急后重。舌紫或瘀斑，苔黄，脉涩而沉弦。饮食应稀软，清淡易于吸收，少渣少油。

（1）佛手柑粥 佛手柑 15g，粳米 100g，冰糖适量。佛手煎汤备用。粳米加水适量煮为粥，粥成入佛手汁及冰糖微沸即可。每日 1 次，连服 10～15 日。佛手辛苦温，入脾胃肝经，理气止痛，健脾止呕。适用于腹胀明显患者。

（2）桃花粥 鲜桃花瓣与粳米。煮稀粥，隔日服 1 次，连服 7～14 天。利水活血通便。桃花苦甘无毒，消肿满，下恶气，利水，消痰饮积滞，治大便难解，配粳米使其作用缓和。此方适用于燥热便秘者，便秘即停，不可久服。

3. 脾肾阳虚

腹中隐痛，喜按喜温，大便失禁，下利清谷，或肛门下坠，面色微黄，形寒肢冷，舌淡，苔薄白，脉沉细无力。膳食宜以温补食物为主，忌食寒凉及水果。

（1）参附鸡汤 新开河参 15g，制附子 30g，老母鸡 1 只，调料适量，将鸡去内脏洗净，把附子、红参、调料塞入鸡腹，文火炖烂，吃肉喝汤。温补脾肾。方中附子辛温大热，补火助阳，温中暖肾；红参大补元气，养血健脾；鸡肉甘温，善补脾胃；相合炖服，对癌瘤日久，脾肾阳虚者有治疗作用。

（2）核桃莲肉糕 核桃仁 100g，莲肉 300g（取芯），芡实粉 60g，糯米 500g。核桃、莲肉加水煮烂，捣烂成泥。糯米浸水 2 小时后，与桃肉莲泥及芡实粉置盆内隔水蒸熟，稍凉切块，撒白糖 1 层。每日早晚各 1 次，酌量服用，连服 10～15 天。温肾健脾，厚肠胃，固精气，除寒湿。芡实甘温性平，健脾止泻，益肾固精。

4. 肝肾阴虚

头晕目眩，腰腿酸软，五心烦热或潮热盗汗，口渴咽干，大便燥结，舌红，苔少或光滑苔，脉细。饮用滋补肝肾阴液的药膳。

贞莲桑蜜膏 鲜桑椹 1000g（或干品 500g），女贞子 100g，墨旱莲 100g，白蜜适量。女贞子、墨旱莲煎汤取汁，加桑椹久煎，每 30 分钟取煎液一次。加水再煎，共取煎液 2 次合并，以小火浓缩至较黏稠时加蜂蜜 300g，至沸停火，待冷装瓶备用。每次 1 汤勺，以开水冲饮，每日 2 次。三味均能滋补肝肾，桑椹尚能补血生津，利水消肿；女贞子善清虚热；墨旱莲更兼凉血止血。另以白蜜解毒。诸味同用，治疗肝肾阴虚内热出血，效果尤佳。

5. 气血两虚

形体消瘦，面色苍白，神疲气短，大便溏薄，苔薄白，脉细弱。本证多见于晚期患者。宜服食易消化且营养丰富的滋补饮食。

黄芪参枣粥 生黄芪 300g，党参 30g，甘草 10g，粳米 100g，大枣 10 枚。将生黄芪、党参、甘草浓煎取汁。粳米、大枣同煎，待粥成后兑入药汁调匀，早晚服用。连服 10～15 天。补气养血。黄芪、党参、甘草等补中益气为主药，以助生化之源；大枣补脾益血；粳米除烦止渴，益气补中。对气血不足患者适宜。

（九）卵巢癌

乌贼白果 乌贼肉 60g，白果 10 枚，调料适量。两味洗净，入锅中，加水适量，煮至肉烂，加调料即成。每日 1 次，连汤服用。

（十）宫颈癌

（1）红花黑豆饮 红花 6g，黑豆 30g，红糖 60g。先用水适量煮红花、黑豆，至豆熟后去渣盛汁，加入红糖后饮服，每日 2 次，适用于宫颈癌血瘀致少腹胀满者。

（2）五花利湿茶 金银花、菊花、葛花、鸡蛋花、槐花、木棉花各 15g，土茯苓、生薏苡仁各 30g，甘草 6g。煎取药汁，加入适量冰糖即可，代茶饮。适用于宫颈癌溃疡合并感染者，表现为湿热内阻者。

（十一）肾癌

（1）枸杞海参瘦肉煎 枸杞子 15g，海参 250g，猪瘦肉 100g。先将海参浸透，剖洗干净，后与猪瘦肉均切成片状，加水适量共煮至烂熟，调味食用，分次服完。适用于肾癌肾阴不足者。

（2）砂仁怀山炖猪肚 砂仁 15g，怀山药 50g，猪肚 1 只。砂仁打碎，猪肚洗净并去除脂肪。将砂仁、怀山药纳入猪肚中，加水适量，慢火炖至猪肚烂熟，少量盐调味，喝汤或佐膳。适用于肾癌化疗后脾胃虚弱者。

辨证施膳是肿瘤患者饮食的关键点，以上根据不同部位癌种的特点，归类总结了适用于不同证型肿瘤患者的食疗方法。食疗对于恶性肿瘤术后及放化疗后的调理极为重要，化疗药物的使用，常常引起不同程度的消化道反应，诸如恶心呕吐、纳差、大便干结或稀泄，继而出现不同程度的骨髓抑制及乏力等症状，此皆因化疗打击脾胃中焦，使气血无从化生；气血化生不足，则四肢百骸筋脉失去濡养，导致各种不适症状出现，李杲在《脾胃论·大肠小肠五脏皆属于胃胃虚则俱病论》中曰："胃虚则五脏、六腑、十二经、十五络、四肢，皆不得营运之气，而百病生焉，岂一端能尽之乎。"脾胃受损，则百病皆生，故先从脾胃入手；食疗能更好地滋养脾胃之气，促进人体正气的恢复，所谓"药食同源"也。而对于癌症患者的膳食原则，大抵以清淡为宜，少食煎炸油腻食品，药膳则以滋养脾胃之气为根本，佐以抗癌、活血、行气等法，且视癌种不同灵活运用最宜。

三、精神调理

中医"七情"与肿瘤的发病存在密切的关系，被称为致病因素的"不内外因"。因此，对于癌症患者来说，精神调养其实属于治疗的重要一环。一直以来，癌症被认为是"不治之症"，尤其对于一个确诊了癌症的患者来说，其心理及精神压力可谓非常之大，往往会导致肝气郁结，木气犯土，脾土受制，脾胃失调，导致食欲减退、体重下降、失眠多梦等多种症状。因此，作为医者，要及时疏导患者的情绪，减轻对肿瘤的恐惧和心理负担，适当的"话疗"可及时帮助患者解除紧张、恐惧、失望等不良心态，这一举措是极其重要的。就像特鲁多博士所说："有时，去治愈；常常，去帮助；总是，去安慰。"作为医者，要给予患者足够的信心和勇气，正确引导其走出对疾病的恐惧，使其积极配合治疗，有足够的信心与病邪做斗争，打持久战。主要可以从两个方面来引导患者。

（一）三忌一勤

引导患者学会"三忌一勤"的自我养生方法，有利于减轻病情，一忌丧志，鼓励患者对疾病的治疗充满信心，不要乱投医乱服药，饮食上在医生的指导下辨证施膳，增加营养，要让患者把自己当正常人看待，解除精神上的抑郁。二忌疲劳，劳累容易导致疾病的进展和复发，但同时也需要适量慢跑或者散步来提高人体的免疫力，但一定要在体力允许范围内，一旦觉得乏力，就应及时休息，待体力完全恢复后再做运动。三忌烦恼，过度的疲劳和烦恼耗伤气血，降低免疫力。一勤是指勤就医，即任何局部的不适与障碍，久而会影响整体的改变，因此，即使出现与癌症部位无关的症状，也应尽早就医，即时消除疼痛，不要拖延硬挺。自我保健与养生，也是康复见效的重要保证。

（二）恬淡虚无

中医对于养生是极其重视的，特别是精神方面的修养，四大经典之一的《内经》开篇便是《上古天真论》，其中所论述的内容便是如何养生，使人能够如上古之人"度百岁乃去"。上古圣人教导我们要"虚邪贼风，避之有时，恬淡虚无，真气从之，精神内守"，也就是说我们一方面要及时地避开邪风，保护好自己；另一方面则是要减少多余的欲望，不因为各种各样的杂事而烦心劳神，沉淀自己的内心，让自己的精神内守，如此的话疾病自然就能离我们而去。《脾胃论•远欲》曰："安于淡薄，少思寡欲，省语以养气，不妄作劳以养形，虚心以维神，寿夭得失，安之于数，得丧既轻，血气自然谐和，邪无所容，病安增剧？"肿瘤患者往往存在或多或少的焦虑和抑郁，这在中医角度看来，便是五志中的忧和思，忧伤肺，思伤脾，长期的忧虑抑郁导致脾、肺不足，而肺主气，脾为气血生化之源，久而久之，气血不足便导致正气不足，从而邪盛正虚。因此引导患者走出焦虑抑郁，使其对生活保持乐观，积极接受治疗，劝导其尽量不要生气，凡事都顺其自然为好，这样对于病情的好转具有很重要的意义。而作为医者，我们要耐心地为患者讲解，要仔细呵护每一位患者，切莫轻易怠慢他们，这样才能给予患者足够的信心战胜病魔。

四、运动调理（气功、导引、八段锦、太极）

自秦汉时期至今，以导引为主的中医类运动对于疾病的治疗起到很大的辅助作用。东汉名医张仲景在《金匮要略》中就以"导引、吐纳、针灸、膏摩"治疗四肢"重滞"症。对于肿瘤患者来说，正气不足的患者难以耐受剧烈的运动，或因剧烈的运动消耗大量的能量，往往会耗气伤正而导致疲劳，因而最适合该类患者的运动便是以导引为主的一类运动，具有代表性的有气功、八段锦、太极、易筋经等各种通过意识的运用，使身心优化的自我锻炼方法。气功的发展在我国具有悠久的历史，它主要通过调整自身功能，达到保健强身的目的。近年的研究表明，气功外气对肿瘤细胞的生长具有明显的抑制作用。针对术后体质虚弱者，以内养功、保健功为主，每次20～30分钟，以坐、卧姿势为宜。运动量的把握，当以适当运动后不感到气促之感为宜；同时医师应该教会患者自定运动量方法，即220 减去年龄数为最高脉搏数，再乘以 60%的脉搏数为理想锻炼之指征。气功的作用在于，能够有效地调整各脏腑的功能，使其从整体上协调一致，从而在肿瘤预防及治疗中起到一定的积极作用。也有相关个案报道，运用气功太极健身功能明显改善部分患者病情，可看出气功用于辅助治疗癌症是值得推广的。随着气功的修炼，人体的气机会慢慢变得畅达起来。

导引，意为"导气令和，引体令柔"之意，其作用不仅是养形，更重要的是调节我们的精神状态，长期练习气功者可以达到前文所述的"精神内守，病安从来"之效。气功调节的是整个身体的气机，通过导引的办法去将机体中的痰瘀结节化开，从而使百脉俱通。

在我国古老的导引术中，八段锦是流传最广，对导引术发展影响最大的一种。在肿瘤的康复和治疗中，八段锦具有改善身体及心理上的不适所导致的情绪低落、乏力、沮丧、焦虑和睡眠障碍等症状的作用。现代医学认为八段锦可通过促进组织的新陈代谢，提高中枢神经系统的反应能力，缓解肌肉紧张和情绪抑郁。

中医认为，肿瘤发病的根本在于脏腑阴阳失调，太极拳则通过缓慢的运动调整人体阴阳平衡。医疗技术日新月异，肿瘤治疗飞速进步，肿瘤患者的预后也得到了明显改善，但由于治疗引起的副反应导致了生活质量的下降，包括肿瘤本身的诊断和对治疗的未知使大多数患者常常处于应激的状态，惊恐、焦躁、绝望、抑郁等威胁着肿瘤患者的身心健康，严重影响到患者的生活质量。研究证明，肿瘤患者可通过练习太极拳增强免疫力、提高抗病能力，有助于康复。无论患者的年龄、体质和性别，也无论练习何种太极拳，都可以获益。肿瘤患者往往在经历了各种治疗后，体质多虚弱，难以耐受剧烈的体育锻炼，而练习太极拳对于体能的消耗较小，多数患者可以接受。目前，越来越多的证据表明，身心的综合治疗是治疗肿瘤的有益辅助手段，而太极拳作为几千年来祖国的瑰宝，既能调整生理的阴阳平衡，又能调节心理状态，研究证实太极拳可以有效改善肿瘤患者的多方面的症状，有利于肿瘤的治疗和康复。

参 考 文 献

方媛，李雁，2012. 中医综合性防治恶性肿瘤研究. 辽宁中医药大学学报，14（5）：80-82.

冯理达，彭辽民，2010. 气功外气对小鼠肿瘤防治效果的观察[C]//世界医学气功学会. 世界医学气功学会第六届医学气功学术会议暨学会成立二十周年纪念会论文集. 北京：世界医学气功学会：53-56.

汪心田. 2007. 二十多年的实践证明气功养生疗法是治愈肿瘤和癌肿瘤的重要方法[C]//世界医学气功学会. 世界医学气功学会第四届理事会第二次扩大会议论文集. 北京：世界医学气功学会：139-142.

下篇　肿瘤科补土理论运用案例

第一章 补土理论治疗胃癌案例

胃癌是指发生在胃上皮组织的恶性肿瘤。胃癌是全世界（包括我国在内）常见的恶性肿瘤，我国胃癌发病率高，估计每年约有 20 多万新发胃癌病例，死亡率居各种恶性肿瘤第三位。可根据其癌组织浸润层面分为早期胃癌和进展期胃癌。早期胃癌的定义是癌组织局限于黏膜层和黏膜下层，无论有否淋巴结转移；进展期胃癌癌组织浸润达肌层或浆膜层。根据组织学分类，主要病理类型有乳头状腺癌、管状腺癌、低分化腺癌、黏液腺癌、印戒细胞癌等。

胃癌大多起病隐匿，早期常因无明显症状而漏诊，仅 30% 的胃癌患者伴有早期症状，包括上腹部饱胀不适或隐痛、嗳气、泛酸、恶心、呕吐、食欲减退、黑便等。中晚期出现上腹部疼痛、消化道出血、穿孔、幽门梗阻、消瘦、乏力、代谢障碍以及癌肿扩散转移而引起的相应症状。现代医学认为胃癌的发生有两大危险因素：个体因素，包括慢性萎缩性胃炎、家族性因素、精神因素等；环境因素，主要是微生物感染如幽门螺杆菌感染等，另外也与患者所处的社会经济状况、职业、生活习惯、烟酒嗜好等因素有关。对于胃癌的治疗，早中期首选手术治疗，并配合放化疗及靶向治疗等，中晚期胃癌预后差，可根据患者的具体情况，或以中医药为主、西医药为辅，或以西医药为主、中医药为辅，务必灵活，根据患者不同情况来应用。中医药治疗可贯穿于胃癌治疗的全过程，治疗坚持辨证论治的原则，注意辨证与辨病相结合。

胃癌属于中医学中的"伏梁""积聚""胃反"等范畴。早期胃癌症状不明显，对于中晚期胃癌，出现呃逆、食入即吐等症状，同样属于预后不良之兆，虽均有对应方剂的记载，如通幽汤主治胃反，广茂溃坚汤主治中满腹胀、内有积块，三黄泻心汤主治吐血等，但未归为一类。因症状不一，且古人对于上述症状无法进行直观观察知晓其病源所在，缺乏相应的确诊手段，因此"胃癌"其实是现代医学的概念，但可以从古籍行文间推断某些记载其实是与胃癌高度相关的。近代以来，现代医学传入中国，经过长时间的临床实践及相互结合印证后，中医对于胃癌的认识及治疗也逐步形成了自己的辨证论治理论。补土流派理论对于指导中医治疗胃癌尤为重要，因脾胃属土，胃为戊土，人之赖活，全凭胃气，固护中气便贯穿胃癌治疗的始终。

胃为六腑之一，仓廪之官，主受纳水谷，以降为顺。《内经》指出"胃者，水谷之海""饮入于胃，游溢精气，上输于脾，脾气散精，上归于肺，通调水道，下输膀胱，水精四布，五经并行"，可见脾胃是人体化生能量的源头和枢纽，一旦脾胃受损，则百病自生；李杲在《脾胃论·脾胃虚实传变论》中提道："若胃气之本弱，饮食自倍，则脾胃之气既伤，而元气亦不能充，而诸病之所由生也。"结合现代医学研究，胃癌大多由于饮食不节，或情志内伤，忧思恼怒日久，导致脾胃之气受伤，进而脾胃不和，肝失疏泄，运化失职，久则痰凝气滞，毒热血瘀，交结胃腑，积聚成块而发病。早期胃癌表现为厌食，饭后饱胀及胃脘隐痛，此为痰气交阻于胃，影响脾胃运化功能，形成脾胃虚弱之证；进而痰气交结，瘀血热毒内蓄不去，灼伤胃络，导致便血呕血，加之纳差，化生无源，则成气血两亏；若毒热留恋而不去，则胃阴遭灼而成胃阴亏损。中晚期胃癌则以虚实夹杂为主，均因脾胃受损而导致，总的来说，可认为脾胃之气受损在先，进而导致痰瘀热毒等病理产物无法及时消除，积聚化为癌瘤；而手术、放化疗等现代医学治疗手段在治疗癌肿的同时，会极大打击脾胃之气，因此出现恶心呕吐、胃纳变差、嗳气腹胀等脾胃功能明显受损的症状。

对于胃癌的中医治疗，可根据疾病进展的不同阶段进行调整，主要以攻补兼施为宜。根据患者症状进行辨证施治，攻法取理气宽中、化痰祛瘀、降逆和胃，以达到通调气机、消除壅滞的目的。补法主要扶助胃气，促进正气恢复，通过补益脾胃，增补生化之源，提高机体的抗病能力，达到扶正祛邪的目的。胃癌的辨证分型主要有以下六种：①肝胃不和，方药选用柴胡疏肝散；②脾胃虚寒，方药选用理中汤合四君子汤加味；③胃热伤阴，方药选用玉女煎；④瘀血内阻，方药选用蜂螫汤加味；⑤痰湿阻胃，方药选用半夏汤；⑥气血两虚，方药选用参芪胶汤。

胃癌的形成是由于脾胃之气受损，渐渐导致脾胃虚弱，运化水谷之功能失职，久则痰火瘀毒等病理产物交结于胃腑而成，《古今医统大全·翻胃门》曰："反胃之证，其始也，或由饮食不节，痰饮停滞，或因七情过用，脾胃内虚而作。"《景岳全书·积聚》中提道："若饥饱无论，饮食叠进，以致阳明胃气一有所逆，则阴寒之气得以乘之，而脾不及化，故余滞未消，乃并肠外汁沫抟聚不散，渐成癥积矣。然其初起甚微，人多不觉，及其既久，则根深蒂固，而药饵难及。"可见胃癌的发病与脾胃联系紧密，脾胃为后天之本，一旦饮食不节，则脾胃受伤，百病由生，对于胃癌这一病种，则更为明显，其发病部位即为胃，《内经》谓"邪之所凑，其气必虚"，所以补土在胃癌治疗中尤为重要，需贯穿整个治疗过程。

案例1 健脾益气法在局部晚期胃癌术后应用案

杨某某，男性，69岁，2011年4月12日来诊。

主诉 倦怠乏力1个月。

现病史 患者2011年3月于我院行胃恶性肿瘤切除术，术后病理检查结果：中-低分化腺癌，部分为黏液腺癌，pT3N3Mx。患者拒绝静脉化疗，术后口服替吉奥胶囊化疗1个疗程，因恶心欲吐等消化道不良反应停服。2011年4月12日来门诊就诊，初诊时症见：患者神清，精神倦怠，乏力，纳尚可，眠欠佳，二便调。舌淡，苔白，脉弦细。

辅助检查 术后病理检查结果：中-低分化腺癌，部分为黏液腺癌，pT3N3Mx。

中医诊断 胃癌。

中医证型 脾虚湿瘀互结。

西医诊断 胃恶性肿瘤（腺癌，pT3N3Mx Ⅲ期）。

治法 健脾益气，化湿祛瘀抑瘤。

中药处方 党参 20g，白术 15g，黄芪 30g，白花蛇舌草 20g，龙葵 20g，石见穿 20g，红豆杉 6g，蛇莓 20g，蛇泡簕 20g，延胡索 15g，山慈菇 20g，甘草 10g。每日 1 剂，水煎两次至 200～250ml，分早晚两次服。

2011 年 4 月 19 日二诊，刻下症：患者神清，精神尚可，乏力好转，舌淡苔白，脉弦细，中药于上方基础上去黄芪，加用薏苡仁。后继续以扶正抗癌方治疗，每月复查肿瘤标志物，每 3 个月复查腹部 CT。

2012 年 4 月 14 日复查腹部 CT 未见肿瘤复发或转移，癌胚抗原（CEA）11.04μmol/L（正常参考值范围 0～5μmol/L）。继续以上方加减治疗。2012 年 5 月 28 日复查 CEA 5.28μmol/L。

2013 年 3 月 19 日查 CEA 33.85μmol/L，予替吉奥胶囊口服治疗，患者症状稳定，舌淡苔白，脉细，中药于原方去抗癌部分中草药（山慈菇、蛇泡簕、龙葵），加用姜制砂仁、黄精、鹿角霜。服药期间无明显恶心呕吐或骨髓功能抑制。

2013 年 5 月 13 日复查 CEA 16.30μmol/L。患者病情稳定，后继续以上方加减并联合替吉奥胶囊治疗。

2013 年 9 月、2014 年 4 月未见肿瘤复发或转移，CEA 已正常，无进展生存期 3 年。

2014 年 9 月患者出现进行性消瘦、乏力、咳嗽，但患者拒绝进一步复查及系统诊治，要求以中医药治疗为主。经治疗后仍有进行性消瘦，咳嗽反复。2015 年 1 月因合并肺部感染病重，于外院死亡。

按语

患者术后分期为 pT3N3Mx Ⅲ期。按照美国国家综合癌症网络（NCCN）指南，术后应该行奥沙利铂＋卡培他汀、替吉奥＋奥沙利铂、氟尿嘧啶＋奥沙利铂等双药方案化疗，按标准治疗，3 年无疾病发生率约 78%。患者高龄，术后仅接受 1 个疗程替吉奥单药化疗，后因毒副反应大未继续化疗，仅接受单纯中医药治疗约 1 年。因肿瘤标志物升高，给予中医药联合替吉奥口服化疗，联合中药治疗过程中，患者未见明显不良反应，化疗耐受度可，治疗后肿瘤标志物下降至正常，无进展生存期达 3 年。后期因个人原因，拒绝行进一步西医检查及治疗，最后死因虽未明确，但肺转移引起的病情恶化进展可能性极大，总生存期近 4 年。术后辅助治疗中，中药可增强化疗疗效，降低化疗毒副反应，提高化疗完成度，在延长患者无进展生存期及总生存期中起着一定的作用。

中医理论认为，胃癌的发生、发展与脾胃联系紧密，脾胃为后天之本，饮食不节，则脾胃受损，且胃癌的中医辨证分型以脾虚湿瘀互结型多见。根据吴万垠教授抗肿瘤治疗的经验，治疗上采用"辨病＋辨证＋对症"的"三位一体"法，以"辨病为本，辨证为纲，病证结合，佐以对症"。辨病有龙葵、石见穿、白花蛇舌草、红豆杉等抑瘤之药；辨证有甘草、白术、薏米仁、党参等健脾益气祛瘀之药；辨症有延胡索等行气活血止痛之药。在术后（特别是2～4周内）以促进术后尽早康复为主，处方以益气养血联合对症治疗为主，辅以辨病抗癌，临床上常常选用四君子汤为底，以人参、黄芪、炙甘草等温补药物补气，从而恢复脾胃滋生化源之功能。在化疗期间以维持化疗疗效与减毒为主，处方以辨证和辨病为主，辅以对症，故酌情减少抗癌中草药比例，加用健脾和胃及补肾生髓类药物以预防化疗引起的消化道反应及骨髓抑制。虽不同阶段用药有所调整，但顾护中焦脾土的思想贯穿整个治疗过程。

在肿瘤治疗中，中医和西医各有优劣。不能一味执着只用中医药治疗或者单纯西医治疗。适当的中西医结合，使患者获得最佳受益，才是最好的治疗手段。

案例2　运用补土法纯中药预防高龄胃癌患者复发案

王某某，男性，88岁，2012年10月8日来诊。

主诉　胃镜发现高级别上皮内瘤变1周，口腔溃疡3天。

现病史　患者1995年3月行胃癌根治术，术后未行放化疗，术后于门诊行中医药治疗。2012年10月外院胃镜检查结果：高级别上皮内瘤变。2012年10月8日来门诊就诊，时症见：患者神清，精神一般，少许乏力，口腔溃疡，伴少许疼痛，纳眠可，二便调。舌淡红，苔微白腻，脉弦滑。

中医诊断　胃癌。

中医证型　脾虚湿瘀互结。

西医诊断　胃恶性肿瘤（腺癌）。

治法　健脾化湿，祛瘀抑瘤。

中药处方　党参30g，白术15g，石见穿15g，白花蛇舌草15g，炒薏苡仁30g，红豆杉6g，蛇莓15g，望江南15g，蛇泡簕15g，金银花15g，白茅根30g，甘草10g。每日1剂，水煎两次至200～250ml，分早晚两次服。

2012年10月15日二诊，刻下症：患者神清，精神改善，少许乏力，口腔溃疡好转，纳眠可，二便调。舌淡红，苔白微腻，脉弦滑。口腔溃疡改善，中药去金银花、白茅根，加白英加强解毒抑瘤。后继续于门诊上方加减治疗。

2013年9月1日、2014年10月、2015年10月复查胃镜未见肿瘤复发转移。2016年冬季因心力衰竭去世。

按语

患者高龄，体质偏弱，术后未接受放化疗治疗。2012 年行胃镜检查发现肿瘤复发，行镜下治疗后未行化疗，仅接受中医药治疗。2013 年 9 月复查胃镜同前，未见肿瘤转移。本病例提示，对于低度恶性的肿瘤，临床上可以考虑单纯中药治疗，配合定期规律随访复查，可有效预防其进展恶化，起替代化疗作用。

在中医辨证论治中，我们采用"辨病＋辨证＋对症"的"三位一体"法，以"辨病为本，辨证为纲，病证结合，佐以对症"。辨病有石见穿、白花蛇舌草、炒薏苡仁、红豆杉、蛇莓、望江南、蛇泡簕。初诊时合并口腔溃疡，考虑中焦脾土有热，故而对症用金银花、白茅根，口腔溃疡好转后予去除，加重辨病抗癌药物白英。中医药能控制恶性度低的癌变，起着"既病防变"作用。因胃癌的发病与脾胃联系紧密，《景岳全书·积聚》曰："若饥饱无论，饮食迭进，以致阳明胃气一有所逆，则阴寒之气得以乘之，而脾不及化，故余滞未消，乃并肠外汁沫抟聚不散，渐成癥积矣。然其初起甚微，人多不觉，及其既久，则根深蒂固，而药饵难及。"《内经》云："邪之所凑，其气必虚。"所以胃癌疾病的防治中，补土疗法尤为重要。

案例3　运用补土法纯中药治疗肿瘤标志物异常胃癌术后患者案

叶某某，男性，62 岁，2011 年 4 月来诊。

主诉　胃脘隐痛 1 个月。

现病史　患者 2008 年 10 月于广州军区总医院行胃癌手术，术后病理检查结果：中分化腺癌，Ⅱ期。术后行奥沙利铂＋卡培他滨（XELOX）方案化疗 6 个疗程。化疗结束后 2 个月复查 CEA 6.8ng/ml。经另两家医院肿瘤专科医生会诊，建议其接受化疗或放射治疗，患者拒绝。2011 年 4 月外院复查 CEA 12.3ng/ml，患者遂至门诊就诊，初诊时症见：患者神清，精神倦怠，乏力，胃脘隐痛，无嗳气泛酸，无恶心呕吐，纳眠差，二便调。舌淡红，苔白腻，脉弦滑。

中医诊断　胃癌。

中医证型　脾胃气虚，湿瘀互结。

西医诊断　胃恶性肿瘤（中分化腺癌，Ⅱ期）。

治法　健脾和胃，化湿祛瘀抑瘤。

中药处方　黄芪 30g，党参 30g，白术 15g，炒薏苡仁 30g，石见穿 30g，白花蛇舌草 30g，山慈菇 30g，蛇莓 30g，延胡索 15g，山楂 15g，炒谷芽 30g，酸枣仁 30g，甘草 10g。每日 1 剂，水煎两次至 200～250ml，分早晚两次服。

2011 年 5 月二诊，刻下症：患者神清，精神疲倦，少许乏力，胃痛缓解，纳眠欠佳，二便调。舌淡红，苔白腻，脉弦滑。复查 CEA 恢复正常。胃痛缓解，睡眠、纳食改善，中药去延胡索，去酸枣仁、炒谷芽，加蛇泡簕 30g、望江南 30g

以加强抑瘤。后一直服用随症加减方药至 2016 年 4 月，每年复查 2 次，均未见肿瘤复发或转移，CEA 也一直维持正常（末次随访时间为 2021 年 4 月）。

按语

患者为术后化疗后，随诊复查时发现 CEA 连续上升，医生建议其接受进一步化疗或放疗，患者最终选择接受中医药治疗，治疗后 CEA 降至正常，并随访 10 年，至今未见复发或转移。提示中医药对于降低肿瘤标志物、预防复发转移有一定作用。临床上，对于一些仅肿瘤标志物升高而无瘤的患者，可以考虑采用单纯中医药治疗。

在中医辨证论治中，我们采用"辨病＋辨证＋对症"的"三位一体"法，以"辨病为本，辨证为纲，病证结合，佐以对症"。辨证：健脾和胃化湿；辨病：抗癌，如石见穿、白花蛇舌草、炒薏苡仁、山慈菇、蛇莓等药。初诊时由于合并胃脘隐痛，加延胡索以行气止痛；纳眠差，而加用酸枣仁、山楂、炒谷芽，后症状得以减退后而减之，再加重抗癌中药，共达扶正抑瘤功效。

案例 4　健脾法在胃癌术后预防案

郭某某，女性，29 岁，2011 年 1 月 24 日来诊。

主诉　胃癌术后 1 月余，倦怠、消瘦纳差 1 月余。

现病史　患者 2010 年 12 月 31 日于东莞某医院行胃癌根治术（全胃切除），病理检查结果：低分化腺癌，部分印戒细胞癌，分期：pT2bN2M0 ⅢA 期。2011 年 1 月 17 日行化疗 1 个疗程（替吉奥＋奥沙利铂）。2011 年 1 月 24 日初次到门诊就诊，初诊时症见：患者神清，精神疲倦，消瘦，纳差，眠可。舌淡红，舌苔微黄，脉细滑。

辅助检查　术后病理检查结果：低分化腺癌，部分印戒细胞癌，分期：pT2bN2M0 ⅢA 期。

中医诊断　胃癌。

中医证型　脾虚湿瘀互结。

西医诊断　胃恶性肿瘤（低分化腺癌，部分印戒细胞癌，pT2bN2M0 ⅢA 期）。

治法　健脾化湿，祛瘀抑瘤。

中药处方　莪术 15g，太子参 30g，黄芪 30g，石见穿 30g，预知子 30g，白花蛇舌草 30g，山慈菇 30g，白术 15g，龙葵 30g，茅莓根 30g，炒薏苡仁 30g，紫苏梗 15g，姜制砂仁米 10g，炒麦芽 30g，甘草 10g。每日 1 剂，水煎两次至 200～250ml，分早晚两次服。

2011 年 1 月 31 日二诊，刻下症：患者神清，精神改善，呕吐，消瘦，纳眠差。舌淡红，舌苔微黄，脉细滑。中药更方如下：姜制砂仁米 10g，木香 15g，茯苓 30g，炒白术 15g，党参 30g，紫苏梗 15g，炒稻芽 30g，炒麦芽 30g，炒六神曲

15g, 酸枣仁 30g, 泽泻 15g, 甘草 10g。全方以香砂六君子汤为底, 重在益气健脾化湿, 加紫苏梗行气宽中以止呕, 泽泻利水渗湿, 炒稻芽、炒麦芽、炒六神曲健脾开胃, 酸枣仁养心安神助眠。

2011 年 3 月 23 日再诊, 刻下症: 患者神清, 精神可, 呕吐缓解, 纳眠改善。舌淡红, 舌苔微黄, 脉细滑。患者呕吐缓解, 后继续行术后辅助化疗, 并定期门诊复诊配合中药随证加减治疗。2011 年 10 月复查未见复发转移。

2012 年 5 月 28 日复诊, 复查未见复发转移, 刻下症: 患者神清, 精神可, 腰背痛, 饭后饱胀, 少许反酸, 纳一般, 眠尚可。舌淡, 苔白, 脉细滑。中药更方如下: 红豆杉 3g, 炒白术 15g, 太子参 15g, 石见穿 30g, 龙葵 30g, 白花蛇舌草 30g, 蛇莓 15g, 茅莓根 15g, 延胡索 15g, 姜制砂仁米 10g, 枳实 15g, 厚朴 15g, 紫苏梗 15g, 甘草 10g。全方以扶正抗癌方加减, 重在益气健脾、祛瘀抑瘤, 加砂仁、枳实、厚朴、紫苏行气运脾, 延胡索行气止痛, 并配合康力欣胶囊辅助抗癌, 后症状缓解, 继续上方随证加减治疗, 并继续定期门诊复诊。

2013 年 4 月 15 日复诊, 复查未见复发转移, 刻下症: 患者神清, 精神倦怠, 腰背仍痛, 饭后少许饱胀, 反酸缓解, 纳一般, 眠尚可。舌淡, 苔白, 脉细滑。中药于上方基础上去厚朴、延胡索、枳实, 加阿胶 20g (烊服)、当归 10g 养血补血, 黄精 15g 填精益髓。

2014 年 6 月、2015 年 2 月、2015 年 7 月复查均未见肿瘤复发转移。其间继续门诊上方加减治疗。

2016 年 2 月 22 日复诊, 复查 CT 未见肿瘤复发转移, 胃镜检查结果: ①反流性食管炎, ②全胃切除术后, 建议定期复查。CEA、CA199 未见异常。刻下症: 患者神清, 精神尚可, 少许反酸, 纳差, 余无特殊不适。舌淡, 苔白, 脉细滑。中药更方如下: 麸炒白术 15g, 党参 15g, 石见穿 15g, 龙葵 15g, 蛇莓 15g, 茅莓根 15g, 紫苏梗 15g, 延胡索 15g, 蒲公英 15g, 法半夏 15g, 姜制砂仁米 10g (后下), 白及 15g, 甘草 10g。全方以香砂六君子汤加减并配合石见穿、龙葵、蛇莓等清热解毒抑瘤之品, 扶脾与抗癌并举, 相得益彰。

后继续中药治疗, 随症加减方药, 其间每年复查 1 次, 均未见肿瘤复发或转移 (末次随访时间为 2021 年 5 月)。

按语

此患者胃恶性肿瘤 (低分化腺癌, 伴部分印戒细胞癌, pT2bN2M0 ⅢA 期) 诊断明确, 术后行 8 个疗程辅助化疗 (替吉奥＋奥沙利铂), 这类患者的复发率非常之高。结果术后定期门诊口服中药治疗, 截至 2021 年 4 月, 体力状况良好, 复查均未见肿瘤复发, 无病生存时间达到 11 年余。

近年来, 补充与替代医学成为热门, 越来越多的国外学者开始注意并提出用主流医学以外的方法来替代或补充治疗恶性肿瘤, 希望能改善患者的生活质量, 提高恶性肿瘤的疗效, 甚至延长生存时间。中医药是我国的传统医学, 中医药作为恶性肿瘤补充与替代治疗的主体，其优势与特色日益彰显。随着恶性肿瘤临床研究的不断深入，发现中医药在恶性肿瘤患者的对西医治疗增效增敏减毒、预防复发转移、改善生活质量、稳定瘤体及延长生存时间等方面有一定的作用。对于尚可耐受西医治疗的患者，提倡中西医结合治疗，中医药起补充治疗的作用；对于无法耐受西医治疗打击或西医治疗间歇期的患者，提倡中医药治疗为主，中医药起替代治疗的作用。本病例显示出中药在缓解化疗副反应、预防肿瘤复发转移上有极佳的优势。

近年来胃癌有年轻化的趋势，这可能与年轻人工作压力大、作息饮食不规律、喜欢吸烟饮酒、熬夜等因素有关。《素问·四气调神大论》有云："上工治未病。"旨在强调预防疾病的重要性，因此，要养成规律的生活习惯，做到心态乐观，合理膳食，戒烟少酒，适量运动，才是重要的养生之道。

案例5　补土法在胃癌前病变治疗中应用案

王某某，男性，93 岁，2011 年 9 月来诊。

主诉　纳差、胃脘疼痛 1 月余。

现病史　患者今年于当地医院查胃镜病理：胃上皮异型增生。因年纪大，决定保守治疗。后寻求中医药治疗，2011 年 9 月来门诊就诊，初诊时症见：患者神清，稍倦，偏瘦，胃脘部隐痛不适，纳差，眠一般，二便尚调。舌淡暗，苔白腻，脉细。

辅助检查　胃镜病理检查结果：胃上皮异型增生。

中医诊断　腹痛。

中医证型　脾虚湿瘀互结。

西医诊断　胃癌前病变。

治法　健脾化湿，祛瘀抑瘤。

中药处方　龙葵 30g，八月札 30g，甘草 10g，白术 15g，延胡索 15g，石见穿 30g，炒薏苡仁 30g，莪术 15g，党参 15g，白花蛇舌草 30g，红豆杉 3g，炒山楂 15g，炒麦芽 30g，木香 15g。每日 1 剂，水煎两次至 200～250ml，分早晚两次服。

2011 年 10 月二诊，刻下症：患者神清，精神改善，偏瘦，胃脘隐痛减轻，纳改善，眠一般，二便尚调。舌淡暗，苔白腻，脉细。中药守方续服。后胃脘疼痛症状逐渐消失，食欲改善，饮食恢复，体重也有所增加。2014 年冬天，因不慎受寒，合并肺部感染，救治无效去世。

按语

患者胃镜病理检查结果提示胃上皮异型增生，诊断明确。胃上皮异型增生是慢性胃炎胃黏膜病理学改变的一种，是腺管及表面上皮在增生中偏离正常分化所产生的形态和功能异常，可见于炎症、糜烂、溃疡、胃息肉或胃癌边缘黏膜上，属于胃癌前病变，甚至被认为是癌瘤最早的直观可见阶段，癌变率较高。异型增生患癌年发生率高达 6%。在西医治疗上，其目的是缓解症状和改善胃黏膜炎症，常用抑酸、胃黏膜保护和根除幽门螺杆菌治疗，重度患者考虑手术治疗或内镜下局部治疗，目前尚无确切的有效逆转药物。而中医药在该病的治疗方面则凸显出自己独特的优势。在本病案中，患者经过中医药治疗后，症状基本改善，便是治疗成功的一个方面。虽然未复查胃镜证实患者胃内情况，但从患者临床表现可间接判断治疗有效，阻断了异型增生的进一步恶化、癌变。可见中医药可以总体改善患者体质，对于癌前病变具有一定的预防与阻断作用。这也是中医药的特色与优势所在。

在本病案抗癌的中医汤方处方方面，中医临床处方亦是采用"辨病＋辨证＋对症"的"三位一体"法，即以"辨病为本，辨证为纲，病证结合，佐以对症"。辨病有龙葵、八月札、石见穿、白花蛇舌草、红豆杉等抑瘤之药；辨证有甘草、白术、薏苡仁、莪术、党参等健脾益气祛瘀之药；辨症有延胡索、木香、炒山楂、炒麦芽等行气活血止痛、健胃消食之药。近些年来，国内诸多中医学者针对该病相继开展了大量的临床与实验研究，取得了一定成效。

第二章 补土理论治疗肠癌案例

大肠癌是大肠黏膜上皮细胞起源的恶性肿瘤，是最常见的消化道恶性肿瘤之一。临床表现常见血便或黏液脓血便、大便性状或习惯发生改变、腹痛、腹部包块等。我国近年来的流行病学资料显示，近20年来，我国大肠癌的发病率有明显增长的趋势。大肠癌已成为目前威胁我国人民身心健康的一个重要疾病。大肠癌可根据其生长方式分为溃疡型、隆起型、浸润型；其中溃疡型是最常见的，此型瘤体中央形成较深之溃疡，深或可达肌层，可再细分为局限溃疡型与浸润溃疡型。大肠癌的组织学病理类型有管状腺癌、乳头状腺癌、黏液腺癌、印戒细胞癌等，其中管状腺癌最多见，发生率为66.9%～82.1%。

大肠癌患者在疾病的初始阶段可无任何症状，发病较隐匿，难以引起患者的重视。其症状的产生与出现，主要是由于癌灶的不断增大，其临床症状也随之逐渐表现出来并不断加重。主要的临床症状有便血、黏液便和脓血便、排便习惯改变、腹痛和腹胀、消瘦及贫血等，到了中晚期及全身转移后，可出现肠梗阻、肠穿孔及消化道大出血等并发症。现代医学认为大肠癌是遗传和环境之间复杂的相互作用的结果，对于不同的病例，以上两种因素相应的作用各不相同。因此，对于具有家族史的患者，其亲缘家属要多加重视，定期检查排查，注意饮食习惯，早发现早治疗。对于大肠癌的治疗，目前主要治疗措施仍是外科手术治疗。原则上凡是能手术切除的肿瘤，只要患者能耐受手术，均应手术切除，即使部分远处转移的患者，仍应争取切除原发病灶及转移灶，出现并发症者也可用外科手段及时解决。在强调和重视外科手术治疗的同时，中医药及放化疗也对大肠癌的治疗起着重要作用。对不能手术或不愿接受手术的患者则以内科治疗为主。

大肠癌属于中医学的"积聚""肠风""肠覃""脏结""下痢""锁肛痔""脏毒"等范畴。对于大肠癌，古人认为大多由于机体失调，正气不足，外邪客体，久则成恶肉。《灵枢·水胀》云："肠覃何如……寒气客于肠外，与卫气相搏，气不得荣，因有所系，癖而内着，恶气乃起，息肉乃生……"《证治汇补·积聚》："积之始生，因起居不时，忧恚过度，饮食失节，脾胃亏损，邪正相搏，结于腹中，或因内外伤感气郁误补而致。"《景岳全书·论证》："积聚之病，凡饮食、气血、风寒之属，皆能致之，但曰积曰聚，当详辨也。盖积者，积垒之谓，由渐而成者也。"可见古人对于大肠癌的认识之深，此病非一朝一夕所得，必因脾胃之气受损，久则正气虚衰，邪气盘踞，日益深入，久则成癌毒。大肠为传化水谷糟粕之腑，属燥金之腑，而土能生金，土虚则金无从化生，久则病矣。因而对于大肠之积，须攻补兼施，现代医学手段偏于"攻邪"，攻邪过用则耗伤本气，尤其损伤脾胃之气，肠癌患者本有脾胃气虚，加之攻伐，则雪上加霜，因而补土对于术后及放化疗后肠癌患者治疗具有极大的指导意义，对于很多肠癌患者术后及放化疗后的恢复要注重调理脾胃，增强正气。

结合现代相关中医研究，大肠癌的病因是久居湿地或寒温失调，寒气客于肠道，也可以是饮食不节，长期进食肥甘厚腻，或食入污浊之品，或忧思抑郁等。病机是脾胃损伤，运化失司，湿热内生，湿热蕴结，浸淫肠道，阻塞气机，湿、热、瘀、毒凝结，日久则成积块。大抵可从标本来看待，如现代医家刘嘉湘认为大肠癌大多由于患者脾气不足，运化不能，湿浊内蕴；或由肾气亏损，气化失司，湿浊内聚。湿邪蕴结体内，日久郁而化热，湿热下注，浸淫肠道导致气血运行不畅，湿热瘀滞凝结而成肿瘤，大抵因虚致实，脾虚为本，湿热瘀为标。临床中可根据其表现的症状来判断其标本虚实的强弱，如患者以纳差、恶心呕吐、疲倦乏力等为主要表现，且刚经过手术、放化疗等偏于"攻邪"的治疗手段者，则应以健脾扶正为主，如患者以大便脓血、下痢后重、大便臭秽等为主要表现，且未经手术摘除病灶，则应以攻邪为主，以清解湿毒，化瘀消瘤为主。

大肠癌属于本虚标实之证，中医治疗可贯穿整个治疗过程，大多患者在接受手术、放化疗后进行中医药调治，而中医药治疗确能明显提高大肠癌患者的生活质量，改善其生存期。临床中可根据其标本虚实，结合脏腑辨证进行分型论治，可分为以下五种证型：①湿热蕴结，方药选用槐角地榆汤；②气滞血瘀，方药选用桃红四物汤；③脾肾阳虚，方药选用参苓白术散；④脾肾阴虚，方药选用知柏地黄汤；⑤气血两虚，方药选用十全大补汤加减。总的原则仍是攻补兼施，根据患者症状进行辨证，补法以健脾益气、补血固肾为主，攻法则以化湿解毒、清肠导滞为主。及时根据症状变化调整用药，正如仲景所云："观其脉证，知犯何逆，随证治之。"

补土流派对于大肠癌的治疗具有重要的指导意义，尤其大部分大肠癌患者均接受过手术、放化疗等现代医学治疗手段，从中医学理论角度来看，均可视为"攻邪"之法，其多损伤脾胃之气，导致生化不足，故术后患者多现疲倦纳差、少气懒言、恶心呕吐、腹泻等脾胃损伤之症，因而在对其治疗过程中，需时时顾护患者的脾胃后天之气，重在调理脾胃，恢复正气，如健脾理气方以四君子汤为底便是这一思想的体现，且往往能增强患者食欲，改善症状，大大增强患者继续治疗的信心。

案例 1　健脾益气法在肠癌姑息化疗中应用案

黄某某，女性，59 岁，2013 年 5 月 27 日来诊。

主诉 倦怠乏力,左下腹及腰部疼痛3个月。

现病史 患者2012年2月开始出现排便习惯改变。2012年3月25日于广州市某医院诊断为乙状结肠腺癌,并行手术治疗,术后病理检查结果及分期:低分化腺癌,pT3N1M0。术后行化疗1个疗程(洛铂+氟尿嘧啶+甲酰四氢叶酸),后因不良反应而停止化疗。2012年7月18日行PET/CT检查示降结肠转移并肠梗阻(梗阻方面,后于我院外科行胃肠减压术等治疗后梗阻解除),左锁骨上及腹膜后淋巴结转移(扪及左锁骨上淋巴结约2.5cm×2.0cm)。再次于外院行氟尿嘧啶+伊立替康方案化疗2个疗程,后患者因副作用严重拒绝继续静脉化疗。2013年5月27日来门诊就诊。初诊时症见:患者神清,倦怠乏力,左下腹及腰部疼痛,无腹胀腹痛,无恶心呕吐,纳可,眠欠佳,二便调。舌红,舌苔微黄腻,脉弦细。

辅助检查 术后病理检查结果:低分化腺癌,pT3N1M0。

中医诊断 肠癌。

中医证型 脾虚湿热瘀结。

西医诊断 乙状结肠恶性肿瘤(低分化腺癌,pT3N1M0)。

治法 健脾益气,祛瘀抑瘤。

中药处方 党参30g,白术15g,黄芪30g,白花蛇舌草30g,龙葵30g,石见穿30g,山慈菇30g,炒薏苡仁30g,红豆杉6g,猫爪草30g,莪术15g,延胡索30g,制川乌15g,甘草10g。每日1剂,水煎两次至200~250ml,分早晚两次服。

西医治疗 卡培他滨口服化疗。

2013年7月1日二诊,刻下症:患者神清,乏力倦怠、左下腹及腰部疼痛好转,四肢麻木,局部皮肤潮红,肿胀感。舌红,苔微黄腻,脉弦。考虑服用卡培他滨过程中出现手足综合征,故上方去北芪、延胡索及制川乌,加生地20g,苦参15g,白鲜皮15g,并配合中药外洗方(苦参50g,蛇床子50g,白鲜皮30g,黄柏30g,生地50g,赤芍30g)煮水,早晚外洗手足。

2013年8月1日三诊,刻下症:患者神清,精神可,少许乏力,四肢麻木、肿胀感好转,局部皮肤色素沉着。舌红,苔微黄腻,脉弦。查体左锁骨上淋巴结较前缩小(体表扪及左锁骨上淋巴结约1.5cm×1.0cm),复查胸腹部CT示肿瘤较前明显缩小,疗效评价为部分缓解(PR)。治疗上继续予上方加减联合卡培他滨治疗。

2014年4月左锁骨上窝淋巴结进行性增大,考虑进展,予行放疗治疗,全身治疗方案拒绝静脉化疗,予替吉奥单药化疗。

2014年12月腹膜后淋巴结肿大,包绕腹主动脉、左肾动静脉;右肾静脉主干充盈缺损,考虑癌栓形成。肿瘤评估进展。患者一般情况较差,体力状况评分(PS评分)4分,中药拒服,予对症止痛治疗。2015年2月去世。

按语

本案患者按照美国国家癌症综合网络（NCCN）指南术后应行氟尿嘧啶＋奥沙利铂、氟尿嘧啶＋伊立替康或奥沙利铂＋卡培他滨方案辅助化疗，但患者因毒副作用未行足程静脉化疗，术后4个月后出现淋巴结及降结肠转移，再次静脉化疗因不良反应严重而中止。门诊给予卡培他滨口服化疗联合中药治疗。化疗常见的并发症包括血液系统并发症、消化系统并发症（包括恶心呕吐、黏膜炎、腹泻）、皮肤并发症等。其中皮肤并发症有皮疹、手足皮肤反应、干燥、瘙痒、脱发、色素沉着或减退、毛发脱落和甲沟炎、指甲改变等，尤以手足皮肤反应最受临床关注：以手掌和足底红斑及感觉异常为主要表现。针对手足皮肤反应，西医以预防为主，含穿戴宽松鞋袜和手套，鞋子加用软垫以减少摩擦；避免暴露于过热和压力高的环境中；局部经常涂抹保持润滑乳液；可口服大剂量维生素 B₆ 预防。当出现水疱和溃疡时到皮肤科对症处理。单纯西药治疗，疗效欠佳。因而部分患者因惧怕或不耐化疗不良反应而不接受化疗或无法足程完成化疗。

中医药在化疗期间，一方面可以起到增效作用，另一方面可以起到减毒作用。本案患者在门诊就诊期间，因既往化疗不良反应，拒绝继续静脉化疗，仅接受卡培他滨口服化疗。对于卡培他滨的不良反应——手足综合征，可以使用口服联合外用中药。口服中药，我们采用"辨病＋辨证＋对症"的"三位一体"法，以"辨病为本，辨证为纲，病证结合，佐以对症"。化疗期间，以辨证和对症为主，可不用或少用辨病抗癌药。口服对症药可选取生地 20g、苦参 15g、白鲜皮 15g 等清热凉血类药物。因皮肤裸露在外，配合外洗方效果尤为显著，故而可配合中药外洗方（苦参 50g，蛇床子 50g，白鲜皮 30g，黄柏 30g，生地 50g，赤芍 30g）煮水，早晚外洗手足，最终取得较好疗效。经治疗后疗效评价一度达 PR。

本病例提示，对于不能耐受静脉化疗的患者，中药联合口服化疗药物能起到较好的补充治疗作用。

案例 2　健脾益气法在晚期肠癌姑息术后辅助治疗案

林某某，男性，66 岁，2011 年 4 月 28 日来诊。

主诉　腹胀伴恶心欲呕、倦怠乏力 1 月余。

现病史　患者 2007 年 10 月于当地医院行乙状结肠癌手术治疗，术后病理检查结果：管状腺癌Ⅱ级，部分淋巴结转移。术后行 1 个疗程腹腔化疗（氟尿嘧啶＋顺铂＋羟基喜树碱）。2010 年 11 月复发伴腹膜及肠系膜淋巴结转移，再次行手术治疗（结肠癌姑息切除术＋空肠肠断部分切除＋肠粘连松解术），术后病理检查结果：腺癌Ⅱ级、淋巴结转移（3/5）。术后行卡培他滨单药化疗 2 个疗程及腹腔化疗 1 个疗程。2011 年 2 月 28 日行局部（腹膜及肠系膜淋巴结）放疗。2011 年 4 月 26 日腹部 CT 示腹膜及肠系膜淋巴结肿大，考虑复发，伴肝转移。患者拒绝再次化疗，遂于 2011 年 4 月 28 日至门诊就诊。初诊时症见：患者神清，腹胀，轻微恶心欲呕，倦怠乏力，纳眠可，二便调。舌淡红，苔白，脉细。

辅助检查 ①2007 年术后病理检查结果：管状腺癌Ⅱ级，部分淋巴结转移。②2010 年 11 月术后病理检查结果：腺癌Ⅱ级、淋巴结转移（3/5）。

中医诊断 肠癌。

中医证型 脾虚湿瘀互结。

西医诊断 乙状结肠癌Ⅳ期（cTxN3M1）。

治法 健脾益气，化湿祛瘀抑瘤。

中药处方 党参 30g，白术 15g，石见穿 30g，白花蛇舌草 30g，炒薏苡仁 30g，红豆杉 6g，龙葵 30g，山慈菇 30g，蛇莓 30g，延胡索 30g，枳实 15g，厚朴 15g，苏梗 15g，甘草 10g。每日 1 剂，水煎两次至 200～250ml，分早晚两次服。

2012 年 3 月 28 日二诊，刻下症：患者神清，精神稍倦，少许乏力，腹胀减轻，无恶心呕吐。舌淡红，苔白，脉细。中药于上方基础上去延胡索、苏梗，加望江南加强抑瘤。患者后继续于门诊予上方加减替代治疗。

2013 年 8 月 16 日复查腹部 CT 示腹腔广泛转移，患者仍腹胀，倦怠乏力，中药于原方去蛇莓、望江南，加用北芪 30g。

2013 年 9 月 1 日复查，肿瘤进展。2013 年 9 月至 2014 年 1 月行氟尿嘧啶＋伊立替康＋贝伐珠单抗方案化疗 6 个疗程，2014 年 3 月复查提示缩小稳定，予门诊卡培他滨维持化疗。2014 年 10 月 10 日复查肿瘤进展伴梗阻，行肠道支架置入术，患者拒绝进一步化疗治疗，后中医药对症支持治疗。2014 年 11 月 30 因肿瘤消耗全身衰竭死亡。

按语

患者诊断时已为肿瘤晚期，若接受化疗，中位生存期一般在 12～18 个月，加用靶向药物可突破 20 个月。患者首次术后行腹腔化疗，复发后再次行手术、化疗及放疗，放疗后复查伴肝转移。患者多次手术及化疗，肝转移后拒绝再次化疗，仅接受单纯中医药替代治疗。单纯中医药治疗使病情获得控制约 28 个月，维持较好的生活质量，已达化疗联合靶向药物生存期。后肿瘤进一步进展，2018 年 9 月开始接受化疗联合中药治疗，总生存期达 43 个月。疗效满意。

对于不愿意接受手术、放化疗、分子靶向药物或生物治疗的患者，只能采用单纯中医药替代治疗。单纯中医药治疗期间，采用"辨病＋辨证＋对症"的"三位一体"法，以"辨病为本，辨证为纲，病证结合，佐以对症"。正气未虚邪实者，以辨病抗癌为主，辅以辨证、对症治疗；正虚邪实者，以扶正、对症为主，辅以辨病抗癌。辨证治以健脾益气，辨病抗癌药物选用石见穿、白花蛇舌草、炒薏苡仁、红豆杉、龙葵、山慈菇、蛇莓。患者虽肿瘤晚期，但来诊时邪气实而正气未虚，且仅接受单纯中医药治疗，故加大辨病抗癌用药比例。对症方面，患者初诊时因合并腹胀，加用厚朴、枳实行气消胀，后腹胀症状改善后，又加重抗癌药物望江南。后腹腔肿瘤进展，疲倦、乏力加重，去抗癌药物蛇莓、望江南，加用北芪以益气扶正。后疾病进一步恶化，在中药治疗上联合化疗及靶向治疗。用药虽有加减，但健脾补土始终贯穿其中。

案例 3 健脾益气法在肠癌肺转移中应用案

赵某某，女性，63 岁，2010 年 6 月 9 日来诊。

主诉 胃脘饱胀、纳眠差近半个月。

现病史 患者 2010 年 2 月 9 日于广州某医院行降结肠癌切除术（中分化腺癌，pT4N1M0 ⅢC 期），术后拟行奥沙利铂＋卡培他滨方案化疗 8 个疗程。化疗第 4 疗程时出现恶心呕吐、胃脘饱胀等不良反应，遂于 2010 年 6 月 9 日来门诊就诊，初诊时症见：患者神清，精神尚可，恶心呕吐、胃脘饱胀，纳眠差，夜尿多。舌红，舌苔黄腻，脉弦细。

辅助检查 术后病理检查结果：降结肠中分化腺癌，pT4N1M0 ⅢC 期。

中医诊断 肠癌。

中医证型 脾虚湿瘀互结。

西医诊断 降结肠恶性肿瘤（中分化腺癌，pT4N1M0 ⅢC 期）。

治法 健脾益气，祛瘀抑瘤。

中药处方 党参 30g，炒白术 15g，茯苓 30g，姜制砂仁 10g，紫苏梗 15g，炒稻芽 30g，炒麦芽 30g，炒神曲 15g，酸枣仁 30g，石见穿 30g，泽泻 15g，枳实 15g，甘草 10g，龙葵 30g，蛇泡簕 30g。每日 1 剂，水煎两次至 200～250ml，分早晚两次服。

2010 年 6 月 14 日二诊，刻下症见：患者神清，精神可，无恶心呕吐，胃脘饱胀感较前减轻，纳眠尚可，夜尿多，舌红，舌苔黄腻，脉弦细。经中药健脾益气治疗，化疗反应减轻，守方续服。在中药的配合下，完成后 4 个疗程化疗。2010 年 10 月 8 日复查腹部 CT 示：降结肠癌术后，局部未见明显复发征象，腹部未见明确占位性病变。后患者继续于门诊行中医药抗肿瘤治疗。

2012 年 6 月 10 日 PET/CT 示：右下肺病灶，转移与原发鉴别。

2012 年 6 月 12 日于中山大学附属肿瘤医院行肺占位切除术，术后病理检查结果：中分化腺癌，考虑肠腺癌肺转移。后行奥沙利铂＋卡培他滨方案化疗，配合中医药治疗。

2012 年 7 月再诊，刻下症见：患者神清，精神一般，偶有咳嗽，乏力，纳可，眠差，二便调。舌淡，苔微白腻，脉弦细。

中药处方 党参 30g，白术 15g，黄芪 30g，白花蛇舌草 30g，炒薏仁 30g，蛇泡簕 30g，红豆杉 6g，苏梗 15g，姜制砂仁 15g，酸枣仁 30g，枸杞 15g，豆蔻

15g，甘草 10g。每日 1 剂，水煎两次至 200～250ml，分早晚两次服。

2012 年 7 月至 2012 年 12 月 27 日行 XELOX 方案化疗 8 个疗程，配合中医药治疗。2012 年 12 月复查胸腹部 CT 示：肝 S7 段病灶，未排除转移，左肺尖小结节，未除转移。患者拒绝化疗，遂以上方加减治疗。考虑患者以单纯中医药治疗为主，加大抗癌药中药比例，于原方去黄芪、苏梗、砂仁、豆蔻，加用蛇莓、石见穿、山慈菇及望江南。后肺小结节消失。

2013 年 5 月 9 日复查胸腹部 CT 示基本同前。2013 年 8 月 14 日复查胸腹部 CT 示：左肺小结节消失，余基本同前。继续上方加减。

2016 年 3 月复诊，患者少许头晕，无头痛，偶有胃脘不适，口干，纳眠可，二便调。舌暗红，舌苔微黄，脉弦细。

中药处方　龙葵 30g，白花蛇舌草 30g，山慈菇 30g，八月札 30g，红豆杉 6g，蛇莓 30g，石见穿 30g，白茅根 30g，槐花 15g，天麻 15g，泽泻 15g，甘草 10g。每日 1 剂，水煎两次至 200～250ml，分早晚两次服。

后患者继续于我门诊以扶正抗癌方加减。随访至 2017 年 10 月 11 日复查肿瘤标志物升高，肠镜及胸腹部 CT 未见肿瘤复发。2017 年 12 月因冠心病去世。

按语

本患者确诊时已属中晚期，术后辅助化疗期间，因不耐化疗相关消化道不良反应来门诊就诊，在中药配合下顺利完成足程化疗；术后化疗后复发，再次术后出现肺转移瘤，患者拒绝再次手术，仅接受中医药治疗。

首先，中药对化疗有减毒作用。患者术后辅助化疗期间出现的消化道不良反应以恶心呕吐、胃脘饱胀为主。恶心和呕吐是最常见的早期毒性反应，严重呕吐可致脱水、电解质紊乱和体重下降，甚至增加患者对化疗的恐惧。治疗上，呕吐的治疗以预防为主，应在化疗前用药。而止吐药可导致便秘等副作用，可能进一步降低患者生活质量。中药以健脾化湿、和胃止呕法为主，处以四君子汤（党参、白术、茯苓及甘草）及焦三仙（炒稻芽、炒神曲及炒麦芽）为基础的方剂健脾和胃消食，能有效地减轻化疗毒副反应。其次，中药在部分人群中能起到替代化疗作用。本案患者第 1 次术后化疗后发现肺转移，行肺占位切除术，术后病理检查结果：中分化腺癌，考虑肠腺癌肺转移，再次行化疗。化疗后发现左肺尖小结节，患者未行手术治疗，仅接受中医药替代治疗，加大抗癌类中药力度（蛇莓，石见穿，山慈菇，望江南），后左肺尖小结节消失。说明中药扶正与抗癌联合治疗有一定的抗癌作用，在部分人群可能具有替代化疗作用，值得进一步研究。

本案患者生存时间较长，病情反复，其间经历手术、术后辅助化疗、复发后二次手术、术后再次化疗等阶段。整个中医药治疗过程，我们采用"辨病＋辨证＋对症"的"三位一体"法，以"辨病为本，辨证为纲，病证结合，佐以对症"，但临床运用之际，还应辨"期"而治，在不同治疗时期，辨证及辨病治疗比例应动态变化。在处方用药方面，化疗期间可辨证（补益脾肾）、辨病与对症治疗手段

（化疗期间加用化湿和胃止呕类中药）相结合为主，以补充治疗为主要目的，减少抗肿瘤中草药，以健脾消食和胃为主；后发现左肺尖小结节（未排除转移），中药加大抗癌类中药比例，扶正与抗癌应同时进行，以替代手术或化疗为主要目的，最终达到左肺尖小结节消失的效果。这一案例再次证实中医药在肿瘤整体治疗中的作用及效果。

案例 4 健脾益气法预防肠癌术后复发案

古某某，男性，71 岁，2010 年 7 月来诊。

主诉 肠癌术后半个月，疲倦乏力半个月。

现病史 2010 年 4 月中旬开始，患者反复便血，2010 年 6 月上旬至广州某二甲医院就诊，行肠镜病理检查提示直肠中分化腺癌。2010 年 6 月 25 日在广州某三甲医院行直肠癌根治术，分期为 pT3N1M0 ⅢB 期，病理检查结果为中分化腺癌。拒绝术后辅助放化疗。2010 年 7 月来门诊就诊，初诊时症见：患者神清，精神倦怠，乏力，纳尚可，眠欠佳，二便调。舌淡，苔白，脉弦细。

辅助检查 术后病理检查结果：中分化腺癌，pT3N1M0 ⅢB 期。

中医诊断 肠癌。

中医证型 脾虚湿瘀互结。

西医诊断 肠恶性肿瘤（中分化腺癌，pT3N1M0 ⅢB 期）。

治法 健脾益气，祛瘀抑瘤。

中药处方 党参 30g，白术 15g，炒薏苡仁 30g，蛇泡簕 15g，龙葵 15g，石见穿 15g，山慈菇 15g，白英 15g，红豆杉 6g，望江南 15g，黄芪 30g，甘草 10g。每日 1 剂，水煎两次至 200～250ml，分早晚两次服。

2010 年 8 月二诊，刻下症：神清，倦怠、乏力稍改善，偶有腹胀，纳尚可，眠差，二便调。舌淡，苔白，脉弦细。中药原方基础上加酸枣仁 30g，磁石 60g（先煎）。

后继续上方加减，定期复查肠镜及腹部 CT 检查未见肿瘤复发或转移（末次复查时间为 2017 年 1 月）。后患者回老家，失访。

按语

该病例诊断明确，是直肠中分化腺癌术后 pT3N1M0 ⅢB 期，按照 NCCN 指南ⅢB 期直肠癌术后需接受辅助放化疗以降低复发率、延长生存期。术后当患者不愿接受放化疗或不能耐受西医抗肿瘤治疗时，中医药治疗应起主导作用。正气未虚而邪实者，以辨病抗癌为主，辅以辨证、对症治疗；正虚邪实者，以扶正、对症为主，辅以辨病抗癌。该患者虽年过七旬，但正气未亏，尚可攻癌，故基础方以抗癌中药为主，辅以健脾益气扶正中药（党参、黄芪、白术、甘草），并根据症状予对症的中药，起到非常好的疗效。在肿瘤综合治疗中，中医药治疗越来越受到重视，特别是在肿瘤术后调治、肿瘤维持治疗方面。

虽后续失访，但在随访过程中，患者长达6年未见肿瘤复发转移，达到预期疗效。

案例5　健脾益气法在高龄晚期肠癌患者术后的替代化疗应用案

何某某，女性，84岁，2012年5月8日来诊。

主诉　乏力、眠差3个月。

现病史　患者2012年2月至当地医院行肠镜检查，肠镜示：右半结肠肿物，病理检查结果显示低分化腺癌。后行全身PET/CT发现右结肠癌（2.1cm×3.9cm）并肠系膜淋巴结转移（最大者2.3cm×1.6cm）及腔静脉旁转移灶（4.5cm×4.5cm），分期已为晚期，后于香港医院行肿瘤切除术。考虑患者已为肿瘤晚期，伴随肾功能异常，患者及家属经过商量后拒绝化疗。2012年5月8日来门诊就诊，初诊时症见：患者神清，疲倦乏力，纳可，眠差，二便调。舌淡，苔白，脉滑。

辅助检查　肠镜病理检查结果：低分化腺癌。

中医诊断　肠癌。

中医证型　脾虚湿瘀互结。

西医诊断　结肠恶性肿瘤（低分化腺癌，T4N2M1 Ⅳ期）。

治法　健脾化湿，祛瘀抑瘤。

中药处方　党参30g，白术15g，黄芪30g，白英30g，八月札30g，磁石60g，望江南30g，石见穿30g，炒薏苡仁30g，红豆杉3g，龙葵果5g，蛇莓30g，酸枣仁30g，甘草10g。每日1剂，水煎两次至200～250ml，分早晚两次服。

2012年5月23日二诊，刻下症：患者神清，精神改善，乏力稍减，腰酸，纳可，眠差，二便调，舌淡，苔白，脉滑。

中药处方　党参30g，黄芪30g，白术15g，炒薏苡仁30g，白英30g，八月札30g，望江南30g，石见穿30g，红豆杉1袋，龙葵30g，蛇莓30g，桑寄生15g，独活15g，天麻15g，甘草10g。每日1剂，水煎两次至200～250ml，分早晚两次服。

后继续上方随症加减。2014年9月22日查全身PET/CT未见肿瘤复发或转移征象。

2014年12月患者诉偶有肢体麻木，中药于上方基础上加用乌梢蛇20g以通络。

2015年7月患者诉眠差，中药于上方基础上去桑寄生、独活及天麻，加用柏子仁15g、酸枣仁30g以安神助眠。

2016年2月随诊，患者腰痛，中药于上方基础上去柏子仁、酸枣仁，加用杜仲15g、桑寄生15g以补肾壮腰，乌梢蛇20g及延胡索15g以行气止痛。

2016 年 5 月复查 CT，肿瘤未见复发或转移。后因高龄，未按期复查。至 2018 年 10 月因心脑血管疾病去世。

按语

患者诊断时已为肿瘤晚期，病理检查结果为低分化腺癌，此病理类型易复发或转移。如果行原发病灶及转移灶切除术，根据国内外指南，晚期患者术后应常规行辅助化疗以防止肿瘤复发或转移。患者已为高龄，担忧不能耐受化疗不良反应，且合并肾功能异常，故未行化疗。术后仅接受中医药治疗，术后 4 年余，完善相关检查未见肿瘤复发或转移。后因心脑血管疾病去世，总生存期达 51 个月。这提示我们，对于高龄晚期肠癌术后患者，中医药有替代化疗作用，值得进一步研究。

中医药治疗肿瘤一般采用"辨证＋辨病＋对症"的治疗原则，因患者仅单纯采用中医药治疗，故加大抗癌药物比例。采用辨证（健脾化湿）联合辨病抗癌药物（白英、望江南、石见穿、白花蛇舌草、炒薏苡仁、红豆杉、龙葵、山慈菇、蛇莓）；失眠加用酸枣仁、磁石以安神助眠；腰酸加用杜仲、桑寄生以补肾壮腰。中医药治疗期间维持较好的生活质量，达到预期治疗目标。

第三章　补土理论治疗肝癌案例

原发性肝脏恶性肿瘤起源于肝脏的上皮组织，是我国高发的、危害极大的恶性肿瘤。肝癌位居我国恶性肿瘤死亡原因的第 2 位，仅次于肺癌。根据细胞组织学分类，可分为肝细胞癌、胆管细胞癌混合型（肝细胞癌及胆管细胞癌均有）。

大部分肝癌患者起病隐匿，出现的症状主要以右上腹隐痛为主，可伴有纳差、腹胀、恶心、呕吐、腹泻、消瘦乏力、发热等症状，随着肿瘤的进展，可出现腹水、黄疸、双下肢水肿及门脉高压症候群。现代医学对于原发性肝癌的病因及确切分子机制尚不完全清楚，目前认为其发病是多因素、多步骤的复杂过程，受环境和饮食双重因素影响。而对于肝癌的治疗，早期肝癌仍以手术治疗为主，也是目前根治肝癌的唯一手段。中晚期肝癌，对于肝细胞癌则以介入局部治疗及靶向、免疫治疗等为主，对于胆管细胞癌则仍以化疗为主。原发性肝癌恶性程度高，预后较差，中西医结合治疗能有效延长患者生存时间，并提高生存质量。

祖国医学理论体系中并无肝癌这一病名，将其归属于中医学的"积聚""黄疸""肝积""胁痛""臌胀""肥气"等范畴。由于古人在认识肝癌的时候是首先发现右上腹肿大这一表现，故《内经》中的"肥气""在心下，上下行，时唾血""伏梁""在胁下，若覆杯"等记载，《难经》中的"在右胁下覆大如杯""息贲"，《诸病源候论》中的"肝积"均属于现代医学中肝癌的范畴。而"黄疸""胁痛""臌胀"则应属于晚期肝癌的并发症，故"臌胀"作为祖国医学四大疑难杂症"风痨臌膈"之一，意味着对于古人来说，此种疾病预后较差。由此可见，对于原发性肝癌，古代医家已经有所认识，但由于受多种因素制约尚无法对其有完整、系统的认识。至近现代百余年西医传入我国后，中医通过"天人相应"的整体观念及"阴阳学说""五行学说"等逐步形成了对肝癌的完善的中医辨证论治体系。

肝脏的生理特点是体阴而用阳，叶天士在《临证指南医案·肝风》中指出："故肝为风木之脏，因有相火内寄，体阴用阳，其性刚，主动主升，全赖肾水以涵之，血液以濡之。"因而肝气贵在条达，一旦肝气郁滞，则百病丛生。结合现代医学研究，肝癌的成因可以分为外邪及内伤。首先，外邪也即现代医学的乙肝病毒感染为主，患者长期感受邪毒，每逢外感则邪气深入一分，且往往每次发病之时，若未兼顾后天之本，只是祛邪，便会出现误治引起传变，邪气日渐深入，久则积聚形成。正如《金匮要略》中所说："夫治未病者，见肝之病，知肝传脾，当先实脾，四季脾王不受邪，即勿补之；中工不晓相传，见肝之病，不解实脾，惟治肝也。"可见肝脾间关系极其密切，肝虚则疏泄无力，土气不达而湿滞中焦；肝气过升则易土虚木摇，化为无根之木，故在肝癌的治疗过程中，必须时时顾护后天之本，因而在扶正抗癌方中正是以党参、黄芪、白术等药为基础的。其次，《圣济总录·积聚门·诸症》谓："积气在腹中，久不瘥，牢固推之不移者症也，此由寒温失宜，饮食不节，致腑脏气虚弱，食饮不消，按之其状如杯盘牢结，久不已，令人身瘦而腹大，至死不消。"可见七情内伤亦是肝癌的主要内在成因，或长期抑郁，或平素易怒，或喜嗜烟酒，久则肝气失调，疏泄失常，进一步导致气滞血瘀，加之外邪入侵，本虚标实，结于胁下，变生积聚。

对于肝癌的中医治疗，可根据疾病进展的不同阶段进行调整，主要以攻邪及扶正相结合，早期肝癌患者正气尚可，主要以攻邪为主，可在顾护脾胃后天基础上加强抗癌中药的应用，应用如半枝莲、龙葵、全虫等现代药理研究发现具有抗肿瘤有效成分的中药。对于中晚期肝癌患者，则应视患者状态进行调整，以攻补兼施为主。至于终末期患者，则应以扶正为主，从而改善患者的生存质量，减轻痛苦。在整个疾病过程中，必须时时顾护脾胃之气，因脾胃为后天生化之本，一旦受损，则生化乏力，无力祛邪而导致病情恶化，因而肝癌晚期患者往往出现乏力纳差、身目发黄、身瘦腹大等中土虚衰之象。民国时期著名医家彭子益曾说过："肝气宜升，胆火宜降。然非脾气之上行，则肝气不升；非胃气之下降，则胆火不降。"故治肝病需先调脾胃之气，脾升胃降则肝胆之气亦能条达，肝癌同样不例外，脾胃之气仍为根本，可见补土在肝癌治疗中的重要性。

案例 1　疏肝健脾法在肝癌介入期间应用案

林某某，男性，55 岁，2010 年 7 月 14 日来诊。

主诉　胁痛半年，纳差、便溏 1 个月。

现病史　患者 2010 年 1 月确诊为肝右叶肝癌，外院考虑无手术指征，故行肝动脉插管化疗栓塞术（TACE）治疗 1 个疗程。2010 年 6 月外院复查提示肝癌肝内复发，分别于 2010 年 6 月、2010 年 7 月行 2 次射频消融（RFA）治疗。为预防再次复发，患者于 2010 年 7 月 14 日来门诊就诊，初诊时症见：患者神清，精神可，右胁隐痛，纳差眠可，便偏溏，小便调。舌淡，苔微黄，脉弦滑。

中医诊断　肝癌。

中医证型　肝郁脾虚，痰瘀互结。

西医诊断　肝恶性肿瘤。

治法　疏肝健脾，化痰祛瘀抑瘤。

中药处方　党参 30g，白术 15g，八月札 30g，炒薏苡仁 30g，白花蛇舌草 30g，石见穿 30g，龙葵 30g，红豆杉 6g，望江南 30g，莪术 15g，延胡索 15g，山楂 20g，石榴皮 30g，补骨脂 15g，甘草 10g。每日 1 剂，水煎两次至 200～250ml，分早晚两次服。

2010 年 8 月 4 日二诊，刻下症：患者神清，精神可，胁痛缓解，纳改善，眠可，便偏溏，小便调。舌淡，苔微黄，脉弦滑。中药于上方去延胡索、山楂，加五味子 15g。

2010 年 9 月 1 日三诊，刻下症：患者神清，精神可，纳眠可，二便调。舌淡，苔薄白，脉弦滑。考虑便溏已止，中药于上方基础上去石榴皮、五味子。

后一直无特别不适，于门诊根据舌脉症状调方治疗，定期复查腹部 CT 未见复发转移（末次复诊时间为 2015 年 1 月）。2015 年 9 月，患者因病情进展于当地治疗无效去世。

按语

本案患者诊断时不适宜手术治疗，而采用 TACE 治疗。对于不适宜手术的早期或者中期肝癌患者，TACE 是公认的肝癌非手术治疗中常用的方法之一，且疗效显著，客观应答率较高，可以提升肝癌患者的生存期，国际国内多项指南均确定 TACE 作为中期肝癌的主要治疗措施。对于 TACE 术后是否联合全身治疗，包括联合分子靶向药物等治疗尚无定论，目前亦缺乏有力证据，故本案患者在 TACE 术后并未进行全身治疗。患者首次 TACE 术后 5 个月即发生肝内转移，并接受射频消融治疗。为预防复发转移，故患者来门诊接受中医药治疗。

局部介入治疗后，预防肿瘤复发和转移是治疗的难点和重点。对于这类患者，西医并没有很好的预防措施。中医药作为微创治疗的补充治疗，往往能起到较好的延缓或预防复发的作用。本案患者介入术后配合中医药治疗，在后续 4 年随访中，未见肿瘤复发转移。

在中医辨证论治中，按照肝癌的中医辨证分型为五型，许多学者研究认为临床上表现最多的为脾虚肝郁型，气滞血瘀多为肝肿瘤较大而导致以疼痛为主，湿热蕴结型多以肝癌晚期伴有黄疸为主要特征，而肝肾阴虚型亦多见于肝郁日久伤及肾阴的晚期患者。我们结合多年治疗肝癌经验，回顾性分析结果与之一致：肝癌在临床上表现最多的为脾虚肝郁型。治疗上，采用"辨病＋辨证＋对症"的"三位一体"辨证法，辨病使用抗癌药物，辨证采取疏肝健脾法，并针对疼痛、纳差、便溏等症状，分别施以相应的对症药物。

案例 2　健脾理气法在肝癌消融术后肿瘤标志物异常中应用案

张某某，男性，73 岁，2008 年 6 月 23 日来诊。

主诉　稍乏力、纳差半个月。

现病史　患者 2008 年 5 月于广州某肿瘤医院确诊为原发性肝癌，并行射频消融术。术后查 CA199 60.2U/ml（正常值范围：0～35U/ml）。2008 年 6 月 23 日来门诊就诊，初诊时症见：患者神清，精神稍疲倦，少许乏力，纳差，眠可，二便调。舌暗红，舌苔微黄，脉弦滑。

辅助检查 CA199 50.2U/ml。

中医诊断 肝癌。

中医证型 脾虚肝郁，湿瘀互结。

西医诊断 肝恶性肿瘤。

治法 健脾理气，化湿祛瘀抑瘤。

中药处方 党参 30g，白术 15g，黄芪 30g，八月札 30g，炒薏苡仁 30g，白花蛇舌草 30g，石见穿 30g，龙葵 30g，红豆杉 6g，蛇莓 30g，山慈菇 30g，山楂 15g，甘草 10g。每日 1 剂，水煎两次至 200～250ml，分早晚两次服。

2008 年 7 月 21 日二诊，刻下症：患者神清，精神一般，少许乏力，纳可，眠可，二便调，舌暗红，舌苔微黄，脉弦滑。考虑患者纳差好转，中药于原方基础上去山楂，加半枝莲以加强抑瘤。

2008 年 8 月复查 CA199 40.2U/ml。

2011 年 1 月 20 日复查腹部 CT 示：肝 S7 低密度影，建议复查；CA199 正常。

2011 年 3 月 30 日复查腹部 CT 示：肝 S7 病灶无明显变化。

后一直无特别不适，于门诊接受中医药治疗 6 年余，多次复查均未见复发或转移（末次复查时间为 2014 年 7 月）。后失访。

按语

本患者诊断后未行手术切除治疗，行肝肿瘤射频消融术，术后 CA199 稍高，术后开始接受中医药治疗，后 CA199 降至正常。术后规律随访 6 年余（后失访），未见肿瘤进展或转移。本病例提示，中医药健脾理气法可望控制肝肿瘤进展或转移，既往已有较多临床与实验研究报道证实该观点，作用机制值得进一步研究。

治疗上，采用"辨病＋辨证＋对症"的"三位一体"辨证法，辨病使用抗癌药物，如八月札、炒薏苡仁、白花蛇舌草、石见穿、龙葵、红豆杉、蛇莓、山慈菇等；辨证采取健脾理气法，并针对纳差等症状，施以相应的对症药物。在中医理论中，肝有疏泄作用，喜条达而恶抑郁，治疗肝癌应注意疏肝理气，常用的中药是八月札、柴胡等；同时肝气易横逆犯脾，"见肝之病，知肝传脾，当先实脾"，治疗肝脏疾病应同时运用健脾法。目前健脾理气法已成为中医临床上最常用的治疗肝癌的治法。

案例 3 疏肝健脾法联合靶向药物治疗中晚期原发性肝癌案

何某某，男性，68 岁，2017 年 7 月 12 日来诊。

主诉 精神疲倦、发热、咳嗽欲吐、纳差 2 周。

现病史 2017 年 6 月 26 日患者于中山大学肿瘤防治中心临床诊断为原发性肝癌，cT3aN0M0 ⅢA 期。当时查上腹部增强 CT 提示肝 S6/7（75mm×67mm）、S3

（30mm×26mm）病灶，考虑肝癌并子灶可能性大。查肿瘤标志物提示：PIVKA-Ⅱ 807nAU/ml（正常值范围：0～40nAU/ml），CA199 38.2U/ml，AFP 7.99ng/ml（正常值范围：0～8ng/ml），CEA 正常。2017 年 6 月 29 日于该院行 TACE，为求中西医结合系统治疗，2017 年 7 月 12 日来门诊就诊，初诊时症见：患者神清，精神稍倦，咳嗽、欲呕，术后发热，无肝区隐痛，无身目黄染等不适，纳差眠可，二便调。舌红，苔黄，脉弦滑。

中医诊断　肝癌。

中医证型　肝郁脾虚，湿瘀互结。

西医诊断　肝恶性肿瘤（cT3aN0M0，ⅢA 期）。

治法　疏肝健脾理气，化湿祛瘀抑瘤，兼以清热解毒。

中药处方　党参 30g，白术 15g，石见穿 30g，红豆杉 1 袋，薏苡仁 30g，山楂 15g，预知子 30g，白花蛇舌草 30g，甘草 10g，龙葵果 1 袋，茅莓根 30g，柴胡 15g，知母 15g，紫苏梗 15g，鱼腥草 15g。每日 1 剂，水煎两次至 250ml，早晚分服。

中成药　配合槐耳颗粒（每次 1 袋，每日 3 次）扶正固本，活血消癥，予新癀片（每次 4 片，每日 3 次）清热解毒，活血化瘀。嘱其按时服药，定期复查，建议配合索拉非尼靶向治疗。患者要求复查 CT 后结合西医意见后再决定。

2017 年 7 月 24 日二诊，刻下症：患者神清，精神尚可，无发热，无肝区隐痛，无身目黄染，欲呕减轻，纳差改善，眠可，二便调。舌红，苔黄白，脉弦滑。患者术后未见发热，停用新癀片，中药于前方基础上，去柴胡、知母、鱼腥草等清热药，加五味子、枸杞子补肝肾，继续予槐耳颗粒（每次 1 袋，每日 3 次）扶正固本，活血消癥。

2017 年 8 月 4 日复查上腹部增强 CT 提示肝 S6/7（75mm×67mm）、S3（30mm×26mm）病灶呈碘油消融术后改变，病灶边缘仍可见活性灶，肝 S3/4、S5/8 考虑新发子灶（最大者 15mm×15mm）。查肿瘤标志物提示：PIVKA-Ⅱ 298nAU/ml，CA199 44.14U/ml，CEA 5.72ng/ml，AFP 正常。结合西医院专家意见，患者于 2017 年 8 月 9 日开始服用索拉非尼靶向治疗。嘱患者续服前方。

2017 年 8 月 23 日复诊时，刻下症：患者神清，精神一般，全身多发散在皮疹，偶有胸闷，纳眠可，二便调。舌红，苔微黄，脉弦滑。中药在前方基础上去山楂、紫苏梗、石见穿，加延胡索疏肝理气，加白茅根、紫草、连翘解表清热解毒，继续配合槐耳颗粒（每次 1 袋，每日 3 次）扶正固本，活血消癥。后复诊继续予前方对症加减及槐耳颗粒治疗。

2017 年 10 月 16 日复查 CT 提示病灶较前缩小，查肿瘤标志物提示：PIVKA-Ⅱ 336nAU/ml，CA199 46.64U/ml，CEA 10.7ng/ml，AFP 正常。

2017 年 11 月 1 日复诊，刻下症：患者神清，精神尚可，皮疹改善，手足蜕皮，偶有腹泻，纳眠可，小便调。舌红，苔薄白，脉弦滑。中药于前方基础上，去红豆杉、白花蛇舌草、五味子、枸杞子、延胡索、白茅根、连翘、紫草,加血竭活血化瘀,补骨脂温阳止泻,枳实、厚朴宽中行气。继续配合槐耳颗粒治疗。

2018 年 4 月 3 日复查 CT 提示肿瘤进展。查肿瘤标志物提示:PIVKA-Ⅱ 2756nAU/ml,CA199 62.64U/ml,CEA 8.19ng/ml,AFP 正常。

2018 年 4 月 4 日复诊,刻下症:患者神清,精神一般,消瘦,腹部不适,午后腹泻,皮疹、手足蜕皮同前,纳眠一般,小便调。舌红,苔白,脉弦滑。中药在前方基础上去血竭、茅莓根、桑寄生、枳实、厚朴,加红豆杉、蛇莓、望江南增强抗癌之效,加石榴皮、五倍子涩肠止泻,加枸杞子补肝肾,配合槐耳颗粒治疗。

经西医医生建议,于 2018 年 4 月 16 日行第二次 TACE 术,2018 年 5 月 14 日复查 CT 提示病灶较前缩小,查肿瘤标志物提示:PIVKA-Ⅱ 180nAU/ml,CA199 61.86U/ml,CEA 5.69ng/ml,AFP 正常。暂维持索拉非尼+中医药治疗。

2018 年 8 月 19 日复查 CT 提示肿瘤进展,查肿瘤标志物 PIVKA-Ⅱ 5407nAU/ml,CA199 49.03U/ml,CEA、AFP 正常。2018 年 8 月 22 日复诊,患者无特殊不适,纳眠可,二便调。舌红,苔白,脉弦滑。中药于前方基础上,去龙葵果、蛇莓,加红曲健脾活血化瘀,延胡索疏肝理气,配合槐耳颗粒治疗。门诊建议改用最新一线靶向药乐伐替尼,患者碍于经济条件,于 2018 年 9 月 1 日改服安罗替尼。

2018 年 10 月 31 日复查肿瘤标志物:PIVKA-Ⅱ 374nAU/ml,CA199 49.12U/ml,CEA 5.15ng/ml,AFP 正常。2018 年 11 月 5 日复查 CT 提示肿瘤较前缩小。暂维持安罗替尼+中医药治疗。

2019 年 2 月 22 日复查 CT 提示肿瘤进展,查肿瘤标志物:PIVKA-Ⅱ 1565nAU/ml,CA199 41.79U/ml,CEA、AFP 正常。考虑安罗替尼耐药,患者在西医医生的建议下参加了临床试验,于 2019 年 3 月 1 日改服瑞戈非尼。

2019 年 3 月 6 日复诊,刻下症:患者神清,精神一般,胸闷欲吐,纳差眠可,二便调。舌淡暗,苔白,脉弦滑。中药在前方基础上,去石榴皮、延胡索、补骨脂、五倍子,加五味子增强护肝之功,加山慈菇、猫爪草增强抗癌之力,继续配合槐耳颗粒治疗。

2019 年 4 月 24 日复诊,精神可,无特殊不适。暂维持瑞戈非尼+中医药治疗。

2019 年 6 月复查 CT 提示肿瘤进展,2019 年 6 月 14 日改服仑伐替尼治疗,2019 年 7 月 1 日、7 月 22 日联合行 2 个疗程特瑞普利单抗免疫治疗,并同期行 3 个疗程 TACE 术。

2019 年 7 月 17 日复查 CT 示肿瘤活性范围较前缩小,肝内转移瘤及淋巴结较前稍有缩小。2019 年 8 月 12 日复查 CT 提示肿瘤较前有所增大,遂停用特瑞普利单抗,患者自行继服仑伐替尼治疗。

2019 年 8 月初患者出现腹胀、双下肢水肿,对症处理后减轻,但仍有反复。后患者身目黄染逐步加重,状态进行性恶化。治疗上继续中药+西医的对症支持治疗,至 2020 年 1 月 30 日,因肿瘤晚期、肝功能衰竭死亡。

按语

该患者确诊时已为ⅢA期肝癌患者，一直以中医药＋靶向药治疗，总生存时间达30.5个月，疗效满意。首次服用索拉非尼，无进展生存期为8个月，耐药后限于患者经济条件，结合过往的治疗经验后，我们将目光投向了国产的靶向药安罗替尼，无进展生存期也取得了5个月的满意疗效，耐药后改服瑞戈非尼，取得约3个月的无进展生存期，耐药后改仑伐替尼＋特瑞普利单抗＋TACE，后因疾病进展，肝功能衰竭离世。多种靶向药更替均起效，并维持患者较好的生活质量，离不开中医药的"增敏减毒"作用。靶向药物引起的不良反应因其机制不同，表现各不相同，治疗亦有所不同。中医治疗，始终坚持辨证论治，在肿瘤治疗中，亦始终坚持"辨病＋辨证＋对症"的"三位一体"辨证论治体系，结合靶向药物的不同有所调整，补土健脾、疏肝理气始终为主线，疗效满意。

随着免疫时代的到来，免疫单药或者免疫联合靶向药物在肝癌的探索中展现出不俗的疗效，但本案患者并未从免疫治疗中获益，考虑与免疫治疗介入时间偏晚有关。此外，本案患者自发病至今，AFP、CEA、CA199等肿瘤标志物均变化不明显，唯独PIVKA-Ⅱ的值与瘤体的大小呈延迟性正相关变化。血液肿瘤标志物是肝癌筛查的重要检测手段。AFP诊断肝癌的灵敏度为25%～65%，约30%肝癌患者AFP水平正常，此时可联合异常凝血PIVKA-Ⅱ等血液指标进行检测。PIVKA-Ⅱ的单独诊断肝细胞癌的阳性率比AFP高，两者联合呈互补关系，能提高肝细胞癌的诊出率，此外，PIVKA-Ⅱ的治疗效果评价比AFP更佳。近年研究表明，新型生物标志物在肝癌筛查中显示出更高的灵敏度和特异度，可以在影像学检查表现异常之前发现肝癌的存在，协助诊断早期肝癌患者，有望成为提升肝癌筛查效能的利器。

案例4　健脾理气法联合MDT治疗巨块型肝癌案

陈某某，男性，67岁，2011年3月23日来诊。

主诉　乏力，气促、气短，肝区疼痛，皮疹、瘙痒近2个月。

现病史　患者2010年12月6日在广州某三甲医院查腹部CT示：肝S5、S6段占位病变，考虑原发性巨块型肝癌，并局部肝包膜下少许渗出，AFP 94 085ng/ml。2010年12月8日在广州某肿瘤医院行TACE术，术后服用索拉非尼。2011年1月12日行肝脏消融术。2011年2月25日复查腹部CT示：肝右叶团块状病灶，较前稍缩小；AFP 9091ng/ml，CA199 94.75U/ml。2011年3月21日再次行肝脏消融术，术后复查腹部CT示：碘油沉积范围较前稍增大。2011年3月23日复查AFP 6799ng/ml。2011年3月23日来门诊就诊，初诊时症见：患者神清，精神一般，腹胀轻微，气促，气短，肝区疼痛，乏力，皮疹，瘙痒，纳眠一般，小便短少，大便烂。舌暗红，舌苔薄白，脉细。

辅助检查 ①2010 年 12 月 6 日腹部 CT 示：肝 S5、S6 段占位病变，考虑原发性巨块型肝癌，并局部肝包膜下少许渗出。AFP 94 085ng/ml。②2011 年 3 月 23 日腹部 CT 示：碘油沉积范围较前稍增大。AFP 6799ng/ml。

中医诊断 肝癌。

中医证型 脾虚肝郁，湿瘀互结。

西医诊断 肝恶性肿瘤（巨块型）。

治法 健脾理气，化湿祛瘀抑瘤。

中药处方 太子参 30g，黄芪 30g，石见穿 30g，白术 15g，八月札 30g，薏苡仁 30g，白花蛇舌草 30g，莪术 15g，龙葵 30g，红豆杉 3g，茅莓根 30g，山慈菇 30g，甘草 10g，延胡索 30g，地肤子 15g，白鲜皮 15g。每日 1 剂，水煎两次至 200～250ml，分早晚两次服。

2011 年 4 月 20 日二诊，刻下症见：患者神清，精神改善，少许腹胀，气促、气短改善，肝区隐痛，皮疹、瘙痒好转，纳眠一般，小便正常，大便偏烂。舌暗红，舌苔薄白，脉细。中药于原方去地肤子、白鲜皮，继续予上方（健脾理气方）加减治疗。

2011 年 5 月 13 日于广州某医院行肝癌＋胆囊切除术，术后病理检查结果：肝细胞癌，梁索型。术后 AFP 2166ng/ml。术后停用索拉非尼，近日于门诊接受单纯中医药治疗。处方以健脾理气方加减。

2011 年 6 月 9 日查 AFP 456.8ng/ml；2011 年 9 月 AFP 降至正常。

2011 年 9 月复查 AFP 3.07ng/ml，上腹部彩超未见肿瘤复发。

2012 年 2 月随诊，复查未见肿瘤复发，患者无肝区疼痛，诉口干，中药于原方去延胡索，加用石斛、沙参以养阴生津。

2013 年 2 月随诊，患者诉腹胀，眠差。舌暗红，舌苔薄白，脉细。中药更方如下：党参 20g，炒薏苡仁 30g，石见穿 30g，白术 15g，八月札 30g，白花蛇舌草 30g，龙葵 30g，红豆杉 3g，茅莓根 30g，望江南 30g，甘草 10g，酸枣仁 30g，枳实 15g。每日 1 剂，水煎两次至 200～250ml，分早晚两次服。后腹胀、眠差改善，继续门诊中药治疗。

2013 年 4 月复查 AFP 1.78ng/ml，上腹部彩超未见肿瘤复发。

2014 年 3 月随诊，无肝区疼痛，乏力，大便稀，中药在健脾理气方基础上加补骨脂及吴茱萸以温肾止泻。

2015 年 3 月随诊，无特殊不适，方药以健脾理气方加减。

2016 年 3 月随诊，患者诉腰腿疼痛。舌暗红，舌苔薄白，脉细。前方加桑寄生、天麻补肾壮腰，舒筋活络。

2017 年 3 月随诊，无特殊不适，方药以健脾理气方加减。

随访至 2019 年 9 月，患者仍存活，生活质量良好。因新冠疫情，患者回老家，失访。

按语

本案患者诊断时已为巨块型肝癌，予以介入治疗及靶向治疗，在此治疗阶段，中医药起补充作用，目的是辅助抗癌及减轻靶向药物不良反应。经介入及微波消融后，肿瘤缩小，缩小后行手术治疗，术后停服靶向药物，仅用中药维持治疗。术后9年余，未见肿瘤复发或转移。本案提示中医药与靶向药物联合可以减轻分子靶向药物不良反应，并能防止术后复发。充分体现了中医全程参与，联合多学科综合诊治（multi-disciplinary treatment，MDT）的重要性。中医药治疗也应成为MDT中的手段。

在中药处方方面，采用"辨病＋辨证＋对症"的"三位一体"法，辨证以健脾理气为法，联合辨病抗癌药物，如八月札、白花蛇舌草、石见穿、龙葵、红豆杉、蛇泡簕、山慈菇等药。靶向药物如索拉非尼等易并发皮疹、手足综合征等不良反应，可对症使用中药疏风止痒类药物，如地肤子、白鲜皮等以缓解其症状；中药外洗方对缓解手足综合征也有较好的疗效。

案例5　健脾理气法在中期肝癌患者术后应用案

阮某某，男性，63岁，2007年3月来诊。

主诉　疲倦乏力2周。

现病史　患者2007年1月因腹部不适至外院就诊，发现肝内占位病变。遂于2007年2月入住广州某医院，查腹部CT考虑肝癌，行左肝外叶肿瘤切除术，术后病理检查结果：肝细胞癌。外院医生建议行术后辅助化疗。家属担心患者无法承受化疗，故拒绝化疗后出院。2007年3月来门诊就诊，初诊时症见：患者神清，精神疲倦，乏力，纳眠一般，二便调。舌淡红，舌苔白，脉弦滑。

辅助检查　2007年2月术后病理检查结果：肝细胞癌。

中医诊断　肝癌。

中医证型　脾虚肝郁，湿瘀互结。

西医诊断　肝恶性肿瘤。

治法　健脾理气，化湿祛瘀抑瘤。

中药处方　党参15g，白术15g，八月札30g，薏苡仁30g，白花蛇舌草30g，望江南30g，红豆杉6g，白英30g，山慈菇30g，炒山楂15g，黄芪30g，甘草10g。每日1剂，水煎两次至200～250ml，分早晚两次服。嘱定期复查肿瘤标志物AFP、上腹部增强CT。

2007年7月二诊，刻下症：患者神清，精神一般，乏力，偶有腹痛，纳眠一般，二便调。舌淡红，舌苔稍腻，脉弦滑。中药于前方去望江南、白英，加用延胡索以行气止痛，白蔻仁以化湿。

2008 年 1 月复诊，刻下症：患者神清，精神可，无明显腹胀腹痛，纳眠一般，小便调，大便溏。舌淡红，舌苔腻，脉弦滑。中药于原方去白蔻仁、黄芪，加用山药、石榴皮以健脾化湿、收敛止泻。后仍以健脾理气方加减。

2010 年 2 月复诊，刻下症：患者神清，精神可，腹泻，纳眠尚可，小便调。舌淡红，舌苔白，脉弦滑。

中药处方 党参 15g，白术 15g，莪术 10g，八月札 30g，薏苡仁 30g，白花蛇舌草 30g，望江南 30g，红豆杉 6g，白英 30g，山慈菇 30g，炒山楂 15g，甘草 10g。每日 1 剂，水煎两次至 200～250ml，分早晚两次服。

2011 年 4 月 18 日复诊，刻下症：患者神清，精神可，偶有肝区疼痛，大便烂，纳眠尚可，小便调，大便溏。舌淡红，舌苔微腻，脉弦滑。中药于原方加用延胡索以行气止痛。

定期复查肿瘤标志物 AFP 正常，CT 未见肿瘤复发转移，门诊继续中药治疗，方拟健脾理气方加减。

2014 年 3 月 20 日在当地江门市新会区第二人民医院复查 AFP 1063ng/ml。2014 年 4 月 29 日当地查上腹部 CT 示：肝 S7、S8 多发低密度病灶，增强呈"快进快出"改变，考虑为肝癌，建议进一步检查。

2014 年 4 月 25 日复诊，患者未诉特殊不适，舌淡红，舌苔白，脉弦滑。

中药处方 莪术 10g，八月札 30g，党参 15g，白术 15g，薏苡仁 15g，炒山楂 15g，甘草 10g，白花蛇舌草 30g，望江南 30g，红豆杉 6g，白英 30g，山慈菇 30g。每日 1 剂，水煎两次至 200～250ml，分早晚两次服。

考虑肿瘤复发，候床入院行 TACE 术。

2014 年 4 月 29 日入住我院肿瘤科行 TACE 术，术后恢复可。后于门诊服用中药抗肿瘤治疗，方拟健脾理气方加减。

2015 年 12 月门诊复诊，刻下症：患者神清，精神一般，纳差，乏力。舌淡红，舌苔白，脉弦滑。

中药处方 党参 15g，白术 15g，黄芪 30g，薏苡仁 15g，莪术 10g，八月札 30g，山慈菇 15g，炒山楂 15g，甘草 10g，炒麦芽 30g，炒稻芽 30g，红豆杉 6g，黄精 20g。每日 1 剂，水煎两次至 200～250ml，分早晚两次服。

建议入院治疗，患者拒绝，后返回当地医院治疗。后病情继续进展，2016 年 2 月 22 日去世。

按语

我国肝恶性肿瘤多发生于乙型肝炎病毒感染及肝硬化的基础上，大部分患者病灶呈多中心性，且术后易复发。该患者术后未行化疗或其他西医治疗，仅接受中医药治疗。术后 7 年无疾病复发，疗效满意。这提示我们，中医药能预防、延缓肝癌术后复发。

肝癌术后无瘤状态的中医药防治过程中，采用"辨病＋辨证＋对症"的"三位一体"论治法，辨证以健脾理气为法，联合辨病抗癌药物，如八月札、白花蛇舌草、龙葵、红豆杉、白英、山慈菇等药品，术后1个月内患者正气虚，酌情调整抗癌药物比例及减轻用量，术后1个月后，根据患者术后正气恢复情况，酌情加大辨病抗癌力度。对症方面，因患者出现便溏，可加用山药、石榴皮以健脾止泻；对于腹痛症状则加用延胡索以行气止痛。

第四章 补土理论治疗胆管癌案例

胆管癌是发生在左、右肝内胆管至胆总管下端的肝外胆管的恶性肿瘤，少见于十二指肠上缘以上的胆总管癌和胰腺段的远端胆总管癌。近年来发病率有增多趋势，男性较多，为女性的 2~3 倍，以 50~60 岁为多见。胆囊癌恶性程度高，容易复发转移，多数患者就诊时即已失去手术切除的机会，总体 5 年生存率＜5%。现代医学中，胆囊癌属于消化系统肿瘤，其起源于胆管上皮细胞，其病理类型有腺癌、鳞癌、神经内分泌肿瘤等。

胆管癌的发病较隐匿，早期可能仅表现为肝功能的异常，若患者未重视，则再次发现时可能已表现为发热、体重明显下降、腹痛等症状，或体检发现肝内孤立性肿块而偶然发现；还有部分患者因胆管癌导致的胆道梗阻出现黄疸而发现。目前流行病学研究显示，其发病人群以非洲人种为主，其次是亚洲人种及欧洲人种。发病机制尚不明确，目前普遍认为发病原因可能与胆管内结石、原发性硬化性胆管炎及长期胆道炎症相关。目前的主要治疗手段仍以外科手术、放化疗等为主，近年来免疫治疗、靶向治疗也在进行临床试验中。但由于其发病隐匿，初起患者多无明显体征，发现时多属中晚期，且胆管癌对于治疗的敏感度较差，属于恶性肿瘤中预后较差的癌种。中医药对胆管癌的治疗同样起着重要作用，可明显改善患者生存质量，降低放化疗所带来的毒副反应，加快术后恢复，同时部分可延长其生存时间。

胆管癌为西医病名，属于中医学的"黄疸""胁痛""积聚"等范畴。因胆管癌本身发病率较低，古人对其记载应以黄疸为主，如张仲景《金匮要略》中提到"黄疸之病，当以十八日为期，治之十日以上瘥，反极为难治"，可见其对于黄疸病有较深的认识，对于较长时间的黄疸，其认为等同于现代肝胆系统恶性肿瘤中晚期引起的黄疸，预后差。《诸病源候论·黄诸病》："气水饮停滞结聚成癖，因热气相搏，则郁蒸不散，故胁下满痛，而身发黄，名为癖黄。"张景岳认为"盖积者积迭之谓，由渐而成者也"，胆管癌亦为积聚之类，其成形非一朝一夕，盖由长期邪气聚于胆腑，久则与热、毒、痰、湿等相搏，最终转化为癌症，胆腑为存放胆汁之所，一旦胆管阻塞，胆汁不得疏泄，则气机不畅，湿热郁滞胆腑，进而熏蒸溢于皮肤，则发为黄疸；湿热蕴蒸，则脾失运化，胃失和降，出现恶心呕吐、厌食油腻、疲倦乏力等症状；湿热郁结胆腑，气机不畅，不通则痛，故出现胁肋胀痛；湿热郁结，日久伤阴，加之皮肤受湿热熏蒸，则肌肤有失濡养，故皮肤瘙痒。大抵胆管癌之病机由于湿热困遏脾胃，壅塞胆腑，肝胆失于疏泄，胆汁逆流溢于肌肤发为黄疸。

胆管癌属于本虚标实之证，中医治疗可贯穿整个治疗过程，大多患者在接受手术、放化疗后进行中医药调治。总的原则仍以辨证辨病相结合，在准确辨证基础上选用那些经现代药理研究证实有抗癌、提高免疫功能的中药，或各学者的抗癌经验用药以组成处方。治疗胆管癌应从两方面着手：一则从标证入手，从前面的论述可知，湿热毒蕴蒸而发黄为其标证，故治以利胆退黄，清热解毒抑瘤；二则是从本证入手，其本证则是脾胃之气虚弱，故脾失运化，胃失和降，进而导致湿热困遏；且在治标过程中应用大量清热解毒药物易伤害脾胃之气，故需要时时顾护脾胃之气。如山东中医药大学周晓园教授治疗胆管癌应用茵陈蒿汤加平胃散，在此基础上加入白花蛇舌草、蒲公英等清热解毒之药。

从中医角度来讲，胆为中正之官，秉甲木之气，中正而刚烈，一旦发病则病势较快，症状明显，且木易横逆脾胃之土，因而古人有"见肝之病，知肝传脾，当先实脾"之说，而胆管癌发病部位在胆，其胆腑之气必会运行不畅而横逆犯脾胃，导致消化道症状，轻则厌食、纳差，重则呕吐腹泻等，且胆管癌发病以身目黄染为主要症状，此谓脾胃受湿热困遏，加之肝胆横逆。因而，在治疗胆管癌过程中，要时时保护脾胃不受损害；在清热解毒、利湿退黄的过程中，亦不忘健脾益气，只有正气渐充，才能有力祛邪外出。

案例1　健脾理气法在胆管癌伴阻塞性黄疸支架术后应用案

张某某，男性，84岁，2015年2月5日来诊。

主诉　胆道支架术后1个月，下肢浮肿3周。

现病史　患者2014年12月因身目黄染于外院就诊，查腹部CT提示肝内肿物伴胆管扩张，考虑胆管癌伴梗阻性黄疸。外院考虑无手术指征，2015年1月3日予行经皮胆道支架置入术。术后为求中医药治疗，于2015年2月5日来门诊就诊，初诊时症见：患者神清，下肢浮肿，无身目黄染，无腹痛，无恶心呕吐，纳眠可，大便日行1~2次，小便略黄。舌红，苔白腻，脉弦滑。

中医诊断　胆管癌。

中医证型　脾虚气滞，痰瘀互结。

西医诊断　胆管恶性肿瘤。

治法　健脾理气，化痰祛瘀抑瘤。

中药处方　党参30g，白术15g，薏苡仁30g，茵陈30g，枸杞子15g，五味子15g，石见穿30g，龙葵30g，白花蛇舌草30g，望江南30g，乌骨藤30g，山楂15g，延胡索15g，甘草10g。每日1剂，水煎两次至200~250ml，分早晚两次服。

2015年4月16日二诊，刻下症：患者神清，下肢浮肿减轻，无身目黄染，无腹痛，无恶心呕吐，纳寐可，大便2日一次，小便调。舌红，苔黄腻，脉弦滑。中药于前方基础上去望江南、乌骨藤，加火麻仁 30g 润肠通便，天麻 15g 通筋活络。

2015 年 4 月至 2016 年 3 月，继续于门诊中药治疗，中药继续以健脾理气方加减。服药期间，下肢浮肿消退，无其他明显不适。

2016 年 3 月 31 日，患者因黄疸入院，考虑原胆道支架堵塞，予以行原胆道支架取出术＋胆道支架置入术。

2016 年 4 月 7 日再诊，刻下症见：患者神清，身目黄染，双下肢浮肿，腹水，无腹痛，纳可，寐一般，大便日行 1 次，小便黄。舌红，苔白，脉弦滑。中药前方去望江南、乌骨藤、山楂、延胡索，加蛇莓 30g 清热解毒抗癌，金钱草 30g、田基黄 30g、车前草 15g、猪苓 30g 利水渗湿退黄。

2016 年 4 月至 2016 年 7 月，患者继续于门诊中医药治疗。后因病情恶化，于 2016 年 7 月去世。

按语

胆管癌恶性程度高，易转移，缺乏有效的全身治疗方案，且术后复发常见，预后较差。本案患者确诊时无法行手术根治切除，且合并阻塞性黄疸、高龄，故仅行胆道支架置入术。无法手术根治切除的患者，单做胆管内或外引流，其平均生存期仅 6～7 个月。本病例单纯服用中药为主，总生存时间长达 17 个月，显示出中医药的替代治疗作用。

对于每个患者都要因其情况选用合适的治疗，以提高生存质量、延长生存期。本病例中，因患者高龄及确诊时肿瘤分期晚，故手术、放疗及化疗皆没有进行，治疗重点在于控制肿瘤生长和维持胆汁的排泄通畅。平时用中药治其本，以控制肿瘤生长、减轻症状、改善体质。中药处方主要是扶正抗癌，采用"辨证＋辨病＋对症"的"三位一体"法，辨证考虑脾虚气滞，治以健脾理气，辨病选择抗癌药物如石见穿、龙葵、白花蛇舌草、望江南、乌骨藤等药物，针对水肿、黄疸等症状，可针对性选用利水渗湿退黄之品，如绵茵陈、金钱草、田基黄、车前草、猪苓等药。患者虽无便秘的情况，但《素问·五脏别论》言："五脏者，藏精气而不泻也，故满而不能实。六腑者，传化物而不藏，故实而不能满也。"清代医家叶天士之《临证指南医案》言"六腑以通为用"，故本案在治疗中，保持大便通畅具有十分重要的作用。若支架有阻塞的情况，则更换支架治其标。

案例 2　疏肝健脾法在胆管癌术后肿瘤标志物升高中运用案

余某某，男性，79 岁，2010 年 11 月 26 日来诊。

主诉　中上腹部偶有胀闷不适，嗳气，纳稍差 3 周。

现病史　2010 年 10 月 27 日于澳门公立山顶医院行相关检查确诊为胆管恶性肿瘤。2010 年 11 月 4 日行外科手术切除，术后病理检查结果：胆管细胞癌。2010 年 11 月 26 日来门诊就诊，查 CA199 值为 1345U/ml。初诊时症见：患者神清，精神一般，中上腹部偶有胀闷不适，嗳气，纳稍差，眠可，二便调。舌淡暗，苔白微腻，脉弦滑。

辅助检查 2010年11月4日术后病理检查结果：胆管细胞癌。

中医诊断 胆管癌。

中医证型 肝郁脾虚，湿瘀互结。

西医诊断 胆管恶性肿瘤。

治法 疏肝健脾，行气化湿，祛瘀抑瘤。

中药处方 党参30g，白术15g，茯苓15g，甘草6g，薏苡仁30g，八月札30g，白花蛇舌草30g，莪术15g，延胡索30g，炒山楂15g，炒麦芽30g。每日1剂，水煎至200～250ml，分早晚两次服。

2010年12月2日二诊，刻下症：患者神清，精神一般，腹胀、嗳气、胃纳好转，眠可，二便调。舌淡暗，苔白微腻，脉弦滑。中药于原方基础上去延胡索、炒山楂、炒麦芽，加用龙葵30g加强解毒抑瘤。

2011年5月24日至外院复查CA199较前明显降低（312U/ml）。继续上方加减治疗，患者自觉症状改善。

2011年7月28日外院复查磁共振（MRI）检查未见明显异常，血CA199较前继续下降（169U/ml）。

2011年11月3日复查CA199较前上升（2439U/ml）。2011年11月8日患者再至我门诊就诊，继续以前方加减治疗，并建议完善PET/CT检查明确肿瘤情况。

2011年11月21日PET/CT：肝右叶及尾状叶多发条片状及结节高代谢病灶，考虑为肿瘤复发。外院西医建议口服化疗药物以控制肿瘤，患者考虑高龄拒绝。2011年11月22日，患者至门诊就诊，刻下症：患者神清，精神稍倦，纳眠尚可，二便调。舌淡暗，苔薄白，脉弦滑。中药于前方基础上加红豆杉3g以加强清热解毒抑瘤，同时配合口服中成药紫龙金片（每次4片，每日3次）辅助扶正抗癌。

2011年12月18日外院复查CA199较前下降（39.6U/ml）。治疗继续中药汤剂扶正抑瘤治疗，继续配合口服中成药紫龙金片（每次4片，每日3次）。患者坚持中医药治疗，治疗期间定期复查，肿瘤标志物先下降至正常，后期缓慢上升，CT提示肿瘤缓慢进展，最终因肿瘤进展，于2015年5月死亡。

按语

胆管癌恶性程度高，易转移，缺乏有效的全身治疗方案，且术后复发常见，预后较差。术后第1、3、5年的生存率分别为68.8%、34.4%、17.4%。术后动态监测CA199对肿瘤是否残留、复发及预后有参考意义，且CA199≥37U/ml是影响患者生存的独立危险因素。本案患者术后1年出现CA199升高，进一步复查影像学检查提示肝内多发转移。考虑高龄，加之胆管癌全身治疗方案疗效欠佳，患者拒绝进一步化疗，治疗上仅以中医药治疗为主，复发至死亡时间为3年余。总生存期为 4 年余。提示中医药治疗在延长胆管癌生存期方面有积极作用。

　　未病先防，既病防变，愈后防复为中医药治疗疾病的主要原则，肿瘤病概莫能外，患者中药处方中始终运用具有抗癌作用的白花蛇舌草、薏苡仁、蛇莓等药物，即为这一治则的具体体现。

案例 3　疏肝健脾法在胆管癌靶向治疗中减毒增效应用案

　　王某某，男性，44 岁，2018 年 5 月 11 日来诊。

　　主诉　肝胆管细胞癌 2 年余，右上腹胀满 1 年余。

　　现病史　2016 年 2 月 15 日于郑州大学第一附属医院行"胆囊切除术＋胆肠吻合术＋开腹探查术"，术后病理检查结果显示（肝）胆管细胞癌。2016 年 5 月 5 日至中山大学附属肿瘤医院查腹部 CT 示肝左右叶多发病灶，考虑转移瘤可能性大；肝门区、门腔间隙、胰钩突旁、下腔静脉旁多发淋巴结，考虑转移。后行 6 个疗程吉西他滨＋顺铂（GP）方案化疗。2016 年 9 月复查 CT 提示淋巴结增大。2016 年 12 月复查腹部 CT 示肿瘤病灶进一步增大，患者口服阿帕替尼（艾坦）治疗，2017 年 2 月评估疗效稳定（stable disease，SD）。患者开始阿帕替尼联合 PD-1 靶点药物纳武利尤单抗（Opdivo）治疗，其间复查肿瘤缩小或稳定。服用艾坦过程中，患者出现皮疹、肝功能损伤症状，需间断停用艾坦待肝功能改善、皮疹减轻后继续服用。为减轻靶向药物不良反应，患者于 2018 年 5 月 11 日来门诊就诊，初诊时症见：患者神清，疲倦乏力，右上腹胀满隐痛不适，颜面及背部散在皮疹，无明显瘙痒，纳眠尚可，二便正常。舌淡暗，苔白微腻，脉弦细。

　　辅助检查　术后病理检查结果显示（肝）胆管细胞癌。

　　中医诊断　胆管癌。

　　中医证型　肝郁脾虚，湿瘀互结。

　　西医诊断　胆管细胞癌伴肝内、腹腔、淋巴结多发转移；肝功能损伤。

　　治法　疏肝健脾，化湿祛瘀抑瘤，佐以清热解毒。

　　中药处方　党参 30g，白术 20g，黄芪 30g，甘草 10g，炒薏苡仁 20g，八月札 30g，龙葵 30g，蛇泡簕 30g，莪术 10g，猫爪草 30g，山慈菇 30g，红豆杉 1 袋，连翘 15g，白茅根 30g，五味子 15g，枸杞子 15g。每日 1 剂，水煎至 200～250ml，分早晚两次服。

　　2018 年 5 月 23 日二诊，刻下症：患者神清，精神可，皮疹未发，右上腹胀满隐痛感减轻，纳眠尚可，二便正常。舌淡暗，苔白微腻，脉弦细。中药于前方基础上去连翘、白茅根。

　　后继续上方加减扶正抑瘤治疗。

　　2019 年 2 月复查 CT 提示肿瘤进展，2019 年 2 月至 2019 年 3 月改用 PD-1 靶点药物纳武利尤单抗＋XELOX（奥沙利铂＋卡培他滨）方案化疗 2 个疗程。

2019 年 4 月复查肿瘤进展，治疗上建议更换方案为替吉奥＋安罗替尼全身治疗，患者拒绝。2019 年 4 月患者至外院行肝门区转移瘤消融术、2019 年 5 月行"胃十二指肠动脉造影＋灌注（吡柔比星 50mg＋卡铂 300mg）＋栓塞术，术后出现疼痛、出血等症状。

2019 年 6 月 28 日再诊，刻下症：患者神清，精神疲倦，乏力，无发热恶寒，无恶心呕吐，右上腹疼痛，无恶心呕吐，头晕，无头痛，纳一般眠欠佳，二便调。舌淡暗，苔白微腻，脉弦细。中药于前方基础上加延胡索 15g，藕节炭 15g，予止痛止血对症治疗。

2019 年 9 月患者再至外院行局部介入治疗，2019 年 10 月出现脑梗死、消化道出血，2019 年 10 月去世。总生存时间 44 个月。

按语

患者术后 3 个月出现肝、淋巴结转移，后续经化疗、靶向治疗、免疫治疗等多种手段积极治疗，最终因疾病进展死亡，总生存时间 44 个月。

在化疗、靶向治疗、免疫治疗过程中，患者出现皮疹、肝功能异常等不良反应，严重影响患者生活质量，甚至影响西医抗肿瘤治疗疗程的完成。我们根据吴万垠教授多年临证经验总结出抗肿瘤治疗的中医思维模式——"辨病＋辨证＋对症"的"三位一体"法，即"辨病为本，辨证为纲，病证结合，佐以对症"。中医药在恶性肿瘤治疗中的作用应是补充与替代治疗。例如本案患者，中药与分子靶向药物、免疫药物结合，能起到增效解毒以及增敏作用，延长了药物耐药时间，此为其一。其二，对化疗、分子靶向、免疫治疗等药物引起的不良反应，进行对症用药，也是中医药的优势之一。其三，替代与补充并不是排斥西医，而是要在西医治疗的某一阶段或者某一点上替代或补充。

本案患者在分子靶向、免疫药物治疗期间，颜面及背部出现多处皮疹，中医认为其为血热，如伴瘙痒不适为血热生风，临证对症以凉血祛风为法，佐以连翘、地肤子、白鲜皮、蒲公英、蝉蜕、紫草、白茅根等药物，热盛者可加石膏、知母，疗效肯定，极大减轻患者痛苦。本案患者在分子靶向、免疫药物治疗期间，出现肝功能异常，被迫暂停靶向药物治疗。靶向药物、免疫治疗均有对肝功能损伤可能，特别是肝恶性肿瘤。吴教授在中药中常加五味子、枸杞子两味药。肝脏为阴中之阳，肝体阴用阳，肝肾同源，五味子、枸杞子滋补肝肾，另现代医学分析发现五味子、枸杞子有护肝降酶作用。故无论从传统中医理论方面，还是现代药理学研究方面，五味子、枸杞子二药均为保肝要药。

案例 4 疏肝健脾法在胆管癌化疗期间应用案

招某某，男性，69 岁，2018 年 6 月 28 日来诊。

主诉 胆管细胞癌术后 1 年余，上腹部胀闷 1 年。

现病史 2017年3月患者因上腹部胀闷不舒于我院消化科就诊,查腹部彩超、腹部CT提示肝脏左叶占位（7.8cm×7.6cm）、肝胃间隙及腹膜后数个淋巴结。考虑肝恶性肿瘤,胆管细胞癌可能性大,胰头、胃壁受侵,腹膜后及胃小弯右旁多发肿大淋巴结,考虑转移瘤可能性大。2017年3月28日于中山大学孙逸仙纪念医院行扩大左半肝切除术＋部分胃切除术＋腹腔淋巴结清扫术,术后病理检查结果:胆管细胞癌（中分化）,pT4N1M0 ⅣA期。术后2017年5月开始CEA逐步升高,复查全身PET/CT提示腹腔多发淋巴结,考虑转移。2017年11月开始替吉奥胶囊口服化疗,复查CEA较前下降。2018年1月至5月,CEA持续上升,2018年5月复查CT提示腹腔淋巴结与前相仿。2018年6月28日来门诊就诊,初诊时症见:患者精神稍倦,乏力,上腹部胀闷不舒,饱食后加重,腹部术后少许牵拉痛,全身皮肤黧黑,四肢末端麻木不适,纳可,眠差,二便正常。舌淡暗,苔黄微腻,脉弦细。

辅助检查 术后病理检查结果:胆管细胞癌（中分化）。

中医诊断 胆管癌。

中医证型 肝郁脾虚,湿瘀互结。

西医诊断 肝胆管细胞癌（中分化）,pT4N1M0 ⅣA期。

治法 疏肝健脾,化湿祛瘀抑瘤。

中药处方 柴胡15g,枳实15g,白芍20g,延胡索15g,党参30g,白术15g,大腹皮15g,炙甘草10g,猫爪草30g,山慈菇15g,红豆杉1袋,龙葵果1袋,鸡血藤15g,桂枝10g。每日1剂,水煎至200～250ml,分早晚两次服。

同时配合沐手足方,组方如下:桂枝30g,生川乌30g,忍冬藤30g,生姜30g,制何首乌30g,络石藤30g,川红花10g,当归30g,黄芪30g。每日1剂,煎煮800～1000ml,每晚沐手足20～30分钟。

西医治疗方面,建议复查全身PET/CT以评估肿瘤情况,必要时调整化疗方案或者免疫治疗,患者不同意。

2018年7月12日二诊,刻下症:患者精神可,少许乏力,上腹部胀闷不舒基本缓解,已无腹部术区牵拉痛,全身皮肤黧黑及四肢末端麻木感减轻,纳可,眠一般,二便正常,舌淡暗,苔黄微腻,脉弦细。考虑患者上腹胀闷等消化道症状缓解、术区疼痛减轻,中药原方基础上去延胡索、大腹皮。

患者症状改善,依从性提高,2018年7月15日复查CEA升高,全身PET/CT提示部分病灶较前缩小,部分病灶较前增大,建议患者替吉奥联合奥沙利铂或PD-1靶点药物治疗,患者考虑高龄,对生活质量有更高需求,故拒绝强化疗。2018年7月至10月继续替吉奥口服化疗。

2018年10月18日患者因咳嗽至外院查CT提示双肺多发转移瘤,予停替吉奥治疗。外院接受2个疗程纳武利尤单抗治疗。治疗后患者咳嗽加重,伴气促,考虑免疫相关性肺炎,治疗后未缓解。2018年12月11日去世。总生存时间 22 个月。

按语

患者术后 1 个月出现淋巴结转移，因年龄较大，患者治疗态度不甚积极，对生存质量有着较高要求。在西医化疗或靶向或免疫治疗过程中，可能会出现各种不良反应，中医对于这种情况有一定治疗优势。治疗上，根据吴万垠教授在多年临证中总结出的抗肿瘤治疗的中医思维模式，"辨病＋辨证＋对症"的"三位一体"法，即"辨病为本，辨证为纲，病证结合，佐以对症"，重点突出辨病治疗。具体到肝恶性肿瘤，吴教授结合肝脏中医学特性——"肝喜条达恶抑郁"，肝病发展过程——"见肝之病，知肝传脾，当先实脾"，以及在治病过程中后天脾胃重要性——"善治病者，惟在治脾"，自拟健脾理气抑瘤，临床效果显著，不仅能改善症状，抑制肿瘤，还能延长患者生存时间。针对药物所致手足综合征，除了内服中药外，吴教授在临床多采用中药局部熏洗，内外兼治，疗效更速。临证上分阳证与阴证，阳证中药熏洗方组成有黄柏、蛇床子、赤芍、白鲜皮、苦参、牡丹皮、生地黄；阴证中药熏洗方组成有桂枝、生川乌、生姜、红花、当归、黄芪、络石藤、忍冬藤。

《理瀹骈文》中云："外治之理，即内治之理，外治之药，亦即内治之药，所异者法耳。医理药性无二，而法则神奇变幻……外治必如内治者，先求其本"。阐释了外治法与内治法原理的一致性。为临床外治法提供了理论依据。

第五章 补土理论治疗食管癌案例

食管癌是原发于食管黏膜上皮的一类恶性肿瘤，主要为鳞癌和腺癌。临床上以进行性吞咽困难为进展期典型症状。食管癌起病隐匿，发病过程漫长，早期可无明显症状，一旦发现即已至中晚期。食管癌在我国恶性肿瘤中发病率居第三位，死亡率居第四位。其发病具有显著的地区性和民族特点。

食管癌起病时一般无明显特征性症状，主要表现为胸骨后不适、烧灼感或针刺样、牵拉样疼痛，吞咽食物时可有停滞感或轻度梗阻感。中晚期出现持续性存在并呈进行性加重的吞咽困难，食管反流，咽下疼痛，和其他症状如肿瘤压迫喉返神经可出现声音嘶哑、呛咳等。早期食管癌在内镜下切除常可达到根治效果。中晚期食管癌可采取手术、放疗、化疗及内镜治疗或多种方式联合应用。

历代文献记载中并无"食管癌"这一病名，依据其临床症状可将食管癌归属于"噎膈"范畴。《济生方·噎膈》："其为病也，令人胸膈痞闷，呕逆噎塞，妨碍饮食，胸痛彻背，或肋下支满，或心忡喜忘，咽嗌气不舒。"明代秦景明在《症因脉治·内伤噎膈》中说："饮食之间，渐觉难下，或下咽稍急，即噎胸前。如此旬月，日甚一日，渐至每食必噎，只食稀粥，不食干粮，此内伤噎膈之症也。"其对噎膈症状的论述，与食管癌出现的持续性、进行性加重的吞咽困难、进食不畅、胸骨后不适感等症状相一致。宋代赵养葵说："噎膈者欲饮得食，但噎塞迎逆于咽喉胸膈之间，在胃口之上，未曾入胃即带痰涎而出。"从解剖的角度指出噎膈之病位在咽喉与胸膈之间，胃口之上，这也与现代解剖相吻合。

古代医家对于噎膈的病因病机有较多论述。《济生方·噎膈》："倘或寒温失宜，食饮乖度，七情伤感，气神俱扰，使阳气先结，阴气后乱，阴阳不和，脏腑生病，结于胸膈，则成膈。气流于咽嗌，则成五噎。"《景岳全书·噎膈》："噎膈一证，必以忧愁思虑，积劳积郁，或酒色过度，损伤而成""少年少见此证，而惟中衰耗伤者多有之"。总结历代医家对食管癌病因的论述，可以看出本病以七情内伤、饮食劳逸、年高久病等为主因。忧思伤脾，脾伤则水湿失运滋生痰浊；平素嗜酒则湿热内生，酿成痰浊；年高久病虚劳，则精血渐枯，气运渐弱，津气失布，痰气瘀阻于食管、贲门而成噎膈。《证治汇补·噎膈》："膈有拒格意，因忧郁失志，及膏粱浓味，醇酒淫欲而动脾胃肝肾之火，致令血液衰耗，胃脘枯槁，气郁成火，液凝为痰，痰火固结，妨碍道路，饮食难进，噎膈所由成也。"可知噎膈之病机包括肝、脾、肾三脏功能失常。脾伤失运，则湿聚成痰；肝伤气郁，则血瘀内停或化火伤阴；肾虚不足，则阴虚不能濡养咽嗌，阳虚不能温运脾土，以致气滞、痰阻、血瘀，阻于食管、胃脘而成噎膈。

中医治疗噎膈注重标本虚实的权衡。食管癌早期偏气结，血瘀未甚，多表现为邪盛正不衰，治疗以祛邪为主，理气化痰开郁；中期津伤热结，痰瘀交阻，当以滋阴散结，化痰行血；后期津枯血少，气虚阳微，则以扶正为主，酌用祛邪破结之品。常见以下四个证型：痰气交阻证，治宜开郁化痰，润燥降气，方用启膈散加味；津亏热结证，应滋养津液，泄热散结，方选沙参麦冬汤加味；瘀血内结证，当破结化瘀，滋阴养血，使用通幽汤加味；气虚阳微证，则温补脾肾，益气回阳，脾虚以补气运脾汤，肾阳不足以右归丸加味。

食管癌的病变部位虽在食管，但属胃之上端，受胃气化影响，故与脾胃密切相关。《灵枢·四时气》指出："饮食不下，膈塞不通，邪在胃脘。"古人称食管为"胃管""脘管"。《难经集注》称食管为"胃之系"。《医宗必读·反胃噎膈》："大抵气血亏损，复因悲思忧患，则脾胃受伤，血液渐耗，郁气生痰，痰则塞而不通，气则上而不下，妨碍道路，饮食难进，噎塞所由成也。"可知脾胃功能对于食管癌的发生、发展与治疗等方面有重要影响。中焦脾胃为气机升降之枢纽，若气机郁结、气化失司，则痰凝水湿蕴结于食管，无力推动食物下行而生噎膈之病。痰气交阻，久之则瘀血内结，痰、气、瘀互结，进而阻隔胃气，升降失调，故饮食难进。长久则气郁化火，抑或痰瘀生热，伤阴耗液，疾病由标实转为正虚为主，病情由轻转重，阴津日益枯槁，胃津亏耗，脾胃阳气衰败，不能输化津液，痰气瘀结更甚。《景岳全书·噎膈》："凡治噎膈之法，当以脾肾为主。盖脾主运化，而脾之大络布于胸膈……故上焦之噎膈，其责在脾……治脾者宜从温养，治肾者宜从滋润，舍此二法，他无捷径矣。"故食管癌的治疗应重视调理脾胃，可运用健脾益气，和胃降逆之法。

案例1　健脾益气法在上段食管癌放化疗后应用案

钟某某，男性，58岁，2006年5月17日来诊。

主诉　吞咽困难、口干少气2个月。

现病史　2004年诊断食管颈段鳞癌，未能行手术治疗，行放疗联合顺铂＋氟尿嘧啶（PF）方案化疗4个疗程后获得完全缓解。2006年5月患者因吞咽困难、口干少气于外院就诊，外院完善CT后考虑食管癌局部复发，患者拒绝静脉化疗。患者遂于2006年5月17日来门诊就诊，初诊时症见：患者神清，精神尚可，无发热，吞咽硬食困难，无胸骨后疼痛，无恶心呕吐，口干少气，软饭饮食，纳眠可，二便调。舌红，苔少，脉细滑。

辅助检查　病理检查结果：（食管颈段）鳞状细胞癌。

中医诊断　食管癌。

中医证型　气阴两虚，痰瘀互结。

西医诊断 食管颈段恶性肿瘤（鳞状细胞癌，Ⅲ期）。

治法 益气养阴，化痰祛瘀抑瘤。

中药处方 黄芪30g，太子参30g，白术15g，沙参15g，麦冬15g，石斛15g，山慈菇30g，薏苡仁30g，石见穿30g，龙葵30g，白花蛇舌草30g，莪术15g，威灵仙20g，僵蚕15g，甘草10g。每日1剂，水煎两次至200～250ml，分早晚两次服。

西医处方 替加氟（200mg，一日4次，连服21天，停7天为1个疗程）。

经6个疗程中药联合口服化疗药物后获得完全缓解。至2007年再发右肺恶性肿瘤（鳞状细胞癌，Ⅱ期），行手术切除。术后吞咽困难缓解，伴胸痛，方中去僵蚕、威灵仙，加延胡索30g、制川乌15g。术后长期于门诊服用中药方加减，间断服用替加氟。直至2013年8月复查，食管癌仍维持完全缓解，肺癌切除术后未见复发转移。2016年食管癌进展伴肺多发结节转移，考虑转移瘤，患者拒绝肺结节活检，予以紫杉醇＋顺铂（TP）方案化疗，后疾病进展，患者拒绝继续放化疗治疗。2016年11月去世。总生存时间12年。

按语

颈段食管癌手术难度较大，多采用放化疗，该患者虽获得完全缓解，但很快复发。此时，若再用放化疗，多数患者难以耐受。该患者采用中药联合长期口服替加氟获得了完全缓解，属于中药对化疗药物的协同补充治疗结果。其中，间断停服替加氟，用单纯中药治疗，起到了替代化疗的作用。

在中药处方上，我们采用"辨病＋辨证＋对症"的"三位一体"法，即"辨病为本，辨证为纲，病证结合，佐以对症"。辨证使用补土益气养阴法，辨病可使用山慈菇、薏苡仁、石见穿、龙葵、白花蛇舌草、莪术等抗癌药物。其中，益气养阴中药，如黄芪、太子参、白术、沙参、麦冬、石斛等，对于放化疗导致的气阴两虚症状以及放射性肺损伤有较好的防护作用。威灵仙、僵蚕等对于食管癌的吞咽困难有一定的缓解作用，待吞咽困难缓解后才去除这两味药。关于威灵仙，其具有"宣通五脏，消胸中痰唾"和治鱼骨鲠之用。国医大师张磊在治疗慢性喉痹时，在辨证基础上加入此味，往往收效较好。而胸痛则对症加延胡索、制川乌，有较好的缓解疼痛及活血化瘀抑瘤作用。

案例2 健脾益气法在晚期食管癌患者带瘤生存中应用案

李某某，男性，43岁，2011年4月25日来诊。

主诉 气促，胸痛，咳嗽痰黄，咽喉痰阻感近1个月。

现病史 2010年12月患者因"吞咽困难"于当地三甲医院查胸部CT及胃镜，胸部CT发现上段食管占位，胃镜活检病理检查结果考虑中-低分化鳞癌。确诊及分期为胸上段食管中-低分化鳞癌，cT3N1M1 Ⅳ期。后行放疗30次，并同期行多西他赛＋顺铂（DP）方案化疗 2 个疗程（末次放疗时间 2011 年 4 月 2 日）。放化疗期间出现了剧烈的放化疗不良反应，主要有气促、胸痛、咳嗽咳痰等症状，且痰带血丝，影响睡眠和食欲，体重下降。2011 年 4 月 25 日来门诊就诊，初诊时症见：患者神清，精神疲倦，气促，咳嗽痰黄，胸痛，咽喉痰阻感明显，食欲不振，睡眠差。舌淡红，苔水滑黄白厚腻，脉弦滑稍数。

辅助检查 胃镜病理检查结果：中低分化鳞癌。

中医诊断 食管癌。

中医证型 脾虚湿瘀互结。

西医诊断 食管恶性肿瘤（胸上段食管中-低分化鳞癌，cT3N1M1 Ⅳ期）。

治法 益气健脾，化湿祛瘀抑瘤。

中药处方 太子参 30g，炙黄芪 30g，甘草 10g，白术 15g，炒薏苡仁 30g，姜制砂仁米 10g，石见穿 30g，醋莪术 15g，八月札 30g，白花蛇舌草 30g，紫苏梗 15g，龙葵 30g，蛇泡簕 30g，威灵仙 20g，猫爪草 30g。每日 1 剂，水煎两次至 200～250ml，分早晚两次服。

同时配合口服抗癌中成药紫龙金片（一次 4 片，一日 3 次）、扶正抗癌口服液（一次 1 支，一日 3 次）等加强扶正抑瘤。继续西医按疗程完成足程 DP 方案化疗。

2011 年 7 月 7 日患者复查胸部 CT：左锁骨淋巴结较前缩小。胃镜提示慢性胃炎。提示病情初步基本得到控制。

2011 年 7 月 11 日二诊，刻下症：患者头晕，气促基本消失，咳嗽咯痰，痰黄，胸痛，咽喉痰阻感明显，口干，纳眠可，二便调。舌淡，舌苔黄腻，脉弦滑。中医辨证考虑为脾虚痰热瘀阻，中药在前方基础上，辨病加红豆杉 3g 加强抗癌抑瘤，辨证加苇茎 15g、黄芩 15g 以加强清热化痰之力。

2011 年 7 月 25 日三诊，刻下症：患者神清，精神尚可，口干，吞咽困难，无明显胸痛或咽喉痰阻感，纳眠一般，二便调。舌红，少苔，脉弦细。

中药处方 太子参 30g，北沙参 15g，麦冬 15g，石见穿 15g，白花蛇舌草 15g，威灵仙 15g，炒薏苡仁 15g，红豆杉 6g，龙葵 15g，黄精 15g，瓜蒌仁 15g，山楂 15g，甘草 10g。每日 1 剂，水煎两次至 200～250ml，分早晚两次服。

2011 年 8 月 9 日四诊，刻下症：患者神清，精神可，口干明显好转，少许吞咽困难，纳眠可，二便调。舌红，少苔，脉弦细。中药于原方基础上，去北沙参、麦冬，加山慈菇抑瘤。

2011 年 10 月复查胸部 CT 提示肿瘤同前。上消化道造影提示病灶管壁较前整齐，管腔较前扩张。综合疗效评价肿瘤稳定，继续在门诊接受中药补充替代序贯治疗。

2013 年 1 月 15 日复查胸部 CT 提示双肺转移。2013 年 2 月 23 日开始行紫杉醇联合奈达铂化疗，化疗后继续在门诊行中医药治疗。

2013 年 3 月再次复查胸部 CT 评价为肿瘤稳定，门诊继续上方加减治疗。

2013 年 9 月再次复查胸部 CT 评价为肿瘤稳定，门诊继续上方加减治疗。继续定期复查，疾病稳定。2018 年 3 月 CT 提示纵隔淋巴结肿大，较前新发，考虑转移瘤，重新紫杉醇联合奈达铂化疗，疗效欠佳。2018 年 10 月因疾病进展去世。总生存时间达 7 年余。

按语

食管癌是常见恶性肿瘤，在世界恶性肿瘤中发病率排名前十。我国是食管癌高发国家，其死亡率居第 4 位。手术切除食管癌仍是主要治疗手段，但效果并不令人满意，仅对分期为 Tis 或 T1~2N0 的食管癌能根治切除且远期效果较好。对于不能手术的食管癌患者，一部分患者经过新辅助治疗后能降期而达到手术切除的效果。目前为止在食管癌的辅助治疗中术前同期放化疗所取得的效果较为显著。首先，放化疗同时可以兼顾肿瘤局部和可能存在的微转移灶。其次，一些化疗药具有放疗增敏作用，同期使用可减少放疗剂量以减少不良反应，提高治疗的依从性和疗效。对于局部晚期患者，术前放化疗可使肿瘤缩小、分期降低，手术切除率提高，有望提高远期生存率。但总的来说，食管癌预后较差，合理制定个体化多学科综合治疗方案可延长生存期并提高其生活质量。

食管癌预后差，多数患者在症状出现后 1 年内死亡，5 年生存率低于 5%，晚期食管癌中位生存期为 7~13 个月。该患者为食管癌Ⅳ期，已失去手术切除机会，早期选择了放化疗，后接受中医药补充替代序贯治疗，治疗 1 年后出现双肺转移，再次行化疗 1 个疗程，化疗后继续接受中医药序贯治疗，其带瘤生存时间达 7 年余，远远超出了晚期食管癌的中位生存期。本病例提示，中医药对于晚期癌症患者能延长患者生存期，提高生存质量，起到替代放化疗的作用，另外放化疗期间，可以明显减轻放化疗所致的不良反应，起到解毒增效的作用。

中医药治疗食管癌，我们多采用"辨病＋辨证＋对症"的"三位一体"法，即"辨病为本，辨证为纲，病证结合，佐以对症"。换言之，指采用中医辨证＋西医辨病抗癌中草药（食管癌常用抗癌中草药有白花蛇舌草、石见穿、威灵仙、红豆杉、龙葵、守宫、重楼、山慈菇等）＋对症治疗。放疗后患者常出现口干等气阴两虚症状，联合太子参、沙参、麦冬、百合等养阴生津类中药能较好缓解患者症状，而对于化疗后骨髓抑制的患者，可联合黄精、补骨脂、当归、鹿茸、熟地、黄芪等益气养血、补肾填精类中药进行防治。

第六章 补土理论治疗胰腺癌案例

胰腺癌主要指胰外分泌腺的恶性肿瘤，包括胰头、胰体和胰尾，是消化系统常见的恶性肿瘤之一。根据细胞组织学分类，可简要分为导管腺癌及亚型、腺泡细胞癌、胰母细胞癌、神经内分泌肿瘤、导管内乳头状黏液性肿瘤、黏液性囊性肿瘤、浆液性囊腺瘤、实性假乳头状肿瘤。

胰腺癌的临床特点是病程短、死亡率高，中位生存期为 6 个月左右，被称为"癌中之王"。其起病隐匿、早期症状不典型，但恶性程度高、进展迅速，故临床就诊时大部分患者已属于中晚期。首发症状往往取决于肿瘤的部位和范围，如胰头癌早期便可出现梗阻性黄疸；而早期胰体尾部肿瘤一般无黄疸。主要临床表现为腹部不适或腹痛、消瘦和乏力、消化道症状、黄疸等。胰腺癌的治疗主要包括手术治疗、放射治疗、化学治疗、介入治疗和最佳支持治疗等。根据不同患者身体状况、肿瘤部位、侵及范围、临床症状，有计划、合理地应用现有的诊疗手段，以期最大幅度地控制胰腺肿瘤，减少并发症和改善患者生活质量。

中医学本无胰腺癌的概念，本病相关论述可散见于"癥瘕积聚""黄疸""伏梁""腹痛""癥积"等病证中。《难经》有"起脐下，大如臂，上至心下，久不愈，上下左右皆有根，病名曰伏梁，裹有脓血，居肠胃之外，不可治"的记载。《诸病源候论·黄病诸候》中云："气水饮停滞结聚成癖，因热气相搏，则郁蒸不散，故胁下满痛，而身发黄，名为癖黄。"这些症状与胰腺癌的表现有相同之处。

中医学认为"正气存内，邪不可干""积之成也，正气不足而后邪气踞之"，说明积聚产生的内因在于正气亏虚，胰腺癌亦是如此。《济生方·积聚论治》中提道："忧思喜怒之气，人之所不能无者，过则伤乎五脏……留结为五积。"说明七情内伤及脏，气留为结化五积，是引起癥瘕积聚的重要原因。外感邪毒久之亦可成癌，《景岳全书·杂证谟·积聚》曰："积聚之病，凡饮食、血气、风寒之属，皆能致之。"若正虚不能抗邪，则致客邪久留，脏腑气血阴阳失调，衍生血瘀、痰浊等病变，久则可形成结块。《圣济总录·积聚门》曰："积气在腹中，久不瘥，牢固推之不移，有癥也，此由寒湿失宜，饮食不节。致腑脏气虚弱，食饮不消……"倘若酒食不节，贪食肥甘厚味，损伤脾胃，脾失健运，运化水湿功能失职，则痰浊内生，痰瘀交阻，终致肿块。且烟酒厚味，易致湿热内生，阻滞气血，积久成毒，瘀结形成本病。总之，胰腺癌病因复杂，脾胃虚损、正气虚衰为本，湿瘀毒内蕴为标，癌毒或自外而入，或蕴积而生，客于胰腺，阻滞气血，凝结为痰，痰瘀互阻，气郁而盛，则气血、痰瘀积聚而为肿瘤。

本病之癌毒较其他肿瘤更为凶猛，癌肿生长迅速，转移快，进展快，易变生他证，预后极差。因此，中医辨证治疗胰腺癌无明确区分早、晚期治法，大致分为以下四个证型：热毒蕴结证，使用大柴胡汤加减；肝胆湿热证，使用茵陈蒿汤加减；脾虚湿阻证，使用陈夏六君子汤加减；肝阴亏虚证，使用一贯煎合二至丸加减。

本病病位在胰腺，与肝脾胃密切相关，肝主调达气机，气行则瘀滞不生；脾胃乃后天之本，化生水谷精微荣润周身百脉，卫强则邪不可侵。临床不少医家认为胰腺癌本质上属于"脾胃病"，为中焦脾虚，脾胃损伤，肝郁气滞，癌毒侵犯所致，即正虚难以御邪，正邪交争之际，又癌毒阻滞气血，凝结为痰，气血、痰瘀积聚变生胰腺肿瘤。李东垣提出"饮食劳倦而胃气元气散解，不能滋荣百脉，灌溉脏腑，卫护周身"，所以无论是预防或是治疗胰腺癌，对于脾胃功能的顾护都不能少，脾胃运化之功不减，则正气化生有源御邪有力，是故又有言"有胃气则生，无胃气则死"。因此，治疗胰腺癌当以脾胃为本，扶正祛邪相结合。

案例1 健脾益气法在胰头癌肝转移中应用案

谢某某，男性，59岁，2012年5月8日来诊。

主诉 反复腹痛半年，加重1周。

现病史 患者2012年2月因反复腹痛于外院行腹部MRI示：十二指肠可见占位，考虑胰腺癌可能性大。2012年2月15日于当地医院行胰腺癌切除术，术中见肿瘤与周围组织粘连；术后病理检查结果：胰头导管腺癌（中分化），淋巴结未见转移。术后行化疗1个疗程（具体方案不详）。因不耐化疗不良反应，拒绝继续化疗。2012年5月8日来门诊就诊，初诊时症见：患者神清，精神一般，轻微腹痛，汗多，纳可，眠差，二便调。舌淡红，舌苔微黄，脉弦细。

辅助检查 术后病理检查结果：胰头导管腺癌（中分化），淋巴结未见转移。

中医诊断 胰腺癌。

中医证型 脾虚湿瘀互结。

西医诊断 胰腺恶性肿瘤（中分化导管腺癌，术后）。

治法 健脾化湿，祛瘀抑瘤。

中药处方 党参15g，白术15g，黄芪30g，石见穿30g，白花蛇舌草30g，蛇泡簕30g，炒薏苡仁30g，红豆杉6g，山慈菇30g，龙葵30g，延胡索30g，五味子15g，甘草10g。每日1剂，水煎两次至200～250ml，分早晚两次服。

2012年5月22日二诊，刻下症：患者神清，精神一般，腹痛缓解，汗多好转，纳可，眠一般，二便调。舌淡红，舌苔微黄，脉弦细。中药于前方基础上去五味子，加蛇莓抑瘤。

2012年12月复查腹部B超示：肝多发转移瘤。患者拒绝化疗，继续以上方加减治疗。

2013 年 1 月复查腹部 MRI 示：肝右叶结节较前增大，前上段新发病灶。复诊时症见：患者神清，精神一般，中上腹刺痛，纳差，眠一般，二便调。舌淡红，舌苔微黄，脉弦滑。中药于前方基础上加延胡索、制川乌行气活血，温经散寒止痛，加山楂改善食欲。

2013 年 9 月 4 日复查腹部 MRI 示肿瘤稳定，中药继续原方加减治疗。

2014 年 4 月因肿瘤进展去世。总生存时间为 26 个月。

按语

胰腺癌转移能力强，复发率高，预后差，早期诊断困难，是恶性程度最高的肿瘤。根治性手术切除是胰腺癌主要治疗方式，但患者长期生存率并未随着手术技术发展而提高。胰腺癌可能以局部复发、区域复发或远处转移的形式复发，约80%患者在术后 2 年内出现局部复发或远处转移，而远处转移如肝转移诊断后中位生存期仅有 3 个月。

本案患者术后化疗 1 个疗程后因不良反应严重难以耐受，拒绝继续化疗治疗，并开始接受中医药治疗，虽然在服药过程中肿瘤缓慢进展，并发肝转移，但最终生存期为 26 个月，远超其他肝转移患者。提示我们，中医药扶正抑瘤治疗能延长晚期胰腺癌患者生存期，中医提倡"带瘤生存"，通过调节人体的阴阳气血和脏腑经络的生理功能，纠正异常的免疫状态，增强机体内在的抗病能力，提高免疫功能，从而抑制癌肿发展。

中医治疗方面，我们根据吴万垠教授抗肿瘤治疗的经验，治疗上采用"辨病＋辨证＋对症"的"三位一体"法，以"辨病为本，辨证为纲，病证结合，佐以对症"。辨病使用石见穿、白花蛇舌草、蛇泡簕、红豆杉、山慈菇、龙葵等抑瘤之药；辨证使用甘草、白术、薏苡仁、莪术、党参等健脾化湿之品；对于肿瘤引起的疼痛，可辨症使用延胡索、制川乌，能行气活血、温经散寒止痛等。

胰腺之生理解剖虽不同于脾、胃，但从中医理论出发，从脾胃论治，收到了良好的效果，这也是《内经》"脾者，治中央，常以四时长四脏"的体现。

案例 2　健脾益气法联合化疗在胰腺癌长期生存中应用案

李某某，男性，57 岁，2010 年 4 月 7 日来诊。

主诉　上腹部疼痛、纳差半个月。

现病史　2009 年 10 月因身目黄染至当地医院住院，行腹部 MRI 示胰头占位性病变，12 月入住广州某三甲医院外科，诊断为胰头癌，剖腹探查发现肿瘤大小约 4cm，包绕血管，未能切除，予化疗药物进行腹腔局部冲洗后转至该院肿瘤内科，行吉西他滨及超声聚焦刀治疗 4 个疗程（2010 年 3 月结束治疗）。2010 年4 月 7 日来门诊就诊，初诊时症见：患者神清，精神一般，上腹部疼痛，恶心欲吐，纳一般，眠可，二便调。舌红，舌苔微黄，脉弦滑。

中医诊断 胰腺癌。

中医证型 脾虚湿瘀互结。

西医诊断 胰腺恶性肿瘤。

治法 健脾益气，祛瘀抑瘤。

中药处方 党参 15g，白术 15g，黄芪 30g，七叶一枝花 30g，石见穿 15g，山慈菇 15g，八月札 15g，黄精 15g，苏梗 15g，制川乌 15g，延胡索 30g，甘草 10g。每日 1 剂，水煎两次至 200～250ml，分早晚两次服。

2010 年 4 月 15 日二诊，刻下症：患者神清，精神改善，上腹部疼痛，恶心欲吐缓解，纳差，眠可，二便调。舌红，舌苔薄白，脉弦滑。中药于原方基础上去黄精、苏梗，加蛇泡簕、莪术。

2010 年 5 月 17 日复查 PET/CT 示：胰头肿瘤或残留，肝右叶（S7 段）多发转移。西医建议化疗。患者拒绝。遂再至门诊就诊。

2010 年 5 月 19 日三诊，刻下症：患者神清，精神可，上腹部疼痛好转，纳眠可，二便调。舌红，舌苔薄白，脉弦滑。中药于原方基础上去制川乌，加用白花蛇舌草 30g、龙葵 30g、蛇泡簕 30g、红豆杉 3g 以加强抑瘤。

2010 年 11 月 11 日复查腹部 CT 示：肝脏 S3 段新发转移灶，原 S7 段病灶未见，肝 S8 段异常灌注同前。后继续以上方加减治疗。

2010 年 12 月 14 日复查 B 超：肝脏未见明显占位病变，肝内胆管积气，肝囊肿。

2011 年 1 月 12 日复诊，刻下症见：神清，精神可，无上腹疼痛，左肩部疼痛，纳眠可，二便调。舌淡红，舌苔薄白，脉弦滑。方药仍以扶正抗癌方加减。配合鸦胆子油乳软胶囊辅助抗癌。

2011 年 8 月 2 日复查腹部 CT：未见肝转移灶。

2011 年 8 月 17 日复诊，刻下症见：神清，精神可，右下肢少许疼痛，余无不适。舌淡红，舌苔薄白，脉弦滑。中药于前方基础上改黄芪为猫爪草加强抑瘤，加用天麻、鸡血藤以通络止痛，猪苓利水渗湿。配合扶正抑瘤口服液及鸦胆子油乳软胶囊扶正抗癌。

2011 年 11 月 2 日复诊，症见：神清，精神可，右下肢疼痛轻微，余无不适。舌淡红，舌苔薄白，脉弦滑。中药于前方基础上去天麻、鸡血藤及猪苓，加用望江南、乌骨藤以抑瘤、通络止痛。

2012 年 2 月 15 日复诊，患者已存活 2 年余，症见：神清，精神可，右下肢疼痛轻微，牙痛，纳眠可，二便调。舌淡红，舌苔薄白，脉弦滑。治疗基本同前。

2012 年 3 月 21 日复诊，刻下症见：患者神清，精神可，腰部酸痛，右下肢疼痛轻微，纳眠可，二便调。舌淡红，舌苔薄白，脉弦略滑。中药于前方基础上加用狗脊、桑寄生以补肾。

2012 年 3 月 30 日肿瘤标志物正常，腹部 CT 同前。

2012 年 6 月 6 日复诊，刻下症见：患者神清，精神可，无腰部酸痛，无其他不适。舌淡红，舌苔薄白，脉弦滑。中药于前方基础上去狗脊、桑寄生，改党参为太子参，加用七叶一枝花、白英以抑瘤。

2012 年 10 月 31 日复诊，刻下症见：患者神清，精神可，鼻咽痒，无恶寒、肌肉酸痛等其他不适。舌淡红，舌苔薄白，脉弦滑略浮。中药于前方基础上去党参、七叶一枝花，加用辛夷花、苍耳子以通窍祛风止痒。

2012 年 12 月 5 日复诊，刻下症见：患者神清，精神可，少许鼻咽干痒，无其他不适。舌淡红，舌苔薄白，脉弦滑。中药于前方基础上去辛夷花、苍耳子，改用菊花疏散风热。

2013 年 1 月 16 日复诊，患者已存活 3 年余，刻下症见：患者神清，精神可，鼻咽干痒轻微，纳眠可，二便调。舌淡红，舌苔薄白，脉弦滑。方药以扶正抗癌方加减。配合鸦胆子油乳软胶囊辅助抗癌，蛹虫草菌粉胶囊提高免疫力。

2013 年 3 月 27 日复诊，刻下症见：患者神清，精神可，鼻咽干痒轻微，夜尿多，大便调。舌淡红，舌苔薄白，脉弦滑。中药于前方基础上去杜仲、桑寄生，加用益智仁、桑螵蛸以补肾固涩。配合蛹虫草菌粉胶囊提高免疫力。

2013 年 7 月 24 日复诊，刻下症见：患者神清，精神可，左胁偶痛，性功能下降，夜尿多，大便调。舌淡红，舌苔薄白，脉沉。中药于前方基础上去白英、山慈菇及桑螵蛸，加用淫羊藿、仙茅、蛇床子及鹿角霜以补肾壮阳。配合鸦胆子油乳软胶囊辅助抗癌。

2013 年 10 月 30 日复诊，刻下症见：患者神清，精神可，偶发腹胀，夜尿改善，大便调。舌淡红，舌苔薄白，脉滑。中药于前方基础上去淫羊藿、仙茅、蛇床子及鹿角霜，加用玉米须、泽泻以化湿、利尿消胀，加天花粉以养阴生津。

2014 年 1 月 8 日复诊，患者存活 4 年余，刻下症见：患者神清，精神可，腹胀缓解，纳眠可，二便调。舌红，舌苔黄腻，脉弦滑。中药效不更方。

2014 年 3 月 18 日复诊，无不适。中药于前方基础上去玉米须，改车前草为八月札加强抑瘤之效。

2014 年 4 月 9 日复诊，无不适。中药于前方基础上加灵芝以提高免疫力，配合复方斑蝥胶囊破血消瘀，攻毒抑瘤。

2014 年 10 月 29 日复诊，刻下症见：患者神清，精神可，偶有腹痛，口干，纳眠可，二便调。舌红，舌苔黄腻，脉弦滑。中药于前方基础上去益智仁，加用延胡索行气止痛，天花粉养阴。配合康力欣胶囊扶正祛邪，软坚散结。

2014 年 12 月 24 日复诊，症见：患者神清，精神可，无腹胀腹痛，皮肤瘙痒，纳眠可，二便调。舌红，舌苔黄腻，脉弦滑。中药于前方基础上改望江南为地肤子以消风止痒。配合康力欣胶囊扶正祛邪，软坚散结。

2015 年（存活 5 年余）2 月 4 日复诊，刻下症见：患者神清，精神可，皮肤瘙痒，纳眠可，二便调。舌红，舌苔黄腻，脉弦滑。方药以扶正抗癌方加减。配合康力欣胶囊扶正祛邪，软坚散结。

2015 年 5 月 6 日复诊，症见：患者神清，精神可，牙痛，皮肤瘙痒缓解，纳眠可，二便调。舌红，舌苔黄腻，脉弦滑。中药于前方基础上改连翘为白茅根清上焦邪热。配合鸦胆子油乳软胶囊辅助抗癌。

2015 年 9 月 2 日复诊，患者无特殊不适，中药于前方基础上加用益智仁以补肾，固护先天之本。配合平消胶囊活血化瘀，散结消肿。

2015 年 9 月 8 日我院腹部 CT：胰头部改变，胰周多发淋巴结肿大，肝 S3 结节，考虑转移，建议定期复查。

2016 年（存活 6 年余）2 月 3 日复诊，患者无特殊不适，纳眠可，二便调。舌红，舌苔微黄腻，脉弦滑。中药汤剂仍以扶正抗癌方加减。配合平消胶囊活血化瘀，散结消肿。

2017 年 3 月，复查 CT 疗效评价稳定，中药继续以扶正抗癌方加减。

2018 年 3 月，复查 CT 疗效评价稳定，中药继续以扶正抗癌方加减。

2019 年 1 月，复查 CEA 5.1U/L，复查 CT 疗效评价稳定，中药继续以扶正抗癌方加减。

2020 年 4 月 28 日复查 CT 提示胰周、大网膜多发淋巴结肿大，考虑转移。CA199 50.15U/ml。患者拒绝进一步化疗等西医抗肿瘤治疗，中药继续以扶正抗癌方加减。

2022 年 4 月 1 日，CEA 7.5U/L，CA199 44.6U/ml，CA50 41.73U/ml（正常值范围 0～25U/ml）。复查 CT 提示胰周、大网膜多发淋巴结肿大，考虑转移，与前相仿。中药继续以扶正抗癌方加减。

按语

胰腺癌早期诊断困难、预后差，是全球公认的"癌中之王"。目前胰腺癌患者 5 年生存率 <4%，总的手术切除率为 15%，术后 5 年生存率仅为 20%。局部晚期胰腺癌患者接受直接化放疗中位生存期为 8.2～9 个月，不治疗中位生存期仅 2～3 个月。不可切除的局部晚期或合并远处转移的胰腺癌总体治疗效果不佳。晚期胰腺癌对化疗药物敏感性差，既往亦没有合适的分子靶向药物。临床上，采用以中医药为主或配合小剂量口服化疗药物治疗，经常能取得很好的效果，即在控制肿瘤同时让患者能够维持很好的生活质量。目前随着 POLO 研究（验证胰腺癌生物标志物驱动治疗的Ⅲ期试验）结果的公布，2019 年 NCCN 指南首次推荐奥拉帕利（PARP 抑制剂）用于胰腺癌的维持治疗，建议携带胚系 BRCA1/2 突变、全身状况良好且超过 16 周一线含铂化疗期间无进展的转移性胰腺癌患者使用以维持治疗。

本案患者因身目黄染而发现胰腺肿瘤，剖腹探查发现肿瘤不能切除，后行化疗及超声聚焦刀治疗 4 个疗程，治疗后出现肝转移，自 2010 年 4 月以后未再接受西医治疗，仅服用中药汤剂及中成药，部分转移瘤消失，充分展示了中医药在肿瘤治疗过程中的替代作用。本案例中的中成药如鸦胆子油乳软胶囊、康力欣胶囊及平消胶囊等对多种肿瘤也有抑制作用，为广大医务工作者应用。此案例遵循以"辨证论治＋辨病治疗＋对症治疗"为核心思想，以四君子汤为基础，加用治疗癌毒的中草药，如白花蛇舌草、石见穿、蛇泡勒、蛇莓、红豆杉等，拟定了病证结合的协定方扶正抗癌方，红豆杉是抗癌中草药，从红豆杉的树皮和树叶中提炼出来的紫杉醇对多种晚期癌症疗效突出，而且毒副反应极少。近年来通过人工培植的方法种植的红豆杉在临床中广泛应用，本案患者在其他抗癌中草药的基础上加用红豆杉，起到加强抗癌作用的作用。此方在临床使用已有十余年，很多患者服用该方后得以长期生存，本案患者便是其中之一。

本案患者并没有接受过靶向药物治疗，后续亦可作为治疗选择之一。

第七章　补土理论治疗肺癌案例

　　肺癌为原发于支气管上皮、支气管腺体、细支气管上皮和肺泡上皮的恶性上皮性肿瘤。根据细胞组织学分类，可分为鳞癌、腺癌、小细胞癌、大细胞癌等。由于小细胞癌的生物学行为与其他类型肺癌具有明显差异，较其他肺癌恶性程度更高，早期即可发生广泛转移，对放化疗敏感，故治疗与其他类型肺癌不同。临床上将肺癌主要分为小细胞肺癌（SCLS）与非小细胞肺癌（NSCLC）。

　　肺癌的主要临床表现为咳嗽、痰血、气促、胸痛、哮鸣与发热。随着肿瘤进展，可出现纵隔受累症状如声音嘶哑、上腔静脉综合征；或其他脏器转移受累的症状，如骨转移的疼痛、病理性骨折、脊髓压迫，脑转移的头痛、恶心、呕吐、偏瘫、失语等。对于非小细胞肺癌的治疗，早期（Ⅰ、Ⅱ期）多采用手术治疗，Ⅲ期患者多采用术前放化疗结合手术，中晚期（ⅢB、Ⅳ期）患者则根据肿瘤基因检测结果采取化疗或靶向治疗。

　　中医学本无肺癌的概念，该病论述可散见于"肺积""息贲""咳嗽""积聚"等病证中。《难经·五十六难》提出："肺之积，名曰息贲，在右胁下，覆大如杯。久不已，令人洒淅寒热，咳喘，发肺痈。"《济生方·积聚论治》提出："息贲之状，在右胁下，覆大如杯，喘息奔溢，是为肺积，诊其脉浮而毛，其色白，其病气逆，背痛少气，喜忘目瞑，肤寒，皮中时痛或如虱缘，或如针刺。"以上症状与现今肺癌见证甚为相似。宋代的《卫济宝书》于我国古代医籍中最早使用"癌"为病名，而杨士瀛的《仁斋直指·附遗方论》提出"癌者上高下深，岩穴之状，颗粒累垂……毒根深藏，穿孔透里，男则多发于腹，女则多发于乳，或项或肩或臂，外症令人昏迷。"明确癌的病名及症状，与现代认识相当接近。

　　肺癌的形成不外乎外因与内因。外因包括六淫邪气、饮食失调、烟毒；内因包括正气不足、七情内伤、脏腑功能失调等。《内经》指出"正气存内，邪不可干"，可见正气不足是发病的主要因素。张元素在《活法机要》中指出"壮人无积，虚人则有之。脾胃怯弱，气血两衰，四时有感，皆能成积"，而李中梓在《医宗必读·积聚》中提出"积之成也，正气不足，而后邪气踞之"，指出正气不足在肿瘤发病中的重要性。七情所伤也是一个重要的致病因素，如《内经》提出"内伤于忧怒，而积聚成矣"。除此以外，六淫邪气亦能致癌，如《诸病源候论》提出"积聚者，由阴阳不和，腑脏虚弱，受于风邪，搏于腑脏之气所为也"。随着烟草的引入，医家认识到烟酒与癌症发病相关。清代《医门补要》指出："表邪遏伏于肺，失于宣散，并嗜烟酒，火毒上熏，久郁热炽，烁腐肺叶。"由此可见，肺癌为本虚标实之病。在脏腑正气虚衰的基础上，外感内伤加上烟酒之毒，使肺失宣降，气机不利，痰凝血瘀，痰瘀互结而成。

肺癌的治疗根据病程的不同阶段，在治法上各有侧重。在疾病初期正气尚足，而病气壅盛，宜先以攻邪为主。随着病程迁延日久，机体正气渐虚，扶正就显得更为重要。肺癌主要可分为以下五种证型：肺脾气虚证，使用六君子汤加减；肺阴虚证，使用麦味地黄汤加减；气滞血瘀证，使用四物汤加减；痰热阻肺证，使用二陈汤合苇茎汤加减；气阴两虚证，使用沙参麦冬汤。

虽然本病病位在肺，但与脾相关。肺为主气之枢，脾为生气之源，肺脾两脏在气和津液的生成和输布方面起到密不可分的作用。如脾气虚弱，运化失司，则水谷精微化源不足，进而导致肺气不足。《清代名医医案大全·薛生白医案》指出"脾为元气之本，赖谷气以生；肺为气化之源，而寄养于脾者也。"李东垣《兰室秘藏·劳倦所伤论》指出"推其百病之源，皆因饮食劳倦而胃气元气散解，不能滋养百脉、灌溉脏腑、卫护周身之所致也"，李梴《医学入门·积聚门》提出"五积六聚皆属于脾，阳虚有积易治，惟阴虚难以峻补"，因而可知脾胃问题在肺癌中具有重要影响。《景岳全书·杂证谟·积聚》提出："若积聚渐久，元气日衰，此而攻之，则积气本远，攻不易及，胃气切近，先受其伤，越攻越虚，则不死于积而死于攻矣……盖凡治虚邪者，当从缓治，只宜专培脾胃而固其本。"指出顾护脾胃在肿瘤治疗中的重要性。

案例1 健脾化痰祛瘀法配合化疗及靶向药物治疗晚期非小细胞肺癌案

蔡某某，男性，44岁，2013年9月22日来诊。

主诉 神疲乏力、头晕近1个月。

现病史 2013年8月26日患者突发晕厥伴肢体抽搐，于当地查全身PET/CT提示左肺癌伴全身多发转移包括双肺、脑（双侧脑半球、小脑、脑干、皮质）、纵隔淋巴结、骨（胸骨、右肩胛骨、脊柱、骶骨、双侧髂骨、左坐骨、双股骨），左肾上腺转移待排；纤维支气管镜活检提示腺癌（EGFR基因状态不明）。医生建议行化疗联合脑部放疗。患者拒绝，遂于2013年9月22日至门诊就诊，初诊时症见：患者神清，精神稍疲倦，轻微咳嗽、头晕，纳眠一般，二便调。舌淡暗，苔白微腻，脉滑。

辅助检查 纤维支气管镜活检结果：腺癌。

中医诊断 肺癌。

中医证型 气虚痰瘀阻络。

西医诊断 肺恶性肿瘤（腺癌，cT4N3M1b Ⅳ期，双肺、脑、纵隔淋巴结、骨多发转移，左肾上腺转移待排）。

治法 益气扶正，化痰祛瘀抑瘤。

中药处方 黄芪 30g，太子参 15g，白术 15g，薏苡仁 30g，石见穿 30g，龙葵 30g，蛇莓 30g，白花蛇舌草 30g，水牛角 30g（先煎），僵蚕 15g，天麻 15g，煅磁石 60g（先煎），红豆杉 6g，补骨脂 15g，骨碎补 15g，甘草 10g。上方取水 800ml，文火煮取 200ml，分两次温服，日 1 剂。

西医治疗 西医予以厄洛替尼口服治疗。

2013 年 10 月 12 日二诊，刻下症：患者神清，精神尚可，头晕症状改善，咳嗽减轻，全身散在皮疹，局部肤温升高，肤色稍红，瘙痒，纳可，眠欠佳，二便调。舌淡暗，边尖稍红，苔白微腻，脉滑。查肝功能异常。

中药处方 太子参 15g，白术 15g，薏苡仁 30g，石见穿 30g，龙葵 30g，僵蚕 15g，蛇莓 30g，白花蛇舌草 30g，水牛角 30g（先煎），红豆杉 6g，骨碎补 15g，五味子 15g，枸杞子 15g，生地黄 10g，紫草 15g，连翘 15g，甘草 10g。上方取水 800ml，文火煮取 200ml，分两次温服，日 1 剂。继续厄洛替尼口服治疗。

2013 年 10 月 26 日三诊，刻下症：患者神清，精神尚可，全身散在皮疹，局部肤温升高，肤色稍红，瘙痒，纳可，眠欠佳，二便调。舌淡暗，边尖红，苔白微腻，脉滑。复查肝功能正常。中药处方继续守上方加减，加外用中药方外洗皮疹处：黄柏 30g，赤芍 30g，蛇床子 30g，白鲜皮 30g，苦参 30g，牡丹皮 30g，生地黄 30g。水煎，外敷皮疹处。

2013 年 11 月 2 日四诊，刻下症：患者神清，精神尚可，全身散在皮疹，稍红，局部肤温正常，伴少许瘙痒，纳眠可，二便调。舌淡暗，苔薄，脉滑。西医复查全身 PET/CT：原脑部、双肺病灶基本消失，左上肺病灶（2.0cm×1.5cm×1.3cm）、全身骨病灶代谢较前下降，提示肿瘤抑制，左肾上腺考虑腺瘤。患者症状改善、稳定，继续上方加减治疗。

动态复查影像学检查提示肿瘤活性减退，2014 年 6 月 PET/CT 提示全身未见明显异常高代谢灶，疗效评价为完全缓解。

2015 年 6 月 12 日患者因腰痛 1 周就诊，刻下症：患者神清，精神疲倦、少许乏力，精神焦虑，少许咳嗽咳痰，腰腹疼痛，纳眠欠佳，小便调，每日大便 2～3 次。舌淡暗，苔白腻，脉滑。胸部 CT：双肺新发结节。脊柱 MRI 提示多发椎体异常并腰 1 椎体病理性骨折。

中药处方 党参 30g，黄芪 30g，白术 20g，薏苡仁 15g，白花蛇舌草 30g，龙葵 30g，莪莓根 30g，石见穿 30g，莪术 10g，猫爪草 30g，红豆杉 3g，五味子 15g，枸杞子 15g，大黄 10g（后下），补骨脂 15g，骨碎补 15g，甘草 10g。上方取水 800ml，文火煮取 200ml，分两次温服，日 1 剂。

2015 年 6 月停用厄洛替尼，改行甲磺酸奥希替尼（AZD-9291）靶向治疗。2015 年 7 月 2 日至 15 日行腰椎骨转移瘤姑息放疗（30Gy/10F）。2015 年 8 月复查胸部 CT、头颅＋脊柱 MRI 提示疾病稳定。2015 年 9 月患者出现脾气暴躁、易怒，记忆力下降、答非所问等症状，查头颅 MRI 提示双侧大脑半球皮质、双侧小脑、脑干多发转移，较前增多；未除外脑膜转移。建议全身治疗＋颅脑局部放疗。患方拒绝放疗，继续口服甲磺酸奥希替尼片。2015 年 10 月因疾病进展去世。

按语

非小细胞肺癌是目前脑转移发生率最高的恶性肿瘤之一，目前标准治疗方案全脑放疗虽可使 60%～80%患者的中枢神经系统症状和功能得以缓解与改善，但治疗后患者的中位生存期也只有 3～6 个月，多数患者最终死于脑转移灶的进展。

该患者确诊晚期非小细胞肺癌，EGFR 基因状态不明，按照 NCCN 治疗指南应首选化疗联合放疗，中位生存期为 8～11 个月。患者因对放化疗副作用的恐惧拒绝接受放化疗而选择了靶向药物厄洛替尼联合中医药治疗，疗效一度达到肿瘤完全受抑，中药对靶向药物可能起到了增敏作用。该病例对厄洛替尼产生耐药发生在用药后 24 个月，已经较通常的耐药时间发生在 10 个月左右延迟了 1 年多，可能与中医药延缓耐药有一定关系。改用第 3 代靶向药物联合中医药有一定的疗效。

靶向药物常见的副作用有肝功能异常、皮疹等，部分患者甚至因严重的药物副作用而不得不停药。此患者在靶向药物治疗过程中亦出现上述副作用，在中药汤剂中加入枸杞子、五味子等护肝降酶，并配合中药外洗方外用等处理，使得治疗方案顺利进行。中医药主要起到了对靶向药物减毒补充作用。

中药处方方面，除了专科协定的扶正抗癌方外，在对症加减药物方面：针对脑转移多选用水牛角、僵蚕；骨转移多选用补骨脂、骨碎补；肝功能异常多选用五味子、枸杞子；皮疹多选用连翘、白茅根、生地，并配合外用中药外洗。

案例 2　健脾益气法对基因野生型的肺癌使用靶向药的增敏应用案

谢某某，男性，60 岁，2012 年 7 月 12 日来诊。

主诉　反复咳嗽半年，加重伴精神倦怠半个月。

现病史　患者 2011 年 12 月开始出现咳嗽，无咯痰，无胸痛。2012 年 1 月于当地医院体检考虑右肺癌可能性大；2012 年 1 月 20 日入住当地医院，支气管镜检查结果显示右上肺癌？病理检查结果显示右上肺浸润性腺癌，EGFR 基因（ARMS）：阴性。全身 PET/CT：右肺下叶背段近肺门处肿块并右肺门肿大淋巴结代谢增高，右肺叶间裂多发小结节代谢增高，综合考虑右肺下叶背段肺癌并同侧肺门及叶间胸膜转移。2012 年 2 月 15 日、3 月 8 日于外院行 AP（注射用培美曲塞二钠联合注射用奈达铂）方案化疗 2 个疗程。化疗后复查胸部 CT 肿瘤未见明显缩小，3 月 30 日、4 月 23 日行 DP＋Bev（注射用多西紫杉醇、注射用洛铂联合贝伐珠单抗注射液）方案化疗 2 个疗程。化疗后复查胸部 CT 示肿瘤缩小不及 50%或增大未超过 25%（NC），2012 年 5 月 20 日、6 月 18 日行白蛋白紫杉醇联合注射用洛铂方案化疗 2 个疗程。2012 年 7 月复查肿瘤 NC。2012 年 7 月 11 日开始吉非替尼靶向治疗。2012 年 7 月 12 日来门诊就诊，初诊时症见：患者神清，精神倦怠，咳嗽轻微，无明显咳痰，无胸痛，纳眠可，二便调，脉滑。

辅助检查 病理检查结果显示右上肺浸润性腺癌，EGFR 基因（ARMS）：阴性。

中医诊断 肺癌。

中医证型 气虚痰瘀阻络。

西医诊断 右肺腺癌（cT1N1M1a Ⅳ期）。

治法 益气化痰，祛瘀抑瘤。

中药处方 党参 30g，白术 15g，黄芪 30g，白花蛇舌草 30g，龙葵 30g，石见穿 30g，山慈菇 30g，炒薏苡仁 30g，红豆杉 6g，猫爪草 30g，莪术 15g，甘草 10g。每日 1 剂，水煎两次至 200～250ml，分早晚 2 次服。

2012 年 7 月 26 日二诊，刻下症：患者神清，精神改善，少许咳嗽，全身多发散在皮疹，无明显瘙痒等不适，纳眠可，二便调，脉滑。中药于前方基础上加生地黄 30g、连翘 30g、地肤子 15g。

2012 年 8 月 15 日、9 月 14 日复查胸部 CT 示肿瘤较前稍缩小，评估为部分缓解（PR）。

2013 年 5 月 23 日复查全身 PET/CT 示肿瘤维持 PR。

2013 年 9 月复查头颅 MRI 平扫提示转移瘤稍增大。

2013 年 10 月复查胸部 CT 提示病灶稳定，头颅 MRI 提示左侧枕叶脑沟内软脑膜增厚强化明显。

2013 年 11 月 4 日至外院接受全脑放疗（总剂量：全脑 DT40Gy，软脑膜转移灶 DT60Gy，分割次数 20 次）。

2014 年 1 月 19 日复查胸部 CT 提示病灶稳定（SD）。

2014 年 3 月 27 日，患者突发意识模糊、四肢抽搐、血压下降，经治疗无效，死亡。总生存时间为 26 个月。

按语

本案患者确诊时为晚期非小细胞肺癌，化疗的中位生存期为 8～11 个月。患者 EGFR 基因状态为阴性（非突变型），按照 NCCN 指南治疗应首选化疗，并以中药补充治疗，在接受 6 个疗程化疗后，虽然化疗毒副反应有所减轻，但仅取得疾病稳定。后改为口服吉非替尼联合中药替代化疗，肿瘤缩小，疗效评估为 PR，持续时间达 14 个月。本病例提示，对 EGFR 基因非突变的非小细胞肺癌患者，中药联合吉非替尼能起到较好的替代化疗作用，扶正抗癌方可能对吉非替尼治疗非小细胞肺癌有一定的增敏作用。

中药处方方解：肺癌的中医辨证分型虽然为五型，但临床上表现为脾虚湿盛型的较多，气滞血瘀证多伴有疼痛的兼夹症或见于一些特殊类型的患者（如肺上沟瘤、骨转移或胸膜转移），阴虚热毒证仅在伴有肺部感染时常见，气阴两虚证多在接受放疗后或素体阴虚患者中发生，而肾阳亏虚证多在疾病发展到后期阶段常见。因此，我们根据吴万垠教授抗肿瘤治疗的经验，治疗上采用"辨病＋辨证＋对症"的"三位一体"法，以"辨病为本，辨证为纲，病证结合，佐以对症"。辨病有龙葵、八月札、石见穿、白花蛇舌草、红豆杉等抑瘤之药；辨证有甘草、白术、薏苡仁、莪术、党参等补益脾肺之药。考虑到患者体力状态较好（PS 评分 1 分），而且化疗期间，患者瘤体未见明显变化，故在靶向维持治疗期间，给予了大量的多种抗癌中草药。分期、分阶段，有所侧重治疗，彰显出中医药灵活辨证的优势。

脾为后天之本，气血生化之源，为人体气机运转的枢纽，金为土之子，补土生金为治疗肺癌常用的治则之一，本案在抗癌扶正的基础上，时时顾护脾胃之气，是取得佳效的关键。

案例3 健脾益气法在肺癌合并胸腔积液中应用案

HERMAYULIS（印度尼西亚患者），女性，51 岁，2011 年 12 月 26 日来诊。

主诉 咳嗽、少气 1 月余。

现病史 患者 2011 年 10 月出现轻微咳嗽，于当地医院查胸片提示"右肺占位，右侧胸腔积液"，患者拒绝在当地医院进一步治疗。2011 年 11 月 21 日至广州就医，行 PET/CT 示：右肺中叶条片状高代谢灶（2.5cm×1.2cm），考虑右肺周围性肺癌；纵隔及右腋下高代谢淋巴结，考虑为转移；右侧胸膜多发转移，右侧大量胸腔积液，左肺上叶斑片影，不除外转移；分期为 cT1bN3M1b，后入住广州某医院，行胸腔积液液基薄层细胞学检查（TCT）示：发现腺癌细胞。2011 年 11 月 25 日、12 月 22 日于该院行支气管动脉化疗 2 个疗程及胸腔引流灌注，后病情进展，患者拒绝行灌注化疗。2011 年 12 月 26 日来门诊就诊，初诊时症见：患者神清，精神倦怠，乏力，咳嗽少气、坐轮椅，纳眠可，二便调。舌淡红，苔白，脉细滑。PS 评分 2 分。

辅助检查 胸腔积液 TCT 结果：发现腺癌细胞。

中医诊断 肺癌。

中医证型 气虚痰湿瘀阻。

西医诊断 右肺腺癌Ⅳ期（cT1bN3M1b）。

治法 益气化痰，祛湿化瘀抑瘤。

中药处方 党参 30g，白术 15g，黄芪 30g，白花蛇舌草 30g，炒薏苡仁 30g，红豆杉 6g，猫爪草 30g，莪术 15g，葶苈子 30g，猪苓 30g，豆蔻 15g，法半夏 15g，甘草 10g。每日 1 剂，水煎两次至 200～250ml，分早晚两次服。

西医治疗 吉非替尼 250mg，每日 1 次，口服。

2012 年 2 月 2 日二诊，刻下症：患者神清，精神可，少许咳嗽，无胸闷气促，无胸痛等不适，纳眠可，二便调。舌淡红，苔白，脉细滑。复查胸部 CT 示右肺肿瘤结节较前明显缩小，双侧未见胸腔积液。中药于前方基础上去葶苈子、猪苓、豆蔻、法半夏，加望江南 30g、白英 30g、八月札 30g。

后回当地口服吉非替尼，定期网上问诊，予上方（扶正抗癌方）对症加减处理。

2012 年 7 月复查 PET/CT 示右肺及胸膜肿瘤消失，淋巴结未见高代谢征，疗效评价为完全缓解。继续吉非替尼＋扶正抗癌方加减治疗。

2012 年 12 月当地复查胸部 CT 未见肿瘤复发转移，继续吉非替尼＋扶正抗癌方加减治疗。

2013 年 3 月当地复查胸部 CT 未见肿瘤复发转移，继续吉非替尼＋扶正抗癌方加减治疗。

2013 年 9 月当地复查胸部 CT 未见肿瘤复发转移，继续吉非替尼＋扶正抗癌方加减治疗。

2013 年 11 月，患者反复咳嗽，偶有胸闷气短，当地复查胸部 CT 提示右侧胸膜增厚伴右侧胸腔积液。患者遂至我院复查 PET/CT：右侧胸膜弥漫性轻度增厚并局部结节样改变，代谢不同程度增高，考虑胸膜转移；右侧胸腔（含叶间裂）少量积液并局部包裹；余全身未见明确异常高代谢病灶。治疗上建议更换靶向药物治疗。患者拒绝，予以胸腔穿刺引流并胸腔内药物灌注后回当地治疗。后失访。

按语

本案患者诊断时已为肿瘤晚期，若接受化疗，中位生存期一般在 1 年左右。患者在外院接受 2 次动脉灌注化疗后疾病进展，改为吉非替尼联合中药治疗，经治疗后胸腔积液、肿瘤消失，疗效评价为完全缓解，持续时间近 2 年。临床上对于无法获得肿瘤 EGFR 突变状态的患者，按照 NCCN 指南，应首选化疗。但对于全身状态（PS 评分）较差的患者，如本例初诊时不能行走，PS 评分 2 分，此前已接受过介入灌注化疗，如果再继续施行全身化疗，患者难以耐受。考虑到患者为亚裔、腺癌、不吸烟的女性患者，尽管 EGFR 基因状态未明，一般对表皮生长因子酪氨酸酶抑制剂（EGFR-TKI）类药物有较好的反应。鉴于此，我们给本案患者施以中医药联合吉非替尼治疗最终获得了较好的疗效。

中医治疗方面，我们采用"辨病＋辨证＋对症"的"三位一体"法，以"辨病为本，辨证为纲，病证结合，佐以对症"。辨证以健脾益气为法，可选用甘草、白术、薏苡仁、莪术、党参等药；辨病可使用白花蛇舌草、红豆杉、猫爪草、莪术等抑瘤之药。初诊时由于合并胸腔积液而气促，加用葶苈子、猪苓、豆蔻、法半夏等对症逐水祛湿，后胸腔积液得到控制后，减去逐水药物，增加辨病抗癌药物望江南、白英、八月札等抑瘤之药的比重，最终获得了完全缓解的效果。中药在治疗本案患者过程中，可能起到对吉非替尼增效或增敏作用。

案例 4 补益脾肺法在肺癌脑转移中应用案

潘某某，男性，78 岁，2009 年 5 月 12 日来诊。

主诉 头晕乏力 3 个月。

现病史 患者 2008 年 4 月 14 日于广州军区总医院行肺部肿瘤切除术，术后病理检查结果：腺癌，pT2N1M0。术后行 5 个疗程 GP（吉西他滨+顺铂）方案化疗。2009 年 2 月发现脑转移，再次于该院行脑部肿瘤伽马刀治疗 3 次。后因年老加之此前的化疗无效而拒绝再化疗。患者于 2009 年 5 月 12 日来门诊就诊，初诊时症见：患者神清，精神可，咳嗽轻微，少气乏力，头晕，纳可，眠差，便偏溏。舌淡，苔腻，脉弦滑。

辅助检查 术后病理检查结果：腺癌，pT2N1M0。

中医诊断 肺癌。

中医证型 脾肺气虚，痰瘀阻络。

西医诊断 左肺腺癌（术后化疗后脑转移）。

治法 补益脾肺，化痰祛瘀抑瘤。

中药处方 党参 30g，白术 15g，黄芪 30g，白花蛇舌草 30g，龙葵 30g，石见穿 30g，炒薏苡仁 30g，蛇泡簕 30g，红豆杉 6g，天麻 15g，水牛角 60g（先煎），僵蚕 15g，酸枣仁 30g，石榴皮 30g，甘草 10g。每日 1 剂，水煎两次至 200～250ml，分早晚两次服。并口服鸦胆子油软胶囊（每次 3 粒，每日 3 次）。

2009 年 6 月 2 日二诊，刻下症：患者神清，精神可，咳嗽轻微，头晕乏力缓解，纳可，眠改善，二便调。舌淡，苔微腻，脉弦滑。中药于前方基础上去天麻、僵蚕、酸枣仁、石榴皮，加桔梗、诃子。

后继续上方加减治疗。定期门诊复查，未见肿瘤复发（末次复查时间 2013 年 9 月）。2013 年 12 月因心脑血管意外事件去世。

按语

本案患者发病时属于中期，术后虽然进行了常规辅助化疗，但半年后发生脑转移。这类病例即便脑部肿瘤经过伽马刀治疗获得控制，也极容易发生复发或其他远处器官的转移。患者及其家属，考虑到患者高龄并经历了手术、放化疗，特别是此前的化疗并没有阻止脑转移，拒绝再次化疗，而改用单纯中医药来替代治疗。通过长期服用中药，肿瘤得到了很好的控制，随访 3 年多时间尚未发生复发转移，而且始终保持很好的生活质量。由此可见，对于临床上一些无瘤的晚期肺癌患者，若患者高龄或全身状态不佳，特别是经历过化疗无效，不必要强加化疗，可以考虑先用中医药替代治疗，往往能获得较好的疗效，并且能保持较好的生活质量。

中药处方方面，根据吴万垠教授抗肿瘤治疗的经验，治疗上采用"辨病＋辨证＋对症"的"三位一体"法，以"辨病为本，辨证为纲，病证结合，佐以对症"。辨证采用补益脾肺中药，辨病药物可使用白花蛇舌草、龙葵、石见穿、炒薏苡仁、蛇泡簕、红豆杉等抑瘤之品，辨证与辨病相结合。

采用水牛角、僵蚕以及中成药鸦胆子油软胶囊，对于控制脑转移有较好作用。《素问·五脏别论》言："五脏者，藏精气而不泻也，故满而不能实。六腑者，传化物而不藏，故实而不能满也。"故对于腑病，当以疏通为要，叶天士言"六腑以通为要"，脑在中医学中属"奇恒之腑"，其同样具备腑病之特点，著名肿瘤科老中医刘伟胜对于脑转移患者，善用大承气汤通腑泄浊，改善脑循环。中成药安宫牛黄丸也多用于脑转移而见神志异常的患者，取其清热清心之用。酸枣仁与石榴皮则分别针对睡眠差和便溏诸症。

案例 5　健脾化痰祛瘀法配合化疗及靶向药物治疗晚期非小细胞肺癌案

唐某某，男性，70岁，2013年10月28日来诊。

主诉　双肩部疼痛不适2个月。

现病史　患者自2013年8月开始感到双肩部疼痛不适，经治疗后未能缓解，遂进行进一步检查。CT提示左下肺癌并发左肺门、纵隔多发淋巴结、骨转移。病理活检结果：腺癌。患者遂至门诊就诊，2013年10月28日来诊，初诊时症见：患者神清，精神疲倦，双肩部疼痛不适，无发热恶寒，无咳嗽咯痰，无胸闷胸痛。纳可，眠差，二便调。舌淡略暗，苔白微腻，脉滑。

辅助检查　病理活检结果：腺癌。

中医诊断　肺癌。

中医证型　气虚痰瘀互结。

西医诊断　肺恶性肿瘤（腺癌，cT1N2M1b Ⅳ期，左肺门及纵隔多发淋巴结、骨转移，基因状态不明）。

治法　益气扶正，化痰祛瘀抑瘤。

中药处方　党参15g，白术15g，黄芪15g，薏苡仁30g，龙葵30g，莪术15g，红豆杉3g，甘草10g，补骨脂15g，骨碎补15g，炒谷芽30g，炒麦芽30g，炒神曲30g，鹿角霜20g，黄精15g，酸枣仁30g。上方取水800ml，文火煮取200~250ml，分早晚两次温服，日1剂。

西医治疗　2013年11月至2014年3月期间行6个疗程化疗（培美曲塞＋奈达铂），2个疗程化疗后复查CT提示肿瘤缩小，疗效评价为部分缓解，4个疗程化疗后复查CT提示疾病稳定。化疗期间根据化疗反应，中药处方于上方基础上随证加减。

2014年3月下旬，患者化疗结束后复查胸部CT示左下肺背段病灶体积大致同前，纵隔、左肺门淋巴结较前缩小，骨转移瘤稍进展，病情基本稳定。患者自行服用靶向药物吉非替尼治疗。服用靶向药物期间，患者出现颜面部皮疹明显伴瘙痒、便溏，理化检查提示肝功能异常。

2014 年 4 月 3 日再诊，刻下症见：患者神清，精神尚可，双肩部酸痛偶发，颜面皮疹明显，无伴瘙痒等不适，纳可，眠差，二便调。舌淡略暗，苔白微腻，脉滑。

中药处方 党参 15g，白术 15g，黄芪 30g，薏苡仁 30g，石见穿 30g，龙葵 30g，蛇莓 30g，白花蛇舌草 30g，莪术 15g，红豆杉 3g，甘草 10g，生地黄 30g，连翘 30g，地肤子 15g，五味子 15g，补骨脂 15g。上方取水 800ml，文火煮取 200～250ml，分早晚两次温服，日 1 剂。

考虑化疗后肿瘤稳定，皮疹与肝功能损伤与靶向药物相关，建议患者停用靶向药物，单纯中药治疗。经中药治疗后肝功能改善，患者遂未停服靶向药，2014 年 9 月 30 日因肝功能损伤明显，遂停服靶向药物。2014 年 9 月至 2015 年 2 月停用靶向药物期间，患者肿瘤标志物呈持续升高趋势，复查 CT 提示肿瘤稳定。2015 年 2 月 5 日开始再次服用靶向药物吉非替尼治疗。服靶向药物过程中，患者肝功能异常，遂停服靶向药物。中药予以扶正抗癌方加减治疗。

2015 年 9 月，患者出现头晕、步态不稳，头颅 MRI 提示双侧额顶颞枕叶、双侧小脑半球多发转移瘤。患者至外院接受颅脑放疗。放疗期间患者头晕、双眼不适。2015 年 9 月 23 日再诊，刻下症：患者神清，精神疲倦，双下肢乏力，步态不稳，偶有头晕、双眼掣痛不适，无肢体偏瘫，纳眠尚可，二便调。舌淡略暗，苔白微腻，脉弦滑。

中药处方 党参 15g，白术 15g，黄芪 30g，炒薏苡仁 30g，石见穿 30g，龙葵 30g，蛇莓 30g，白花蛇舌草 30g，莪术 15g，红豆杉 3g，甘草 10g，水牛角 60g（先煎），僵蚕 15g。上方取水 800ml，文火煮取 200～250ml，分早晚两次温服，日 1 剂。配合中成药鸦胆子油乳胶囊口服。

2015 年 10 月 9 日复诊，刻下症见：患者神清，精神一般，双下肢乏力、步态不稳改善，偶有头晕，纳眠尚可，小便调，大便稍难。舌淡略暗，苔白微腻，脉弦滑。中药加大黄、芒硝、牛膝。西医治疗方面，继续放疗，并配合奥希替尼靶向治疗。继续上方随证加减。

2016 年 6 月复查胸腹部 CT 提示肺部病灶稳定。头颅 MRI 提示颅脑病灶稳定。

2016 年 9 月患者双下肢乏力较前明显，伴头胀痛、间歇性喷射性呕吐，左侧听力下降，复查头颅 MRI 提示双侧额顶颞枕叶、双侧小脑半球多发转移瘤，较前增多、增大；脑室系统普遍明显扩张，考虑脑积水，并间质旁水肿。2016 年 10 月下旬因脑疝在外院去世。总生存时间 3 年。

按语

患者精神疲倦为肺脾气虚，气虚不足以推动血行，瘀血结聚，故见舌淡暗。脾气虚水液运化不利，聚湿生痰，故见苔白微腻、脉滑。脾虚累及肾虚，痰瘀互结，气血不通，不通则痛，故见双肩部疼痛不适。

本病病因为毒邪损伤，病位在肺，病性属虚实夹杂，治疗上攻补兼施。基础方以扶正抗癌为主，辅以辨病、对症治疗。采用四君子汤加减，温助中焦之气，健脾化湿，培本扶中。蛇莓、龙葵、白花蛇舌草、石见穿、红豆杉可散结抑瘤，补骨脂、骨碎补可补肾壮骨。根据不同的西医治疗方案，中药亦相应作出调整。第一阶段患者采取化疗，化疗期间中药应以辨证和对症为主，以减轻副作用。如呕吐加砂仁 10g、苏梗 15g；纳差加山楂 15g、炒谷芽 30g、炒麦芽 30g、炒神曲 30g；倦怠乏力加西洋参 15g、黄芪 30g、黄精 30g。化疗后常出现骨髓抑制，可加鹿角霜 20g、黄精 15g、桑椹 15g。第二阶段患者自行服用靶向药物吉非替尼，但出现肝功能异常，故中药在扶正抑瘤的同时，需为西药增敏减毒。对症加减药物如下：皮疹、瘙痒可加生地黄 30g、连翘 30g、地肤子 15g、蝉蜕 15g；腹泻可加石榴皮 30g、五味子 15g、补骨脂 15g、怀山药 30g。第三阶段患者因颅脑转移而进行放疗，中药方面加上水牛角、僵蚕抑制脑瘤。

案例 6 健脾益气法在肺癌脑转移长期带瘤生存中应用案

彭某某，女性，64 岁，2011 年 11 月 24 日来诊。

主诉 反复咳嗽、痰中带血 1 月余。

现病史 2010 年 7 月患者开始出现间断咳嗽。2010 年 10 月患者仍有咳嗽，伴少量血痰，声音嘶哑，遂于当地医院行胸部 CT 检查示右下肺支气管周围占位病变，考虑中央型肺癌并阻塞性肺炎、纵隔内淋巴结转移可能性大。2010 年 11 月入住广州某三甲医院，行纤维支气管镜检查考虑中-低分化腺癌，EGFR 无突变，头颅 CT 示脑转移。患者恐惧化疗，遂于 2011 年 11 月 24 日来门诊就诊求中医药治疗，初诊时症见：神清，精神可，咳嗽，痰中带血，纳眠一般，二便调。舌淡，苔白，脉滑。

辅助检查 纤维支气管镜检查考虑中-低分化腺癌，EGFR 无突变。头颅 CT 示脑转移。

中医诊断 肺癌。

中医证型 气虚痰瘀阻络。

西医诊断 肺恶性肿瘤（腺癌，cT3N2M1b Ⅳ期）。

治法 益气化痰，祛瘀抑瘤，佐以止血。

中药处方 太子参 30g，白茅根 30g，白术 15g，黄芪 30g，白花蛇舌草 30g，八月札 30g，茅莓根 30g，石见穿 30g，炒薏苡仁 30g，龙葵 30g，僵蚕 15g，水牛角 60g（先煎），藕节炭 30g，甘草 10g。每日 1 剂，水煎两次至 200~250ml，分早晚两次服。

西医治疗 患者拒绝化疗，考虑亚裔、不吸烟、女性，予以吉非替尼靶向治疗。

2011 年 12 月 1 日二诊，刻下症：患者神清，精神可，咳嗽减轻，痰中带血改善，纳眠尚可，二便调。舌淡，苔白，脉滑。中药去白茅根、藕节炭。

2012年1月查胸部CT示肺内肿瘤进展，2011年1月至5月行AP（培美曲塞＋奈达铂）方案化疗6个疗程。化疗期间疲倦明显，恶心呕吐，白细胞低下。中药于前方基础上去八月札、茅莓根，加用黄精、姜制砂仁以补肾及和胃止呕。

2012年5月至9月行培美曲塞单药维持化疗，其间继续上方加减治疗。

2012年10月查头颅MRI示脑转移瘤增大，行全脑放疗15次，放疗后出现耳鸣、头晕。2012年11月20日至门诊就诊，刻下症：患者神清，精神一般，乏力，耳鸣，头晕，无头痛，少许咳嗽，纳眠尚可，二便调。舌淡，苔白，脉滑。

中药处方 党参30g，白术15g，黄芪30g，白花蛇舌草30g，茅莓根30g，石见穿30g，炒薏苡仁30g，龙葵30g，僵蚕15g，水牛角60g（先煎），磁石60g（先煎），天麻15g，甘草10g。每日1剂，水煎两次至200～250ml，分早晚两次服。

经治疗后乏力、耳鸣好转。放疗后复查颅脑MRI未见肿瘤缩小。

2013年1月于广州某医院行伽马刀治疗，术后维持替莫唑胺治疗2个月。

2013年5月复查颅脑MRI肿瘤较前缩小。放化疗期间继续配合中医药抗肿瘤治疗。

2014年6月29日复查胸腹部CT示胸部肿瘤进展，少量胸腔积液，后行单药化疗3个疗程。

2014年8月20日至门诊就诊，刻下症：患者神清，精神一般，乏力，少许咳嗽减轻，纳差，眠尚可，二便调，舌淡，苔白，脉滑。

中药处方 党参30g，白术15g，黄芪30g，石见穿30g，八月札30g，白花蛇舌草30g，茅莓根30g，炒薏苡仁30g，龙葵30g，僵蚕15g，水牛角60g（先煎），炒麦芽30g，炒稻芽30g，黄精15g，甘草10g。每日1剂，水煎两次至200～250ml，分早晚两次服。

2014年8月27日再诊，刻下症：患者乏力、纳差好转。治疗上继续上方加减。

2014年12月31日复查CT示胸腔积液较前增多。

2015年1月7日再诊，刻下症：患者头晕，耳鸣，双下肢乏力，纳差。

中药处方 党参15g，石见穿30g，白术15g，黄芪30g，白花蛇舌草30g，茅莓根30g，炒薏苡仁30g，龙葵30g，水牛角60g（先煎），葶苈子30g，泽泻15g，桂枝15g，甘草10g。每日1剂，水煎两次至200～250ml，分早晚两次服。

后患者未再进行化疗，继续于门诊服用中药抗肿瘤治疗。至2016年9月因肿瘤进展去世。总生存时间达6年。

按语

患者诊断时已为肿瘤晚期，痰中带血，恐惧化疗，服用中药后无痰血；化疗期间出现骨髓抑制，中医能辅助增强体质，减轻化疗毒副反应；放疗期间出现耳鸣，中药也能减轻症状，提高生活质量；放化疗后中医起替代治疗及维持治疗作用，能稳定瘤体，减缓肿瘤进展。中药在恶性肿瘤治疗的过程中能全程参与，起替代及补充作用。

中医药病症结合治疗：放化疗期间减少抗癌中药比例，加用减轻症状的中药，如耳鸣重用磁石，头晕加用天麻，纳差用炒谷芽、炒麦芽等。放化疗后以中医药抗肿瘤为主，在辨证的基础上加大抗癌药物力度，同时配合对症治疗。

作为一名现代中医，不能仅单纯采用中医治疗肿瘤，应该适时结合各种西医治疗手段（化疗、放疗、免疫治疗及靶向治疗等），西医治疗手段有时能快速减瘤，肿瘤负荷减小后再用中药稳定瘤体及提高免疫力，以达长期带瘤生存效果。

对于晚期肺癌非脑转移者，接受化疗其中位生存期约为 8～11 个月，脑转移者更短，仅为 3～6 个月，患者长期存活达 6 年的事实告诉我们，中西医结合治疗是患者长期生存的重要保障，西医能快速减瘤，中医能维持及巩固治疗效果，以达长期带瘤生存目的。

第八章 补土理论治疗肾癌案例

肾癌又名肾细胞癌，为原发于肾皮质细胞、肾小管上皮细胞的恶性肿瘤。根据组织学分类，可分为透明细胞癌、乳头状癌、嫌色细胞癌、集合管癌和未分化癌等。

肾癌的三大主要症状是血尿、肿块和腰痛，又称肾癌三联征。随着病情持续进展，除肾脏自身病变外，还有肾外表现，如长期低热、贫血、肝功能异常和肾性高血压等。肾癌晚期常出现脏器转移受累的症状、恶病质等。肾癌的治疗中，手术切除是主要治疗方法，中晚期配合放疗、化疗、免疫及靶向治疗。采用国际TNM分期评估后，Ⅰ期必须行根治性肾切除术；Ⅱ期、Ⅲ期手术配合术前、术后的放化疗和中药；Ⅳ期主要采用化疗、免疫治疗、靶向治疗和中药。

肾癌可归属于中医学"腰痛""尿血""积聚"等范畴。《灵枢·百病始生》言："其着于膂筋，在肠后者饥则积见，按之不得。其著于输之脉者，闭塞不通，津液不下，孔窍干壅。"《疡医大全·脑背部》曰："石疽生腰胯之间，肉色不变，坚硬如石，经月不变，若黑陷不起，麻木不痛，呕哕不食，精神昏乱，脉散或代者死。"肾在现代解剖结构中位于腹膜后脊柱两旁浅窝中，前有肝胆肠道所阻，不易摸索。当肾癌肿块凸起，在腰胯之间可以摸到肿块，即"著于膂筋"，肾主水的功能受损，则见闭塞不通，津液不下；病情进展，肾癌晚期则见麻木不通，呕哕不食，精神昏乱等恶病质症状。

肾癌病因病机可总结为内外两方面：内以肾元虚损，累及他脏，脏腑功能失调，气血津液失常，痰瘀湿毒内生，发为癌肿；外以外受湿毒，饮食偏嗜肥甘，湿热互结化火化毒，熏蒸肾脏，化生癌肿。《灵枢·口问》云："故邪之所在，皆为不足。"肾为先天之本，肾元为先天之气，肾元充沛则御邪有力，故肾元不足，是肾癌发病的主要因素。《景岳全书》言"凡脾胃不足及虚弱失调之人，多有积聚之病"，指出了肾脾肝之间的密切关系：人有五行相生相克，肾水调畅水道津液乃行，脾土制水痰湿乃消，肝木畅达则瘀滞不显，肾水、脾土、肝木三者相互制约，维持平衡。反之，肾元虚损，则水不涵木，肝阳上亢，肝木克土，则脾胃虚弱，脾虚生痰，脾虚湿盛，痰湿日久，便生热、瘀、毒，结于肾则发为肾癌。《灵枢·九针论》云："四时八风之客于经络之中，为瘤病者也。"人体长期感受外界湿热毒邪或饮食不洁，偏嗜肥甘，生湿生痰，侵犯脾肾，痰热湿毒蕴结于肾，积久成瘤。总而言之，肾癌病位在肾，与脾肝相关，属本虚标实之证，本为肾脏亏虚，标为痰湿瘀毒，肾虚既是癌毒的成因，亦是癌毒侵犯的必然结果。

肾癌的治疗需以"肾为先天之本，肾安则五脏安"为原则，故首以补肾健脾理脾扶正，兼以活血化瘀，解毒散结祛邪，扶正祛邪，标本同治。肾癌的中医证型主要分为以下四类：肾虚毒聚证，治以补肾解毒，方用六味地黄丸加减；湿热瘀毒证，治以清热利湿，化瘀解毒，方用小蓟饮子加减；气虚血亏证，治以益气养血解毒，方用八珍汤加减；阴虚火旺证，治以滋阴清热解毒，方用知柏地黄汤加减。

在中医的整体观念中，人是一个有机的整体，脏或腑的病变互有联系，肾癌亦是如此。肾癌病位在肾，与脾密切相关，即"生之本在于肾，养之本在于脾""肾为先天之本，脾为后天之本"，脾气的健运和水液的分布，须依赖于肾阳的温煦，而肾脏精气的不断充盈与成熟，亦须借助于脾运化水谷精微的培育和充养。若肾气不足，阳气衰微，肾脏的蒸腾气化功能减弱，致使脾气健运和水液分布功能失常，日久累及脾脏，脾虚则湿痰内生，癌毒内结，故治疗肾癌仍需补肾中不忘健脾，脾旺肾亦旺。

案例1　健脾益气法在肾癌术后应用案

严某某，男性，62 岁，2006 年 2 月来诊。

主诉　背痛 2 个月。

现病史　患者 2005 年 11 月因左肾恶性肿瘤于当地医院行左肾癌切除术（pT2N1M0，Ⅲ期），术后行干扰素-α（IFN-α）治疗。2006 年 2 月来门诊就诊，初诊时症见：患者神清，精神可，背痛，纳可，眠差，小便调，大便偏硬。舌淡红，舌苔微黄，脉弦细。

中医诊断　肾癌。

中医证型　脾肾两虚，湿瘀互结。

西医诊断　左肾恶性肿瘤（pT2N1M0，Ⅲ期）。

治法　健脾补肾，化湿祛瘀抑瘤。

中药处方　党参 30g，白术 15g，黄芪 20g，白花蛇舌草 15g，蛇莓 20g，蛇泡簕 20g，半枝莲 15g，炒薏苡仁 30g，红豆杉 6g，肉苁蓉 30g，火麻仁 30g，灵芝 15g，延胡索 30g，甘草 10g。每日 1 剂，水煎两次至 200～250ml，分早晚两次服。

2006 年 3 月二诊，刻下症：患者神清，精神可，背痛改善，纳可，眠差，二便调。舌淡红，舌苔微黄，脉弦细。中药于前方基础上去延胡索、火麻仁，加骨碎补、酸枣仁。

后继续以该方加减抗肿瘤治疗。随访至 2016 年 11 月，未见复发转移，疾病无进展期 10 年余。后失访。

按语

本案患者为左肾癌，肾癌手术切除后，20%～30%的局限性肿瘤患者将复发。中位至复发时间为术后1～2年，绝大多数复发出现在术后的3年内。本案患者术后行中医药替代治疗，至2016年11月失访前疾病无进展期已近11年。本病例提示，对于肾癌术后患者，中医药治疗能防止肿瘤复发，起替代化疗作用。

中药处方方解：生殖系统肿瘤证型以脾肾两虚型多见。因此，治疗上采用"辨病＋辨证＋对症"的"三位一体"法，以"辨病为本，辨证为纲，病证结合，佐以对症"。辨证使用补益脾肾的中药，辨病有白花蛇舌草、蛇莓、蛇泡簕、半枝莲、炒薏苡仁等药物。此外，免疫治疗对肾癌有一定的效果，部分中草药也能提高免疫力，如灵芝等，此类中药也常被用于治疗恶性肿瘤。此外，尚应结合患者体质，患者脉细，体质偏虚，抗癌药物剂量应减半。

案例2　补土法在肾癌靶向治疗中应用案

朱某某，男性，61岁，2012年4月26日来诊。

主诉　左肩疼痛、左胸疼痛半个月。

现病史　患者2012年3月29日于当地医院行PET/CT检查后诊断为左肾癌，双肺、左侧颞叶转移，左肺门淋巴结转移待排。2012年4月6日开始服用索拉非尼治疗。2012年4月26日来门诊就诊，初诊时症见：患者神清，精神一般，皮疹，左肩及左胸疼痛，纳眠可，二便调。舌红，舌苔微黄，脉滑。

中医诊断　肾癌。

中医证型　脾肾两虚，湿瘀互结。

西医诊断　左肾恶性肿瘤双肺、脑转移（cT2NxM1）。

治法　健脾补肾，化湿祛瘀抑瘤。

中药处方　党参30g，白术15g，石见穿30g，八月札30g，白花蛇舌草30g，炒薏苡仁30g，红豆杉6g，连翘15g，金银花15g，延胡索30g，杜仲15g，甘草10g。每日1剂，水煎两次至200～250ml，分早晚两次服。

2012年5月10日二诊，刻下症：患者神清，精神一般，皮疹明显改善，左肩疼痛缓解，左胸稍感疼痛，纳眠可，二便调。舌红，舌苔微黄，脉滑。中药于上方基础上去金银花、连翘，加用龙葵、蛇莓以加强抑瘤。后继续上方加减，并联合索拉非尼靶向治疗。

2012年7月2日复查CT检查示肿瘤较前缩小，评价疗效达部分缓解。

2012年12月复查CT提示疾病稳定，继续上方加减治疗，并配合索拉非尼靶向治疗。

2013年6月复查CT提示疾病稳定，继续上方加减治疗，并配合索拉非尼靶向治疗。

2013 年 11 月复查 CT 提示疾病稳定，继续上方加减治疗，并配合索拉非尼靶向治疗。

2014 年 6 月患者坚持上方加减联合索拉非尼治疗，患者肿瘤控制理想，未诉特殊不适，复查 CT 提示疾病稳定。2014 年 7 月不慎受凉后患者病情快速恶化，2014 年 9 月于当地救治无效而死亡。

按语

肾癌对化疗不敏感，细胞因子治疗及分子靶向药物治疗为晚期肾癌主流治疗手段。患者诊断时已为肿瘤晚期，采用中医药联合索拉非尼治疗，疗效达部分缓解，现仍未进展，无进展生存期为 27 月余，而目前国际随机对照试验报道索拉非尼中位生存期在 5～11 个月，提示中医药对靶向药物可能有增敏作用，值得进一步研究。此外，中医药对索拉非尼引起的皮疹有较好的效果，起减毒作用。

中药处方方面，我们采用辨证（补益脾肾）联合辨病抗癌药物，如石见穿、八月札、白花蛇舌草、炒薏苡仁、红豆杉等抑瘤之品，针对靶向药物引起的皮疹，可对症选用连翘、金银花等，针对疼痛，可对症选用延胡索等药，具有较好的疗效。

根据"辨病＋辨证＋对症"的"三位一体"思路，运用中医药个体化替代和补充治疗，不仅能改善晚期肿瘤患者的症状、提高生活质量，同时也能延长总生存时间。

最后，患者因不慎受凉后病情快速恶化而致死亡，《内经》曰："正气存内，邪不可干。"肿瘤患者免疫功能较正常人低下，用中医的观点解释就是正气不足，邪气容易侵入机体，机体免疫功能不堪一击，容易引起各种并发症，使病情快速恶化甚至死亡。因此，肿瘤患者要做好日常防护，特别是换季时期天气反复无常之时，避免受风受寒。

案例 3 健脾补土法在肾癌术后靶向治疗中增效减毒应用案

李某某，男性，57 岁，2013 年 11 月来诊。

主诉 胸痛、眠差 3 月余。

现病史 患者 2011 年 7 月因血尿检查发现左肾肿瘤，2011 年 8 月行左肾肿瘤切除术，术后病理检查结果：左肾透明细胞癌，2 级。2011 年 12 月 1 日 CT 提示左肾切除术后改变，左下肺两个小结节影，未排除转移瘤可能。2012 年 3 月复查 CT 提示双肺转移瘤，右肺门淋巴结肿大。2012 年 4 月开始行索拉非尼靶向治疗。2012 年 6 月复查 CT 提示双肺转移瘤与前相仿，右侧肺门一增大淋巴结，较前减少。但因皮疹、腹泻、手足溃烂、脱发不良反应明显，而自行停药。2012 年 10 月复查肺部转移病灶较前无明显变化，第七颈椎及肝内可疑转移，全身骨扫描（骨ECT）正常。2013年2月复查CT提示双肺多发转移瘤较前稍增大增多。因治疗效果欠佳，2013年11月来门诊就诊，初诊时症见：患者神清，精神稍倦，咽部出血，胸痛，无咳嗽气促，无发热恶寒，纳可，眠差，二便调。舌暗红，苔微黄，脉弦细。

辅助检查 术后病理检查结果：左肾透明细胞癌，2级。

中医诊断 肾癌。

中医证型 脾气亏虚，兼夹瘀热。

西医诊断 左肾恶性肿瘤（术后，双肺多发转移，肝、骨转移待排）。

治法 健脾祛瘀，清热解毒抑瘤。

中药处方 党参15g，炙黄芪30g，石见穿30g，红豆杉1袋，白花蛇舌草30g，半枝莲30g，甘草10g，白术15g，龙葵30g，茅莓根30g，炒薏苡仁30g，白茅根30g，紫珠草15g。每日1剂，水煎两次至200～250ml，分早晚服用，共14剂。

2013年12月初二诊，刻下症：患者神清，精神一般，咽部出血减少，胸痛缓解，无咳嗽气促，纳可，眠差，二便调。舌暗红，苔微黄，脉弦细。中药于前方基础上去紫珠草，加藕节炭30g佐以加强止血之效。其后患者以扶正抗癌方为基础方加减治疗，基本情况良好。

2014年2月患者复查CT提示双肺转移瘤稍有增大，2月22日开始行中医药联合索拉非尼治疗。

2014年2月再诊，刻下症：患者神清，精神尚可，无咽部出血，胸痛轻微，无咳嗽气促，无发热恶寒，纳可，眠差，二便调。舌暗红，苔微黄，脉弦细。

中药处方 党参15g，石见穿30g，红豆杉2袋，白花蛇舌草30g，甘草10g，白术15g，龙葵30g，茅莓根30g，炒薏苡仁30g，灵芝15g，延胡索30g，制川乌15g。每日1剂，水煎两次至200～250ml，分早晚服用，共21剂。

2014年3月再诊，刻下症：患者神清，精神尚可，无胸痛，少许皮疹，右肩偶痛，纳眠可，腹泻偶发，小便调。舌暗红，苔微黄，脉弦细。中药于前方基础上去白术，加石榴皮以止泻；皮疹，加连翘、乌梢蛇、地肤子等祛风止痒之药。此后维持中医药联合索拉非尼靶向治疗，患者皮疹、腹泻耐受尚可。

2014年8月患者因手足溃烂不适，自行停服索拉非尼。2014年9月复查CT提示双肺多发转移部分较前增大，多发骨转移。2014年10月再服索拉非尼。

2014年10月再诊，刻下症：患者神清，精神尚可，右肩疼痛、胸痛轻微，无咽部出血，无咳嗽气促，无发热恶寒，手足部分破溃渗液，纳眠可，小便调，偶有腹泻。舌暗红，苔微黄腻，脉弦滑。

中药处方 党参15g，石见穿30g，红豆杉2袋，白花蛇舌草30g，甘草10g，龙葵30g，茅莓根30g，炒薏苡仁30g，灵芝15g，延胡索15g，白茅根30g，石榴皮30g，诃子15g，连翘15g，紫草15g。每日1剂，水煎两次至200～250ml，分早晚服用，共 15 剂。

配合外洗方药沐手足：苦参 50g，蛇床子 50g，白鲜皮 30g，关黄柏 30g，生地黄 50g，赤芍 30g。每日 1 剂，水煎后兑温水沐手足。

后患者手足破溃渗液逐渐缓解，虽未痊愈，但副反应耐受尚可，继续坚持口服索拉非尼。

2015 年 3 月 CT 示：双肺多发转移瘤稳定，所见第七颈椎右侧附件新发骨质破坏，考虑转移瘤。继续中医药＋索拉非尼治疗。

2015 年 6 月胸部 CT 示左肺下叶结节较前缩小，所见 CT 及其附件病灶与前相仿。继续中医药＋索拉非尼治疗。

2016 年 2 月 17 日复查双肺结节较前缩小、减少，所见 CT 及其附件病灶与前相仿。继续中医药＋索拉非尼治疗。

2016 年 6 月初发现背部肿物，伴红肿、疼痛。后肿物逐渐变大，2016 年 9 月行背部肿物活检，病理检查结果：考虑肾透明细胞癌转移可能性大。治疗上改为舒尼替尼靶向治疗＋中医药治疗，建议配合放疗，患者拒绝。中药处方以上方随证加减。

2017 年 1 月复查胸腹部 CT、骨 ECT 提示肿瘤缩小，疗效评价为疾病稳定。继续中医药＋舒尼替尼治疗。

2017 年 5 月查胸腹部 CT、骨 ECT 提示肿瘤稳定。继续中医药＋舒尼替尼治疗。

2017 年 9 月复查胸腹部 CT、骨 ECT 提示胸部病灶与前相仿，骨转移瘤病灶活性较前有所升高，继续中医药＋舒尼替尼治疗。中药加强抑瘤治疗。继续密切复查。

2018 年 5 月复查胸腹部 CT、骨 ECT 提示胸部病灶与前相仿，骨转移瘤病灶活性较前有所抑制。继续中医药＋舒尼替尼治疗。

随访至 2018 年 12 月 24 日随访状态良好。后失访。

按语

肾癌是泌尿系统常见的恶性肿瘤，仅次于膀胱癌，其发病率呈增长趋势，在人类全部癌症中占 2%，大多数患者的发病年龄在 50 岁以上，60～70 岁时达到高峰。治疗方面，手术切除是肾癌的主要治疗方案，中晚期可配合化疗、放疗、免疫治疗、靶向治疗等。晚期肾癌预后不佳，生存时间很难超过 1 年。即使是联合索拉非尼靶向治疗，生存期一般也仅为 2 年左右。本案患者术后不到 1 年便发现肺转移，属肿瘤晚期，经过长期中医药治疗及间断分子靶向药物治疗后，目前已存活 4 年，身体状况至今良好。说明中医药对靶向药物有增效作用。

中医药对分子靶向药物有减毒作用。本病案中，患者单纯口服索拉非尼治疗时，皮疹、腹泻、手足综合征、脱发反应明显，一度因不能耐受停药。后期经中医药内服、外用联合治疗后，虽仍有不良反应，但明显减轻，患者能耐受。可见中医药对分子靶向药物有较好的减毒效果。

本病案"辨病＋辨证＋对症"处方治疗方面，辨病有石见穿、红豆杉、白花蛇舌草、半枝莲、龙葵、茅莓根等解毒抑瘤之药；辨证有党参、甘草、白术、黄芪、灵芝、薏苡仁、延胡索等健脾益肾祛瘀之药；辨症有紫珠草、石榴皮、诃子、连翘等止血中药。

肾为先天之本，《素问·灵兰秘典论》言"肾者，作强之官，技巧出焉"，肾癌为患，为肾虚基础上染发毒邪，故治疗上，当扶正固本，佐以抗癌，方收佳效。

第九章　补土理论治疗前列腺癌案例

　　前列腺癌是发生在前列腺的上皮性恶性肿瘤,病理类型包括腺癌(腺泡腺癌)、导管腺癌、尿路上皮癌、鳞状细胞癌、腺鳞癌。其中前列腺腺癌占95%以上,因此,通常我们所说的前列腺癌就是指前列腺腺癌。

　　在前列腺癌早期,因为肿瘤局限于前列腺,尚未侵犯周围组织或阻塞尿道,故患者常无明显不适或症状。但随着肿瘤的不断发展,肿瘤增大压迫其包绕的尿路引起尿路阻塞、侵犯浸润尿道膜部、肿物直接压迫直肠,患者会出现诸如进行性排尿困难(尿流变细、尿流分叉等)、尿失禁、肠梗阻等症状;前列腺癌晚期最易发生骨转移,骨转移时出现骨痛,常常先累及骨盆及腰椎骨,由于疼痛严重影响了饮食、睡眠和精神,全身状况日渐虚弱,消瘦乏力,进行性贫血,最终全身衰竭出现恶病质等其他晚期症状。目前前列腺癌的治疗方法分为治愈性治疗和姑息性治疗。前列腺癌根治术是目前最常用的治愈性治疗方法。姑息性治疗是指那些以延缓肿瘤进展和缓解肿瘤相关症状为目的的疗法,如放化疗、液氮冰冻治疗、射频消融、内分泌治疗等。

　　根据其临床症状,可将前列腺癌归于中医学"积聚""癃闭""淋证""癥瘕"等范畴。前列腺位于会阴部,临近膀胱与尿道,位居下焦,中医古籍并无前列腺癌相关记载,据《难经·三十九难》:"肾有两脏,其左为肾,右为命门。命门者,诸神精之所舍,原气之所系也。男子以藏精,女子以系胞。"故认为前列腺是藏精之所,属命门之肾,提示前列腺癌的病因、病机、传变与肾的关系极其密切。《医宗必读》曰:"积之所成,正气不足,而后邪气踞之。"指出前列腺癌的发病与人体正气不足相关。张仲景在《金匮要略·消渴小便不利淋病脉证并治》篇中记载"淋之为病,小便如粟状,小腹弦急,痛引脐中",与前列腺癌症状非常相似。"癌肿者,乃五脏瘀血浊气痰滞而成,而痰浊毒邪易流窜为患",指出前列腺癌极易发生他脏转移及骨转移的症状。

　　中医认为,前列腺癌的发生、发展包括内因和外因两方面,内因以肾元亏虚、脏腑虚损为主,外因以痰、湿、瘀、毒兼夹为主,内因和外因相互作用,导致机体脏腑功能失调,经络气血运行失常,瘀血痰湿聚积下焦,痰凝毒聚形成癌肿。《景岳全书·论治》曰:"凡脾肾不足,及虚弱失调之人,多有积聚之病。盖脾虚则中焦不运,肾虚则下焦不化,正气不行,则邪滞得以居之。"《诸病源候论·虚劳病诸候释义》:"虚劳之人,阴阳伤损,血气凝涩,不能宣通经络,故积聚于内也。"这里阐述了正气不足,脾肾功能失调,气血凝滞,化积成聚是前列腺癌得以发生的主要病因病机，若正气不足，脾肾虚弱，脾失运化，后天失养，肾失封藏，先天不固，则脏腑气血难以充养，外邪有机可乘，致使痰湿瘀毒内蕴于下焦，浊久化癌。故前列腺癌总的病机特点为本虚标实，以虚为主，本虚生标，标反损本。

前列腺癌的治疗应以"急则治其标，缓则治其本，治本为先，标本兼顾"为根本原则，以补益脾肾固本，利湿祛瘀除标为法。前列腺癌的中医证型主要分为以下四类：肾气虚亏证，治以益气补肾、通阳利水，方用六味地黄丸加减；湿热蕴积证，治以清利湿热、散结利水，方用八正散合二妙散加减；瘀热内结证，治以清热解毒、化瘀散结，方用解毒化瘀汤加减；毒邪稽留、气阴两虚证，治以培补气阴、解毒散结，方用八珍汤加减。

中医以肾为先天之本，肾主水，主骨，肾阴和肾阳是五脏阴阳之根本，若肾阳衰惫，蒸腾气化水液失常，代谢失司，湿从内生，湿盛于内损伤脾阳，脾运化失司加重水湿，痰浊内生，阻滞气机致气血运行失常，瘀毒形成。故治疗前列腺癌仍需在温肾固阳的基础上，辅以益气健脾，脾强则湿痰得去、气行则瘀毒得减。

案例 1　健脾法在前列腺癌内分泌治疗期间应用案

邝某某，男性，72 岁，2011 年 6 月来诊。

主诉　乏力 1 周。

现病史　患者 2010 年 9 月底开始出现排尿不畅，查前列腺特异性抗原（PSA）升高，于顺德当地医院完善检查诊断为前列腺癌（cT2bN0M0　ⅡA 期，Gleason 7），10 月初行前列腺癌电切术，术后拒绝放疗，遂开始服用比卡鲁胺内分泌治疗。2011 年 6 月初来门诊就诊，初诊时症见：患者神清，精神稍倦，乏力，纳可，眠欠佳，二便调。舌红，舌苔微黄腻，脉弦滑。

中医诊断　前列腺癌。

中医证型　脾肾两虚，湿瘀互结。

西医诊断　前列腺癌（cT2bN0M0　ⅡA 期，Gleason 7 分）。

治法　健脾补肾，化湿祛瘀抑瘤。

中药处方　党参 30g，白术 15g，黄芪 30g，白花蛇舌草 30g，龙葵 30g，石见穿 30g，望江南 30g，炒薏苡仁 30g，红豆杉 6g，补骨脂 15g，淫羊藿 15g，甘草 10g。每日 1 剂，水煎两次至 200～250ml，分早晚两次服。

2011 年 7 月二诊，刻下症：患者神清，精神可，乏力缓解，纳可，眠改善，二便调。舌红，苔微黄腻，脉弦滑。中药于上方基础上去黄芪，加骨碎补。

后继续以上方加减治疗。随访至 2020 年 12 月 20 日，未见复发转移。

按语

该患者为前列腺癌期ⅡA 期（ Gleason 7 ），属于中危患者。按照前列腺癌 NCCN 指南术后标准治疗方案是放疗，再接受内分泌治疗，但患者未行放疗，选择了内分泌治疗＋中医药调治。患者肿瘤得到有效控制，术后在 5 年多时间里未见肿瘤复发或转移，未诉特殊不适。提示中医药在肿瘤术后维持治疗中有其独特优势。本病例提示，对于中危前列腺癌患者，内分泌及中医药治疗能防止肿瘤复发，起"治未病"作用。

　　中医处方方面，前列腺癌证型以脾肾两虚型多见。因此，治疗多采用辨证（补益脾肾）用药，配合辨病用药，西医方面口服内分泌药，中医方面予以抗癌中药。对症治疗可体现在不同阶段与西医联合用药方面的增效减毒作用。推而广之，如内分泌治疗期间，针对前列腺癌内分泌药物的主要副反应，如阵发性潮热，可加鳖甲 30g、地骨皮 15g、青蒿 15g；骨质疏松，可加骨碎补 15g，鹿茸 3g，紫河车 15g，牛膝 15g，这能使前列腺癌患者舒适地进行内分泌抗肿瘤治疗。此外，前列腺癌发生骨转移率非常高，"正气存内，邪不可干"，治疗期间可酌加补肾壮骨之品，如补骨脂、骨碎补，能在一定程度上减轻骨转移发生，体现中医"治未病"思想。

案例 2　健脾益肾法在前列腺癌骨转移长期带瘤生存中应用案

　　何某某，男性，76 岁，2005 年 9 月来诊。

　　主诉　反复腰酸 1 个月，加重伴少许头晕 1 周。

　　现病史　患者 2005 年 7 月被当地医院诊断为前列腺癌，双侧髂骨、左侧耻骨骨转移，后行去势治疗及核素治疗。术后患者为求中医治疗，遂于 2005 年 9 月来门诊就诊，初诊时主症：患者神清，精神可，少许头晕，无头痛，时有腰酸，纳眠可，小便调，便秘。舌红，舌苔微黄，脉弦细。

　　中医诊断　前列腺癌。

　　中医证型　脾肾两虚，湿瘀互结。

　　西医诊断　前列腺癌（cTxNxM1，骨转移）。

　　治法　健脾补肾，化湿祛瘀抑瘤。

　　中药处方　党参 30g，白术 15g，石见穿 30g，望江南 30g，白花蛇舌草 30g，炒薏苡仁 30g，红豆杉 6g，龙葵 30g，山慈菇 30g，蛇莓 30g，番泻叶 5g，骨碎补 15g，仙茅 15g，淫羊藿 15g，甘草 10g。每日 1 剂，水煎两次至 200～250ml，分早晚两次服。

　　2005 年 10 月二诊，刻下症：患者神清，精神可，时有腰酸，纳眠可，二便调，便秘。舌红，舌苔微黄，脉弦细。经治疗后无便秘，中药于前方基础上去番泻叶。

　　后继续中药对症加减治疗。

　　2010 年 6 月患者新发少腹隐痛，复查盆腔 CT：①前列腺癌去势术后，前列腺萎缩，双侧髂骨改变，未除外转移，请结合临床相关检查；②膀胱壁薄厚不均，考虑慢性膀胱炎。骨 ECT：两侧肩关节骨代谢异常活跃，拟为退行性变，建议定期复查。

2010 年 6 月 23 日再诊，刻下症：患者神清，精神可，少腹隐痛，头晕、抽搐偶发，无头痛，时有腰酸，纳眠可，二便调。舌红，舌苔微黄，脉弦细。

中药处方　太子参 30g，龙葵 30g，甘草 6g，白术 10g，番泻叶 5g，白花蛇舌草 30g，石见穿 30g，茅莓根 30g，望江南 30g，僵蚕 15g，粉葛 30g，预知子 30g。每日 1 剂，水煎服，分两次温服。

后继续中药对症加减治疗，定期复诊疾病稳定。

2011 年 5 月患者反复胃脘部隐痛，左髂骨疼痛，查 PSA 三项正常。CT：①前列腺癌去势术后，前列腺萎缩，并点状钙化；②双侧髂骨、左侧耻骨上支改变，未除外转移，请结合临床相关检查。骨 ECT：全身骨未见明显转移征象，建议定期复查。

2011 年 6 月 22 日复诊，刻下症见：患者神清，精神可，胃脘部隐痛，头晕、抽搐偶发，左髂骨疼痛，纳眠可，二便调。舌红，苔微黄，脉弦。

中药处方　石见穿 15g，茅莓根 15g，望江南 15g，预知子 15g，太子参 15g，龙葵 15g，甘草 6g，白术 10g，番泻叶 5g，白花蛇舌草 15g，红豆杉 3g，延胡索 15g，僵蚕 15g。每日 1 剂，水煎服，分两次温服。

2012 年 7 月 2 日行骨 ECT 示：双侧髂骨、左侧耻骨转移，耻骨联合代谢活跃，性质待定。中药于上方基础上加肉苁蓉 30g、补骨脂 15g。

2013 年 6 月 14 日复查骨 ECT 示：双侧髂骨、左侧耻骨转移，耻骨联合代谢活跃较前减轻。继续上方随症加减治疗。

2015 年 6 月患者双膝关节、腰部疼痛，复查骨 ECT：右侧第 4 前后肋骨、双侧耻骨上支及部分椎骨骨质改变，考虑骨转移瘤，椎骨未见明显代谢异常，余代谢轻度增高，考虑肿瘤活性大部分受抑制。

2015 年 6 月 19 日复诊，刻下症见：患者神清，精神可，偶有头晕，无头痛，双膝关节、腰部疼痛，纳眠可，二便调。舌红，舌苔微黄，脉弦细。

中药处方　石见穿 30g，茅莓根 30g，薏苡仁 30g，番泻叶 5g，甘草 10g，蛇莓 30g，红豆杉 3g，党参 15g，鸡血藤 30g，龙葵 30g，望江南子 30g，延胡索 15g，骨碎补 15g，补骨脂 15g。10 剂。每日 1 剂，水煎服，分两次温服。

2016 年 6 月 16 日复查骨 ECT：右侧第 4 后肋，第 5、8 前肋骨代谢异常，CEA 618ng/ml。继续上方随症加减治疗。

2017 年 6 月 13 日复查骨 ECT：右侧第 4 后肋骨代谢异常。继续上方随症加减治疗。

2019 年 7 月复查骨 ECT：未见转移灶。肿瘤标志物未见异常。继续上方随症加减治疗。

随访至 2021 年 6 月，患者一般情况良好，生活如常人。

按语

前列腺癌是威胁男性健康的常见肿瘤之一。迄今为止，前列腺癌的病因不够明确，临床表现早期阶段可完全没有症状，当肿瘤增大到一定体积时，可有尿频、尿急、排尿困难甚至发生尿潴留，少数可有血尿。当肿瘤压迫或侵犯周围淋巴结或血管时，可有下肢水肿，晚期有骨转移者可发生骨痛。肿瘤的发展和预后取决于癌细胞分化及对雄激素的依赖程度。前列腺癌发病隐匿，50%~80%的患者就诊时已有远处转移。所以说前列腺癌的预防很重要，其中肿瘤标志物如 PSA 等的监测和直肠指检是前列腺癌筛查的主要手段。此外，治疗期间对肿瘤标志物的监测，对疗效判断、提早发现复发转移有一定的帮助。

本案患者诊断时已为肿瘤晚期，对于转移性前列腺癌，接受化疗中位生存期一般不超过 2 年。患者确诊后行去势治疗，后期以中医药替代治疗，目前生存已15 年余，大大超过了研究所示整体中位生存期；同时经治疗后，患者骨转移病灶控制良好，并且患者生活质量并没有随着疾病发展而下降。这提示我们，中医药联合双膦酸盐类药物对前列腺癌骨转移者可有替代化疗作用，值得进一步研究。

中药处方方解：采用辨证（补益脾肾）联合辨病抗癌药物（石见穿、望江南、白花蛇舌草、茅莓根、炒薏苡仁、红豆杉、龙葵、山慈菇、蛇莓）。初诊时为去势术后已合并骨转移，中医补肾壮骨法对于骨转移癌有一定的抑制作用，常用药物是二仙丹和补骨脂、骨碎补等，补肾壮骨法使本案患者耻骨联合代谢活跃情况好转。

第十章 补土理论治疗膀胱癌案例

膀胱癌是指原发于膀胱上皮细胞和间皮组织的恶性肿瘤。根据组织学分类，可分为上皮性肿瘤和非上皮性肿瘤，其中上皮性肿瘤包括移行细胞乳头状瘤、鳞癌和腺癌。

膀胱癌最主要的表现是血尿，表现为无痛性肉眼血尿或镜检血尿，可为间歇性、全程血尿和终末血尿，或夹血块。无痛性间歇性全程肉眼血尿是膀胱癌最常见的早期症状。血尿的颜色、血量及持续时间，与肿瘤的恶性程度、肿块大小、侵犯范围有一定关系。膀胱癌肿块生长在不同位置会引起不同的症状，当肿瘤出现在膀胱三角区时，可引起尿频、尿急、尿痛等膀胱刺激症状；当肿瘤发生在膀胱颈部引起尿路阻塞时，可造成排尿困难、点滴而下，严重者出现尿潴留。病情继续进展，膀胱癌晚期患者因肿瘤转移常引起其他脏器部位的症状，如肾盂积水、泌尿系感染、肛门疼痛、下肢水肿等。膀胱癌的治疗主要是手术治疗，配合膀胱灌注化疗药物或放疗，结合中医药减轻膀胱灌注所致的化学性膀胱炎、预防术后复发。

膀胱癌可归属于中医学"溺血""血淋""癃闭"等病证的范畴。《医林改错》："结块者，必有形之血也。"《释名·释疾病》："瘤者，流也，血流聚所生瘤肿也。"此血瘀留结于膀胱生瘤，瘤成瘀滞，血溢出脉外随尿液排出，发为尿血，上述症状与现代膀胱癌甚为相似。

膀胱癌的病因病机是肾气亏虚为本，湿瘀热毒为标，本虚标实，经久不愈，发为膀胱癌。《素问·灵兰秘典论》言："膀胱者，州都之官，津液藏焉，气化则能出矣。"指出肾与膀胱相表里，肾主水，膀胱藏津，肾气透达膀胱，肾阳温化水气，小便通利，代谢废物得以排出体外，此说明了膀胱癌与肾的病位关系。《素问·经脉别论》中"饮入于胃，游溢精气，上输于脾，脾气散精，上归于肺，通调水道，下输膀胱，水精四布"描述了脾、肺、肾、膀胱在调节水液时的密切关系，人体水道的通调绝不是某个脏腑就能完成的。当肾脏虚衰，温化功能失常，水停生湿，湿胜困脾，脾肾俱损，脏腑功能失调，则湿热瘀毒内生，邪凑膀胱，变生癌瘤，膀胱气化不利，则出现小便凝涩不畅、尿血、尿痛等症状。总之，膀胱癌病位在膀胱，与肾、脾密切相关，虚实夹杂，脏腑虚衰不固，湿热毒邪下注膀胱，久则生癌。

膀胱癌的治疗总则为"扶正补虚，祛邪泻实"。温肾健脾，扶阳助气，正气得生，脏气得实，则气化之功转复，三焦水道通畅流利，水湿等实邪分消走泄，得以排出体外，邪去正乃安。膀胱癌的中医证型主要分为三类：湿热下注证，治以清热利湿，凉血止血，方用八正散合四生汤加减；脾肾两虚证，治以健脾补肾，温阳止血，方用金匮肾气丸加减；瘀毒蕴结证，治以解毒祛瘀，清热通淋，方用葵连汤加减。

膀胱癌病位在膀胱，与肾脾肺密切相关，肾主水、脾化湿、肺朝百脉，膀胱三焦气化正常，升清降浊，清气升以荣润四肢百脉，浊气降以祛邪泄实。故肾已虚，先天之本已弱，当补肾之法加以健脾，以培补后天之本，水谷精微化生有源，正气御邪有力，人自可安。

案例 1 健脾益气法治疗膀胱癌膀胱灌注后尿路症状案

张某某，女性，70 岁，2010 年 9 月 5 日来诊。

主诉 尿频、尿急半个月，加重 2 天。

现病史 患者 2010 年 5 月因尿频、尿急被当地医院诊断为膀胱癌。2010 年 5 月 10 日于当地医院行膀胱镜检及病理活检后诊断为膀胱浸润性高级别尿路上皮癌，并行膀胱部分切除术。2010 年 8 月中旬行腹部 CT 示肿瘤复发，后行经尿道膀胱肿物切除术，术后病理检查结果显示膀胱低分化尿路上皮癌。2010 年 9 月 3 日行经髂动脉膀胱栓塞灌注化疗。治疗后出现尿频、尿急，约 10 分钟内即要小便 1 次，严重影响生活质量。2010 年 9 月 5 日来门诊就诊，初诊时症见：患者神清，精神倦怠，乏力，尿频、尿急、少腹痛，纳眠一般，大便调。舌红，舌苔微黄，脉细滑。

辅助检查 2010 年 5 月膀胱镜病理检查结果：膀胱浸润性高级别尿路上皮癌。2010 年 8 月膀胱肿物切除术后病理检查结果：膀胱低分化尿路上皮癌。

中医诊断 膀胱癌。

中医证型 湿热下注（淋证）。

西医诊断 膀胱恶性肿瘤（低分化尿路上皮癌，cT3NxMx）。

治法 清热利湿，利尿通淋。

中药处方 车前子 15g，瞿麦 15g，萹蓄 15g，滑石 15g，山栀子 10g，灯心草 10g，白花蛇舌草 30g，半枝莲 30g，黄芪 30g，党参 15g，猪苓 30g，甘草 10g。每日 1 剂，水煎两次至 200～250ml，分早晚两次服。

2010 年 9 月 19 日二诊，刻下症：患者神清，精神尚可，尿频、尿急明显改善，小便频次夜间 2 次左右，偶有少腹痛，纳眠一般，大便调。舌红，舌苔微黄，脉细滑。继续守方治疗。

2010 年 10 月于当地医院继续接受膀胱内灌注化疗，中药仍以上方加减治疗。

2011 年 2 月复查 CT 提示膀胱肿物增大并双肺转移，患者拒绝化疗。

2011 年 2 月 20 日复诊，刻下症见：患者神清，精神倦怠乏力，偶有尿痛，下腹隐痛不适，无尿频、尿急，口干，纳眠一般，大便调。舌红，舌苔白，脉细滑。

中医辨证　脾肾两虚血瘀。

治法　补益脾肾，祛瘀抑瘤。

中药处方　党参 30g，炙黄芪 30g，白术 15g，炒薏苡仁 30g，八月札 30g，龙葵 30g，石见穿 30g，白花蛇舌草 30g，红豆杉 6g，天花粉 30g，延胡索 30g，制川乌 10g，灵芝 15g，甘草 10g。每日 1 剂，水煎两次至 200～250ml，分早晚 2 次服。

经治疗后乏力好转，下腹痛减轻，后服用上方加减抗肿瘤治疗，肿瘤缓慢进展。随访至 2013 年 5 月病逝。

按语

膀胱癌恶性度高，易复发。患者术后 3 个月复发，复发后再次行手术治疗及动脉灌注化疗，膀胱灌注化疗主要副作用是化学性膀胱炎，与灌注剂量和频率相关，表现为膀胱刺激征及肉眼血尿。轻者在灌注间歇期可自行缓解，多饮水即可。若出现严重的膀胱刺激征，应延迟或停止灌注治疗，多数副作用在停止灌注后可自行改善。灌注化疗后出现膀胱刺激综合征（尿频、尿急及尿痛）急症，予八正散加减补充治疗后症状明显好转，也体现了中医"动态辨证"及"分期辨证"思想，中医药与现代医学治疗手段联合起补充作用，能有效治疗现代治疗手段的并发症。后膀胱肿物增大并双肺转移，但患者拒绝化疗，仅接受中医药替代治疗，总生存时间近 3 年。该案例提示，对于老年、晚期膀胱癌，中医药治疗能减缓进展程度及提高生活质量。

中药治疗方面，采用分期辨证的思维，在不同的治疗阶段辨证施治，对于灌注化疗引起的膀胱刺激综合征，用八正散辨证治疗，该方虽为治疗热淋的经典方药，但肿瘤科临床用于膀胱灌注化疗药导致的尿频、尿急、尿痛亦有较好的疗效；待症状控制后再采用辨证联合辨病抗癌药物及对症药物。免疫治疗对膀胱癌有一定治疗作用，在辨证论治的同时加用灵芝、猪苓等含多糖类成分的中药，可能有一定的调整机体免疫功能的作用。

案例 2　健脾益气法在膀胱癌术后复发中应用案

邓某某，女性，66 岁，2012 年 7 月初来诊。

主诉　倦怠乏力、头晕，便溏 1 周。

现病史　患者 2005 年 10 月于当地医院诊断为膀胱癌，行手术治疗。2011 年 6 月初出现血尿，于当地医院就诊后考虑膀胱癌复发。2011 年 6 月 20 日行微创手术，术后行 18 个疗程化疗。2012 年 7 月初来门诊就诊，初诊时症见：患者神清，精神倦怠乏力，头晕头胀，汗多恶风，纳眠可，小便调，便溏。舌淡，舌苔微黄，脉细。

中医诊断　膀胱癌。

中医证型　脾肾两虚，湿瘀互结。

西医诊断　膀胱恶性肿瘤（cT3N1Mx）。

治法　补益脾肾，化湿祛瘀抑瘤。

中药处方　党参 30g，炙黄芪 30g，白术 15g，石见穿 30g，白花蛇舌草 30g，炒薏苡仁 30g，红豆杉 6g，龙葵 30g，蛇泡簕 30g，石榴皮 30g，补骨脂 15g，五味子 15g，甘草 10g。每日 1 剂，水煎两次至 200～250ml，分早晚两次服。

2012 年 8 月 2 日二诊，刻下症：患者神清，精神倦怠乏力好转，仍头晕，汗多改善，恶风，纳眠可，小便调，大便稀。舌淡，舌苔微黄，脉细。中药于上方基础上去石榴皮、五味子，加天麻 15g。

2012 年 8 月 16 日三诊，刻下症：患者头晕缓解，中药继续上方加减治疗。

后继续于门诊予上方加减治疗。定期复查 CT，未见肿瘤复发。

2015 年 3 月，复查 CT 提示肺部转移，患者拒绝化疗，后于 2015 年 7 月因肿瘤进展去世。

按语

在欧美国家，膀胱癌是第四常见的恶性肿瘤，术后易复发。本案患者为膀胱癌术后复发再次行微创手术及化疗，后行中医药替代治疗，疾病控制近 4 年。提示我们，中医药在防治肿瘤复发及转移等方面有一定的作用。

中医采用辨证（补益脾肾）联合辨病抗癌药物及对症药物。初诊时为化疗后，合并倦怠乏力、便溏等，予黄芪、党参以健脾益气，石榴皮、五味子涩肠止泻。便溏症状改善后，去石榴皮、五味子。生殖系统肿瘤患者易合并肾气亏虚，故以补骨脂以补肾助阳止泻。患者目前正继续接受中医药治疗以防止肿瘤复发转移。

案例 3　健脾益气法在膀胱癌电切术后应用案

陈某某，男性，82 岁，2013 年 1 月 14 日来诊。

主诉　小便次数多 1 个月。

现病史　2010 年 7 月行膀胱癌电切术。2012 年 12 月 7 日复发再次行手术，术后已行膀胱灌注化疗（盐酸表柔比星）2 个疗程。2013 年 1 月 14 日来门诊就诊，初诊时症见：患者小便次数多，余无特殊不适，纳眠可，大便调。舌红，舌苔黄腻，脉弦滑。

辅助检查　膀胱电切术后病理检查结果：膀胱尿路上皮癌。

中医诊断　膀胱癌。

中医证型　脾肾两虚，湿瘀互结。

西医诊断　膀胱恶性肿瘤（膀胱尿路上皮癌，术后复发，术后灌注化疗后）。

治法　健脾益肾，化湿祛瘀抗癌。

中药处方　党参15g，炙黄芪30g，石见穿30g，益智仁15g，白花蛇舌草30g，红豆杉3g，甘草10g，白术15g，龙葵30g，茅莓根30g，炒薏苡仁30g，车前草30g。水煎服，日1剂。

后患者继续上方随证加减治疗，并完成余下4个疗程膀胱灌注化疗（盐酸表柔比星）。

2013年7月8日再诊，刻下症：患者下肢乏力，纳眠可，大便调，夜尿1～2次。舌红，舌苔黄腻，脉弦滑。

中药处方　党参15g，猪苓15g，石见穿30g，益智仁15g，红豆杉3g，甘草10g，白术15g，龙葵30g，茅莓根30g，炒薏苡仁30g，车前草15g，桑螵蛸15g，白花蛇舌草30g。水煎服，日1剂。

2014年2月于外院行经尿道膀胱异物去除手术。

2014年4月2日复诊，刻下症见：患者近期乏力，纳眠可，小便调，便秘。舌红，舌苔黄腻，脉弦滑。

中药处方　茅莓根30g，炒薏苡仁30g，白花蛇舌草30g，灵芝15g，蛇莓30g，龙葵30g，党参15g，石见穿30g，鹿角霜20g，红豆杉3g，甘草10g，黄精10g，桑椹15g。水煎服，日1剂。

2014年6月23日复诊，刻下症见：患者近无特殊不适，纳眠可，夜尿3～4次，大便调。舌红，舌苔黄腻，脉弦滑。

中药处方　茅莓根30g，炒薏苡仁30g，白花蛇舌草30g，灵芝15g，蛇莓30g，龙葵30g，党参15g，石见穿30g，红豆杉3g，甘草10g，车前草30g，猪苓15g，茯苓15g。水煎服，日1剂。并配合百令胶囊（一次5粒，一日3次）、益血生胶囊（一次4粒，一日3次）补肾生精益髓、扶助正气。

后继续门诊上方随症加减。

2015年1月19日再诊，刻下症见：患者近期倦怠，腹胀脘痞轻微，纳差眠可，夜尿频，大便调。舌红，舌苔黄腻，脉弦滑。中药于前方基础上去蛇莓、车前草、猪苓、茯苓，加山楂15g、炒稻芽30g健脾开胃，延胡索15g行气消胀，桑螵蛸15g温肾固精，并加茯苓多糖口服液（一次1支，一日3次）、百令胶囊健脾补肾。

2016年6月27日再诊，刻下症见：患者近期倦怠乏力，右髋部隐痛轻微，右下肢麻木，纳眠可，夜尿3～4次，大便可。舌红，舌苔黄腻，脉弦滑。患者新发右髋部隐痛，予以完善全身骨ECT未见骨转移。腹部CT未见肿瘤复发转移。继续中医药治疗。

中药处方　茅莓根20g，炒薏苡仁20g，白花蛇舌草20g，灵芝15g，龙葵果5g，党参15g，石见穿20g，甘草10g，天花粉20g，蛇莓20g，红豆杉3g，制何首乌15g，红芪5g，枸杞子15g。水煎服，日1剂。并配合茯苓多糖口服液、百令胶囊健脾补肾。

后继续门诊上方随症加减治疗。

2018年3月26日再诊，刻下症：患者神清，倦怠乏力，小便涩痛，左胸下稍有不适，尿频尿急，右下肢稍麻木，右踝部稍痛，纳眠可，大便调。舌红，舌苔黄腻，脉弦滑。

中药处方　红芪1袋，白花蛇舌草30g，车前草30g，益智仁15g，醋延胡索15g，生地黄15g，瞿麦15g，白茅根30g，龙葵果1袋，甘草10g，小蓟炭15g，干鱼腥草15g，萹蓄15g，黑老虎15g。

2018年4月9日再诊，刻下症：患者神清，倦怠乏力改善，尿频、尿急、尿痛改善，右下肢稍麻木，右踝部稍痛，纳眠可，大便调。舌红，舌苔黄腻，脉弦滑。中药守方续服。

后继续门诊中医药治疗，定期复查未见肿瘤复发转移。末次复查时间为2022年4月。

按语

在世界范围内，膀胱癌患者每年新发病例已超过30余万例，目前位列人体常见肿瘤的第7位，肿瘤死亡排位第8位，严重威胁着人类的生命安全。膀胱癌的发病原因众多，较为明确的两大致病危险因素是吸烟和长期接触工业化学产品。血尿是膀胱癌最常见、最早期的症状，尤其是反复全程无痛性血尿，可表现为肉眼血尿或镜下血尿。膀胱癌患者亦有以尿频、尿急、尿痛即膀胱刺激征和盆腔疼痛为首发表现者，其为膀胱癌另一类常见的症状，常与弥漫性原位癌或浸润性膀胱癌有关。早期诊断强调及早进行膀胱镜活检及术后二次经尿道膀胱肿瘤电切活检。早期治疗方案则采用外科手术切除为主、膀胱灌注以及放化疗为辅的联合治疗措施。

本例膀胱癌患者，证属脾肾两虚，湿瘀互结，可酌加枸杞子、灵芝、仙茅、淫羊藿等温补肝肾的中药，益智仁、桑螵蛸等温肾缩尿之品，另膀胱癌的发病与免疫相关，可给予百令胶囊及茯苓多糖口服液健脾补肾以调节免疫。按指南规定，对于肿瘤进展、多次复发及膀胱灌注治疗无效等情况，应立即行根治性膀胱全切术。本案患者，考虑到年龄过大，膀胱根治性全切术后生活质量较差，患者及家属拒绝膀胱全切，患者2014年2月最后一次行经尿道膀胱异物去除手术后，未行膀胱灌注治疗，中医药治疗控制肿瘤，未见复发转移。可见中医药的运用，对于膀胱癌术后患者，在改善患者生活质量、控制肿瘤复发转移、延长患者生存时间方面，有一定的疗效。

第十一章 补土理论治疗妇科肿瘤案例

宫颈癌、卵巢癌、子宫内膜癌是较为常见的女性生殖器肿瘤，三者并称为妇科生殖系统三大恶性肿瘤。宫颈癌是指发生在宫颈阴道部或移行带的鳞状上皮细胞及宫颈管内膜的柱状上皮细胞交界处的恶性肿瘤，其发病率居三者之首，易发年龄为50～55岁，并呈年轻化趋势。随着宫颈细胞学筛查的普遍应用，宫颈癌和癌前病变得以早期发现并治疗。子宫内膜癌是发生于子宫内膜的一组上皮性恶性肿瘤，以来源于子宫内膜腺体的腺癌最常见。其好发于围绝经期和绝经后女性，发病率约占女性生殖道恶性肿瘤的 20%～30%且近年来在世界范围内有上升趋势。卵巢癌是发生于卵巢组织的恶性肿瘤，组织类型复杂。其发病范围广泛，可发生在任何年龄段，同时具有起病隐匿、反复发作难以完全治愈的特点，严重威胁女性生命健康。

宫颈癌常见临床表现为阴道出血，多呈接触性出血、不规则阴道流血，或经期延长、经量增多。阴道排液腥臭，呈白色或血性，稀薄如水样或米泔状。晚期根据癌灶累及范围出现相应的继发性症状，如尿频、尿急、便秘、下肢肿痛等。总的治疗原则为采用以手术和放疗为主、化疗为辅的综合治疗。

子宫内膜癌的主要临床表现为绝经后阴道流血，呈持续性或间歇性；尚未绝经者常见经量增多、经期延长或月经紊乱。阴道排液异常者多见浆液性或浆液血性排液，可因合并感染而见有恶臭气味的脓血性排液。癌灶侵犯宫颈时，可因宫腔积脓而出现下腹胀痛及痉挛样疼痛。当其浸润周围组织或压迫神经时，可引起下腹、腰骶及下肢疼痛。子宫内膜癌治疗以手术为主，术后配合放化疗。

卵巢恶性肿瘤早期常无明显症状。晚期主要表现为腹部肿块、腹水及其他消化道症状。肿瘤向周围组织浸润或压迫，可引起腹痛、腰痛及下肢疼痛；压迫盆腔静脉可出现下肢水肿；功能性肿瘤可出现不规则阴道流血或绝经后出血。手术是卵巢肿瘤的主要诊断和治疗手段，辅助化疗，强调综合治疗。

中医古籍中对于"宫颈癌""子宫内膜癌"之类的现代医学名词无明确的记载，根据症状、体征多将其归于中医学的"崩漏""五色带""癥瘕""带下"等范畴。《备急千金要方·赤白带下崩中漏下》中有这样的论述："崩中漏下，赤白青黑，腐臭不可近，令人面黑无颜色，皮骨相连，月经失度，往来无常，小腹弦急，或苦绞痛，上至心，两胁肿胀，食不生肌肤，令人偏枯，气息乏少，腰背接胁，不能久立，每嗜卧困懒。"《傅青主女科·带下门·青带下》曰："妇人有带下而色青者，甚则绿如绿豆汁，黏稠不断，其气腥臭。"这里对"崩漏""带下"描述，与宫颈癌、子宫内膜癌的临床表现相当接近。卵巢癌常归于中医学的"癥瘕""积聚""鼓胀""肠覃"等范畴。《灵枢·水胀》："石瘕生于胞中，寒气客于子门……日以益大，状如怀子……皆生于女子，可导而下之。"这可以认为是对卵巢肿瘤的最早描写。孙思邈《备急千金要方》："治妇人产后十二病，皆是冷风寒气或产后未满百日，胎络恶血未尽……寒湿入胞，结在小腹，牢痛为积聚……或月经不通，或下如腐肉，青黄赤白黑等。"此处对"积聚"的描述与卵巢癌相似，并提出其病因病机为寒邪入侵下焦结于下腹或瘀血内停于胞中而成。

《景岳全书·血癥》："瘀血留滞作癥，唯妇人有之。其证则或由经期，或由产后，凡内伤生冷，或外受风寒，或郁怒伤肝，气逆而血流，或忧思伤脾，气虚而血滞，或积劳积弱，气弱而不行，总由血动之时，余血未尽，而一有所逆，则留滞日积而以成癥矣。"总结古代医家对于妇科肿瘤之病因病机的认识，可明确内因包括七情内伤、正气亏虚等，外因包括外感六淫，新产、经行不慎等。《医学入门·痈疽总论》："郁结伤脾，肌肉消薄，与外邪相搏，而成肉瘤。"气郁则冲任失调，经脉不通，血行瘀滞，阻塞经络，日久逐渐生成癌瘤。《医宗必读·积聚》曰："积之成也，正气不足，而后邪气居之。"当正气不足，脏腑之气逐渐衰弱，感受六淫邪气而无力抵御，邪气客于肠外，与气血相搏，稽留于下腹部。《诸病源候论》发展了这种认识，指出："阴中生息肉候，此由胞络空虚，冷热不调，风邪客之，邪气乘于阴，搏于血气变而生息肉也。"寒主收引，寒则经水凝滞，脉道不通，久则留瘀成瘤。《校注妇人良方·卷七·妇人八瘕方论》指出："若乘外邪而合阴阳，则小腹胸胁腰背相引而痛……则生瘤矣。"《诸病源候论·八瘕候》亦言："若经血未尽，而合阴阳，即令妇人血脉挛急……因生积聚，如怀胎状。"可见行房、经行不慎亦有形成肿瘤的可能。外邪、内伤日久而气滞血瘀、痰湿内阻、热毒内结、脏腑失调，肝、脾、肾虚损，最终导致妇科癥瘕。

《医宗金鉴·妇科心法要诀》曰："凡治诸积，宜先审身形之壮弱，病势之缓急而治之。如人虚，则气血虚弱，不任攻伐，病势虽盛，当先扶正气，而后治其病。若形证俱实，宜先攻其病也。"在不同的临床阶段，妇科肿瘤患者机体的邪正虚实亦在不断变化。故辨证论治需辨明邪正虚实的情况、湿热瘀毒之状况，分清肝脾肾之阴阳。未行手术、放化疗的患者多属因实致虚，辨证属标实而本虚，治疗过程中，实者以活血化瘀、清热解毒、祛痰软坚等祛邪为主，虚者以健脾益气、疏肝解郁、滋阴生血等扶正为主。扶正祛邪以改善患者的一般状况、缩小肿块；同时起到提高手术耐受性的作用，为手术创造良好的条件。常见证型如肝郁气滞可选用柴胡疏肝散，湿热瘀毒患者可选用黄连解毒汤，痰湿结聚者可选用苍附导痰丸，湿热下注者可用加味二陈汤，瘀血内阻者可用少腹逐瘀汤等。手术、放化疗后，患者正气大伤，多以虚为主。或为气阴两伤、脾胃功能失调，通过益气养阴、健脾理气等法治疗，可改善或减轻术后的某些不良反应，促进康复；或为气血不足、肝肾亏虚，治以补气养血、滋补肝肾之法，方选如人参养荣汤、六味地黄丸等。

从补土理论看，脾的生理功能与女性生殖系统肿瘤的发生有着密不可分的关系。脾胃居中焦，为后天之本，主运化水谷精微，乃气血生化之源。张景岳言："脾肾不足及虚弱失调之人，诊而发现积聚之病比常人有多""痰乃人身之津液，全由水谷之所化，水谷出于脾胃，若脾胃转输水谷正常，则形体强营卫充"。脾胃中土健运，则气盛血旺，正气充足得以抵御外邪。脾胃为全身气机升降之枢纽，具有调节水液代谢的功能。《景岳全书·痰饮》云："痰涎本皆气血，若化失其正，则脏腑病，津液败，而血气则成痰涎。"若脾失健运，中焦斡旋失司，津液代谢障碍，痰湿停聚，阻滞气机，血行受阻，又痰瘀互结，则下聚胞宫作祟，日久成癥。脾对血液有统摄作用，若脾胃受损，脾气虚弱则血液易离经而成瘀，且影响冲任、胞宫的功能，最终导致妇科肿瘤的发生。故妇科癥瘕的治疗尤应重视脾胃，健运中土，扶正补虚。

案例 1　健脾补肾法在卵巢癌晚期长期带瘤生存中应用案

吕某某，女性，45 岁，2009 年 1 月 5 日来诊。

主诉　少许腹胀 1 个月。

现病史　2001 年 1 月因左侧卵巢肿物于当地医院行左卵巢切除术，术后病理检查结果：卵巢颗粒细胞瘤，建议化疗，患者拒绝。2008 年 2 月因腹痛于我院妇科完善相关检查后考虑卵巢癌术后淋巴结转移并侵犯左侧腰大肌及左肾筋膜。2008 年 2 月至 6 月行 DP 方案化疗 4 个疗程，化疗后复查腹部 CT 示腹膜后淋巴结较前明显缩小。2008 年 12 月 CT 提示左侧腰大肌较前增大，2008 年 12 月 7 日患者开始口服卡培他滨抗肿瘤治疗。化疗过程中，患者腹部胀闷不适，遂于 2009 年 1 月 5 日来门诊就诊，初诊时症见：患者神清，精神可，无恶心呕吐，少许腹胀，无腹痛，纳一般，眠可，二便调。舌淡红，舌苔微黄，脉弦细。

辅助检查　术后病理检查结果：卵巢颗粒细胞瘤。

中医诊断　卵巢癌。

中医证型　脾肾两虚，湿瘀互结。

西医诊断　卵巢恶性肿瘤（术后淋巴结转移并侵犯左侧腰大肌及左肾筋膜）。

治法　健脾补肾，化湿祛瘀抑瘤。

中药处方　党参 15g，白术 15g，蛇泡簕 15g，龙葵 15g，石见穿 15g，山慈菇 15g，八月札 15g，红豆杉 6g，黄精 15g，鹿角霜 15g，苏梗 15g，枸杞子 15g，厚朴 15g，大腹皮 15g，甘草 10g。每日 1 剂，水煎两次至 200～250ml，分早晚两次服。

2009 年 1 月 19 日二诊，刻下症：患者神清，精神可，腹胀缓解，纳欠佳，眠可，二便调。舌淡红，舌苔微黄，脉弦细。中药于前方基础上去厚朴、大腹皮，加炒山楂。

后继续上方加减联合卡培他滨治疗 5 个疗程。化疗结束后酌情去黄精、鹿角霜等品，加蛇莓、望江南等以加强抑瘤，后继续于门诊接受中医药治疗，定期复查疾病稳定。

2012 年 10 月 24 日腹部胀满再发，复查腹部彩超示左中上腹部混合性肿块，患者接受局部消融治疗。介入治疗后再次口服卡培他滨治疗 2 个疗程，后拒绝继续化疗治疗，门诊行中医药抗肿瘤治疗，并定期复查。

2013 年 3 月复查 CT 提示肿瘤缩小不及 50%或增大未超过 25%（NC），继续上方随症加减。

2013 年 9 月复查 CT 提示肿瘤 NC，中药继续上方加减治疗。

2014 年 3 月复查 CT 提示肿瘤略增大，疗效评价稳定，中药继续上方加减。

2014 年 9 月复查 CT：肿瘤略增大，治疗上建议继续卡培他滨口服，患者拒绝。中药治疗上加强抑瘤，并随证加减。

2015 年 6 月疾病进展，患者拒绝继续西医抗肿瘤治疗，治疗上以中药扶正抑瘤为主。2015 年 11 月因疾病进展去世。

按语

该患者诊断卵巢癌后行手术治疗，术后 7 年发生淋巴结转移，静脉化疗后肿瘤缩小，行中医药联合卡培他滨治疗 5 个疗程后用中医药替代治疗，治疗 3 年余复查发现左中上腹部混合性肿块，行介入治疗及口服卡培他滨化疗 2 个疗程。后拒绝化疗，门诊单纯中医药治疗，总生存期达 14 年余。

本病例提示，中医药在肿瘤治疗过程中起替代及补充作用，化疗期间能减轻化疗毒性，化疗后起替代化疗作用；对于晚期肿瘤，中医治疗肿瘤提倡"带瘤生存"，在瘤体负荷大的情况下，用西医手段快速消减瘤体，再以中医扶正抑瘤法维持治疗，可达长期生存目标。卵巢癌临床上表现以脾肾两虚、湿瘀互结型多见。因此，治疗多采用辨证（健脾补肾）用药、辨病用药（口服化疗药及抗癌中药）联合对症用药。化疗药物易损害脾肾，导致脾失健运，胃失和降而出现恶心呕吐；肾髓空虚，骨不生髓而出现骨髓抑制。因此化疗期间加用苏梗和胃止呕，鹿角霜、黄精补肾生髓。

案例 2 补益脾肾法在卵巢癌术后化疗后应用案

刘某某，女性，44 岁，2010 年 9 月 2 日来诊。

主诉 手指麻木近 4 个月，加重 1 周。

现病史 患者 2010 年 3 月因卵巢恶性肿瘤于外院行全宫＋双附件切除术，术后行 TP 方案化疗 6 个疗程。2010 年 9 月 2 日来门诊就诊，初诊时症见：患者神清，精神一般，乏力，手指麻木，无腹胀腹痛，纳眠可，二便调。舌淡红，舌苔薄白，脉弦滑。

　　中医诊断　卵巢癌。

　　中医证型　脾肾两虚，湿瘀互结。

　　西医诊断　卵巢恶性肿瘤。

　　治法　补益脾肾，化湿祛瘀抑瘤。

　　中药处方　党参30g，女贞子15g，石见穿15g，白花蛇舌草15g，蛇泡簕15g，炒薏苡仁15g，红豆杉6g，望江南15g，蛇莓15g，白英15g，天麻15g，鸡血藤30g，甘草10g。每日1剂，水煎两次至200～250ml，分早晚两次服。

　　2010年10月9日二诊，刻下症：患者神清，精神改善，少许乏力，手指麻木明显缓解，纳眠可，二便调。舌淡红，舌苔薄白，脉弦滑。中药于原方基础上去鸡血藤、天麻，加枸杞子补肾，望江南以加强抑瘤。

　　2011年10月复查胸部CT示：右下肺可疑转移小结节，患者不同意全身化疗。中药于前方基础上加大抗癌类药物剂量。

　　2011年11月23日复查胸部CT：右肺下叶病灶较前稍变小，密度变淡。中药继续上方加减治疗。

　　2012年3月2日复查胸部CT右肺下叶结节消失。中药酌情减抗癌类药物剂量，并继续随证加减治疗。

　　2012年6月、2013年1月、2013年9月、2014年3月、2014年10月、2015年5月、2015年11月、2016年3月复查CT未见复发或转移征象。中药继续上方随证加减治疗。

　　2016年11月复查CT提示胸部结节，考虑转移，患者拒绝化疗，中药予加大抗癌类药物剂量。2017年3月复查肺部病灶较前增加，患者咳嗽、气促，予TP方案化疗4个疗程，化疗期间患者症状略有改善，CT提示最佳疗效达稳定。后疾病进展，于2017年9月去世。总生存时间约90个月。

　　按语

　　大部分卵巢癌患者诊断时已属晚期，经以手术为主的综合治疗后5年存活率约为30%，治疗后复发是其存活率低的主要原因。已达到临床痊愈者在停止治疗后，大约50%～80%的患者将在近期或远期出现复发。本案患者术后行化疗6个疗程，后接受中医药替代治疗。2011年10月发现右下肺可疑转移结节，经中医药治疗后结节消失。本病例提示，中医药对术后化疗后患者起维持治疗作用，可防止肿瘤复发或转移。

　　中药方面，采用辨证（健脾补肾）联合辨病抗癌药物（石见穿、白花蛇舌草、蛇泡簕、炒薏苡仁、红豆杉、望江南、蛇莓、白英）。患者化疗后合并外周神经损伤，加用鸡血藤、天麻养血通络，症状改善后，加望江南抑瘤。患者曾发现右下肺可疑转移结节，经中医药治疗后结节消失，对于可疑小转移病灶，中医药可起替代化疗作用。

案例3 健脾补肾法在卵巢癌术后长期生存中应用案

刘某某，女性，42 岁，2010 年 12 月 8 日来诊。

主诉 神疲乏力、腹泻 3 天。

现病史 2010 年 3 月患者因腹痛至广州某三甲医院就诊，妇科 B 超检查示卵巢肿物，遂于该院行双侧卵巢切除术＋全子宫切除术及结肠吻合术，术后分期：ⅢC 期，术后行 6 个疗程 TP 方案辅助化疗。化疗期间患者出现Ⅲ度呕吐及骨髓抑制。2010 年 12 月 8 日来门诊就诊，初诊时症见：患者神清，精神疲倦，乏力，纳一般，眠差，大便次数较多，平均每日 3～5 次，质软，小便调。舌淡红，舌苔薄白，脉细。

中医诊断 卵巢癌。

中医证型 脾肾两虚，湿瘀互结。

西医诊断 卵巢恶性肿瘤。

治法 健脾补肾，化湿祛瘀抑瘤。

中药处方 太子参 15g，炙黄芪 30g，莪术 15g，石见穿 30g，八月札 30g，白花蛇舌草 30g，山慈菇 30g，甘草 10g，白术 15g，龙葵 30g，茅莓根 30g，炒薏苡仁 30g，酸枣仁 30g。每日 1 剂，水煎两次至 200～250ml，分早晚两次服。

2010 年 12 月 29 日二诊，刻下症：患者神清，精神疲倦稍减轻，乏力，纳一般，眠改善，大便次数仍多，平均每日 3～5 次，质软，小便调。舌淡红，舌苔薄白，脉细。中药于上方基础上去莪术，加用石榴皮 30g 涩肠止泻。

2011 年 1 月 12 日再诊，刻下症：患者神清，精神改善，双手指关节麻木疼痛，纳一般，眠改善，大便质变硬，次数仍多，平均每日 3 次，小便调。舌淡红，舌苔薄白，脉细滑。中药于原方去酸枣仁、石榴皮，加用肉苁蓉 15g 补气润肠，天麻 15g 养血止痛。

2011 年 2 月 23 日再诊，刻下症：患者神清，精神尚可，双手指关节麻木疼痛稍缓解，胃脘部不适，无恶心呕吐，纳一般，眠欠佳，大便改善，约每日 3 次，质偏硬，小便调。舌淡红，舌苔薄白，脉细。中药于前方基础上去天麻、肉苁蓉，加延胡索 15g 活血止痛，酸枣仁 30g 养心安神，红豆杉 3g 清热抑瘤。配合七叶神安片口服安神定志。

2011 年 3 月 9 日再诊，刻下症：患者神清，精神可，情绪焦虑，眠差，时有肠鸣，手指轻度晨僵，大便质变软，约每日 3 次，小便调。舌淡红，舌苔薄白，脉细。中医辨证同前，中药守方续服。

2011 年 4 月 20 日再诊，刻下症：患者神清，精神一般，情绪焦虑，眠差、入睡困难，手指轻度晨僵，大便如常，小便调。舌淡红，舌苔薄白，脉细。中药于前方基础上去延胡索，加用磁石 60g（先煎）重镇潜阳安神。

2011 年 5 月 11 日再诊，刻下症：患者神清，精神一般，情绪焦虑，眠稍改善，皮肤可见红色点状皮疹伴瘙痒，手指轻度晨僵，大便如常，小便调。舌淡红，舌苔薄白，脉细。中药于前方基础上去红豆杉、磁石，加用怀山药 30g 健脾止泻，地肤子 15g、蝉蜕 15g 祛风止痒。

2011 年 6 月 1 日再诊，刻下症：患者神清，精神一般，皮疹消退，纳眠可，二便调。舌淡红，舌苔薄白，脉细。中药于前方基础上去地肤子、蝉蜕，加望江南子 30g、白英 20g 散结抑瘤。

2011 年 7 月 27 日再诊，刻下症：患者神清，精神可，自觉午后潮热，大便偏烂，小便调，纳可，眠一般。舌淡红，舌苔薄白，脉细。中药于前方基础上去黄芪，加用地骨皮 15g 凉血除蒸，五味子 15g 收敛固涩。

2011 年 9 月 7 日再诊，刻下症：患者外感风寒，恶寒，咳嗽，纳眠可，二便调。舌淡红，苔薄白，脉浮细。中药于前方基础上去地骨皮、酸枣仁，加桂枝 15g、白芍 15g 调和营卫，防风 15g 祛风解表，黄芩 15g 清热除湿。

2011 年 10 月 19 日复诊，刻下症：患者无恶寒，仍余咳嗽，鼻塞，纳眠可，二便调，舌淡红，苔薄白，脉细。中药于前方基础上去桂枝、防风、白芍，加苇茎 30g、瓜蒌仁 15g、石仙桃 15g、北沙参 15g 润肺止咳。复查胸部 CT：右下肺可疑小结节。

2011 年 11 月 23 日复诊，刻下症：患者神清，精神可，咳嗽少气，纳眠可，二便调。舌淡红，苔薄白，脉细。复查胸部 CT：右肺下叶病灶较前稍变小，密度变淡。中药于前方基础上去瓜蒌仁，加黄芪 15g 补气扶正。配合康力欣胶囊扶正祛邪，软坚散结。

2011 年 12 月 21 日复诊，刻下症：患者病情稳定，无特殊不适，纳眠可，二便调。舌淡红，苔薄白，脉细。中药于前方基础上去黄芪，加猫爪草 20g、八月札 20g 以加强散结抑瘤。

2012 年 4 月 11 日复诊，刻下症：患者外感风寒，无恶寒、发热，咽痒干咳，纳一般，眠可，二便调。舌淡红，苔薄白，脉浮细。中药于前方基础上加玄参 15g、麦冬 15g、辛夷花 15g 解表养阴。

2012 年 5 月 23 日复诊，刻下症：患者神清，精神可，偶有干咳，纳尚可，睡眠差，不易入睡，易醒。舌淡红，苔薄白，脉细。中药于前方基础上去玄参、麦冬、辛夷花，加酸枣仁 30g 养血安神，磁石 60g（先煎）重镇安神，地骨皮 15g、女贞子 15g、五味子 15g 滋养肾阴。

2012 年 6 月 27 日复诊，刻下症：患者神清，精神可，睡眠好转，纳可，二便调。舌淡略暗，苔薄白，脉细。中药于前方基础上去地骨皮、五味子、磁石。继续配合康力欣胶囊扶正祛邪，软坚散结。

2012 年 8 月 1 日复诊，刻下症：患者神清，精神一般，手心发热，纳眠可，二便调。舌淡略暗，苔薄白，脉细。中药于前方基础上加用地骨皮 15g 清热除蒸。

2012 年 9 月 5 日复诊，刻下症：患者神清，精神一般，手心发热缓解，手指轻度麻木。纳眠可，二便调。舌淡略暗，苔薄白，脉细。中药于前方基础上去地骨皮，加天麻15g、鸡血藤20g养血通络止痛。

2012年11月7日复诊，刻下症：患者神清，精神一般，手指麻木稍缓解，偶有干咳。纳眠可，二便调。舌淡略暗，苔薄白，脉细。中药于前方基础上改天麻、鸡血藤为白芍15g养血止痛，石仙桃15g润肺止咳。

2012年12月12日复诊，刻下症：患者神清，精神尚可，无咳嗽咯痰，手指轻度麻木，偶有干咳，纳可，眠差，二便调。舌淡红，苔薄白，脉细。中药于前方基础上去白芍、石仙桃，加柏子仁15g养心安神。

2013年1月23日复诊，刻下症：患者神清，精神尚可，手指轻度麻木，咳嗽缓解，纳可，眠改善，二便调。舌淡红，苔薄白，脉细。中药于前方基础上去柏子仁，加蛇莓15g加强抑瘤之力。

2013年3月13日复诊，刻下症：患者神清，精神尚可，手心发热，手指轻度麻木，纳眠尚可，二便调。舌淡红，苔薄白，脉细。中药于前方基础上去蛇莓，加生地15g滋养肾阴。

2013年5月8日复诊，刻下症：患者神清，精神尚可，手心发热，手指稍感麻木，时有干咳，纳眠尚可，二便调。舌淡红，苔薄白，脉细。中药于前方基础上去生地，加麦冬15g、桔梗15g润肺止咳。

2013年7月3日复诊，刻下症：患者神清，精神尚可，干咳减轻，时有口干，手心发热同前，纳眠尚可，二便调。舌淡红，苔薄白，脉细。中药于前方基础上改桔梗为有瓜石斛15g、天花粉15g养阴生津，地骨皮15g清热除蒸。

2013年12月11日复诊，刻下症：患者神清，精神尚可，口干改善，仍有少许手心发热，纳可，夜眠易醒，二便调。舌淡红，苔薄白，脉细略数。中药于前方基础上去石斛、天花粉、地骨皮，加龙骨30g、桂枝15g、白芍15g调阴阳，和营卫，交通心肾。

2014年2月19日复诊，刻下症：患者神清，精神尚可，手指稍麻木，纳可，夜眠易醒，二便调。舌淡红，苔薄白，脉细。中药于前方基础上去龙骨，改桂枝为鸡血藤30g养血通络，加墨旱莲15g滋补肾阴。

2014年6月18日复诊，刻下症：患者神清，精神尚可，手指稍麻木，下腹部痛，伴腹泻，每日6次，大便稀，纳可，眠差。舌红，苔微黄，脉弦滑。中药于前方基础上去女贞子、墨旱莲、鸡血藤，加延胡索15g行气止痛，石榴皮30g、补骨脂15g涩肠止泻。复查胸腹部CT提示肺部病灶与前相仿，术区未见肿瘤复发转移。

2014年9月3日复诊，刻下症：患者神清，精神尚可，手指稍麻木，无腹痛腹泻，干咳，纳可，眠差。舌红，苔微黄，脉细。中药于前方基础上去延胡索、石榴皮，加麦冬15g、五味子15g润肺止咳。

2014年11月12日复诊，刻下症：患者神清，精神尚可，手指稍麻木，无腹痛腹泻，干咳，纳可，睡眠改善，大便干，小便调。舌红，苔薄白，脉细。中药于前方基础上去五味子、白芍，加火麻仁 30g、肉苁蓉 15g、制何首乌 15g 润肠通便。

2015 年 1 月 24 日复诊，刻下症：患者症状同前。舌淡红，苔薄白，脉细。中药于前方基础上调整山慈菇为蛇莓 15g 清热解毒抑瘤，加柏子仁 15g 养心安神。继续配合康力欣胶囊扶正祛邪，软坚散结。

2015 年 4 月 15 日复查胸腹部 CT，肺部病灶同前，术区未见肿瘤复发转移。继续上方加减治疗。

2015 年 6 月 10 日患者病情稳定，中药改柏子仁为酸枣仁 15g 养心安神。改康力欣胶囊为鸦胆子油软胶囊软坚散结。

2015 年 11 月 25 日患者精神稍倦，予酸枣仁加量至 30g、柏子仁 15g 养心安神。改鸦胆子油软胶囊为平消胶囊软坚散结。

2016 年 4 月 13 日患者精神可，纳眠可，中药同前方，加蜜远志 15g 养心安神。

2016 年 11 月、2017 年 5 月、2017 年 12 月、2018 年 11 月、2019 年 10 月、2020 年 10 月复查疾病稳定。门诊中药予上方随证加减治疗，配合鸦胆子油乳软胶囊、康力欣胶囊及平消片等辅助抑瘤。

按语

在我国，卵巢癌在女性生殖系统恶性肿瘤中的发病率仅次于宫颈癌和子宫内膜癌，但死亡率却高居女性生殖系统恶性肿瘤首位。早期卵巢癌并无明显自觉症状，70%～80% 的患者在发现时已属中晚期，即使经过标准治疗（肿瘤细胞减灭术联合术后辅助一线化疗），5 年生存率仅为 25%～30%，ⅢC 期卵巢癌生存率仅为 23%。该病例中患者发现时已属晚期，经过规范的西医治疗手术及化疗后，患者坚持口服中成药及中药，目前生存时间已超过 5 年，且生存质量好，复查未见病灶复发及转移，预期生存期仍较长。

中医治疗方面，本案患者因辨证为脾肾亏虚、湿瘀互结，中药使用四君子汤为辨证用药方底，加上大量清热散结、化湿祛瘀的抗肿瘤中药如白花蛇舌草、莪术、法半夏、蛇莓、茅莓根、猫爪草、白英、龙葵、山慈菇等，并以对症治疗的中药加减调整，使患者改善症状，提高免疫并达到抑瘤的作用。

本案患者口服的中成药主要有鸦胆子油乳软胶囊、康力欣胶囊及平消片，均具有较好的抑瘤作用。康力欣胶囊由阿魏、九香虫、大黄、姜黄、诃子、木香、丁香、冬虫夏草等组成，具有扶正祛邪、软坚散结的作用。平消片由郁金、马钱子粉、仙鹤草、五灵脂、白矾、硝石、干漆（制）、枳壳（麸炒）等组成，具有活血化瘀、止痛散结、扶正祛邪的作用。在中医抗肿瘤治疗过程中，可适当配合中成药使用。

晚期卵巢癌虽然对化疗药物敏感，但易复发转移，反复多次化疗也很难达到根治的目的。临床上可以在化疗结束后，采用以中医药为主的维持治疗。中药维持治疗往往能在控制肿瘤复发同时，让患者长期维持良好的生活质量。

案例 4　健脾益肾法在晚期卵巢癌中应用案

罗某某，女性，38 岁，2010 年 10 月 9 日来诊。

主诉　疲倦畏寒 20 天。

现病史　2010 年 9 月 20 日于剖宫产过程中，发现双侧卵巢异常，行病理活检考虑卵巢恶性肿瘤。PET/CT 检查示：胸、腹、盆腔，脾脏转移。患者遂接受 TC 方案（紫杉醇＋卡铂）化疗 1 个疗程。化疗后体力、胃口、睡眠明显恶化。患者遂于 2010 年 10 月 9 日来门诊就诊，初诊时症见：患者神清，疲倦，面色少华，恶露色红，汗多，畏寒，纳寐可，大便次数多，成形。舌淡，苔白，脉沉细。

中医诊断　卵巢癌。

中医证型　脾肾阳虚，湿瘀互结。

西医诊断　卵巢恶性肿瘤（双侧，Ⅳ期，胸、腹、盆腔，脾脏转移）。

治法　补益脾肾，化湿祛瘀抑瘤。

中药处方　黄芪 30g，太子参 20g，白术 15g，五味子 15g，肉桂 5g，淡附片 10g，莪术 15g，益母草 15g，石见穿 30g，龙葵 30g，猫爪草 30g，白花蛇舌草 30g，蜜甘草 10g。每日 1 剂，水煎两次至 200～250ml，分早晚两次服。

2010 年 10 月 15 日二诊，刻下症：患者畏寒、疲倦、恶露都大有改善，面色少华，汗多，纳寐可，大便次数稍减，成形。舌淡，苔白，脉沉细。中药效不更方。

后继续上方随证加减，继续行 TC 方案化疗 5 个疗程。

2011 年 1 月 27 日再诊，刻下症：患者诉胃脘饱胀不适，疲倦，面色少华，纳可，眠差，二便调。舌淡，苔薄黄，脉沉细。

中药处方　黄芪 30g，党参 30g，白术 15g，酒黄精 15g，鸡血藤 30g，石见穿 30g，八月札 30g，猫爪草 30g，龙葵 30g，益智仁 15g，酸枣仁 30g，延胡索 15g，砂仁 10g。每日 1 剂，水煎两次至 200～250ml，分早晚两次服。

2011 年 2 月 22 日行双侧卵巢恶性肿瘤切除手术。

2011 年 7 月 21 日复诊，刻下症：患者头晕，疲倦欲呕，面色少华，胃脘不适，纳寐差，二便调。舌红，苔黄，脉弦细。

中药处方　黄芪 30g，党参 30g，白术 15g，酒黄精 15g，鹿角霜 15g，桑椹 15g，当归 15g，石见穿 30g，白花蛇舌草 30，天麻 15g，紫苏梗 15g，砂仁 10g，延胡索 15g。每日 1 剂，水煎两次至 200～250ml，分早晚两次服。

2011 年 8 月复查发现腹部包块，再行 6 个疗程化疗，复诊 PET/CT 发现腹部包块缩小而代谢无增高。

2012 年 8 月 16 日复诊，刻下症：患者头晕，心悸，疲倦，面色少华，纳可，眠差，二便调。舌红，苔黄，脉弦细。

中药处方　黄芪 30g，太子参 20g，白术 15g，薏苡仁 30g，酒女贞子 15g，墨旱莲 15g，柏子仁 15g，酸枣仁 30g，石见穿 30g，龙葵 30g，望江南子 30g，蛇泡簕 30g，乌骨藤 30g，甘草 10g。每日 1 剂，水煎两次至 200～250ml，分早晚两次服。

2014 年 4 月复查 CT：肝转移。转用吉西他滨＋卡铂方案化疗联合贝伐珠单抗靶向治疗。

2014 年 4 月 24 日复诊，刻下症：患者少气，胃脘不适，口干，肢冷，纳可，眠差，二便调。舌红，苔黄，脉细滑。

中药处方　薏苡仁 30g，甘草 10g，党参 15g，白英 30g，肉桂 10g，八月札 30g，酸枣仁 15g，酒黄精 15g，桑椹 15g，延胡索 15g，砂仁 10g，鹿角霜 20g，防风 15g。每日 1 剂，水煎两次至 200～250ml，分早晚两次服。

2014 年 8 月复查：肝转移灶缩小，现行单药贝伐珠单抗靶向药物维持治疗。

2016 年 1 月复查：肿瘤进展。2016 年 4 月行 GC（吉西他滨＋顺铂）方案化疗。

2016 年 6 月 16 日复诊，患者化疗后出现胃部不适，嗳气、纳差。近查血小板改善，现颈项、腰背、双腿肌肉紧，易紧张，少气，口干，寐可，二便调。舌红，苔黄，脉细滑。

中药处方　薏苡仁 30g，甘草 10g，党参 15g，白英 30g，白花蛇舌草 15g，望江南子 30g，黄芪 30g，酒黄精 15g，生地 15g，地榆炭 15g，枸杞子 15g，砂仁 10g，延胡索 15g，佛手 15g。每日 1 剂，水煎两次至 200～250ml，分早晚两次服。

后继续上方随症加减，并配合完成化疗。随访至 2018 年 12 月，疾病稳定。后因疫情原因，患者回当地治疗。失访。

按语

本案患者诊断为晚期卵巢癌，从病发到失访前已有 8 年时间，患者病情虽有反复并进行多次化疗，且多次出现骨髓抑制和胃肠道反应，运用中药后能使症状改善、缓解，日常无特别不适，显示中医药在体质恢复、抗癌抑瘤排毒、提高生存质量、延长生存期方面具有独特的优势。

本病例在治疗卵巢癌当中，采用"辨证、辨病、对症"的联合治疗。初诊时，辨证以脾肾阳虚为本，配合辨病的抗癌中药（白花蛇舌草、猫爪草、龙葵、石见穿）。化疗后出现骨髓抑制可选用鹿角霜、桑椹、当归、黄芪；出现胃肠道反应，可选用紫苏梗、砂仁、延胡索。

案例 5　健脾益肾法在宫颈癌放化疗中应用案

邓某某，女性，46 岁，2011 年 5 月 5 日来诊。

主诉　腰酸乏力近 2 个月。

现病史　患者于 2010 年 12 月 27 日在当地肿瘤医院确诊为宫颈低分化鳞状细

胞癌，伴有腺性分化，术前行 DP 方案新辅助化疗 3 个疗程。2011 年 3 月 4 日行宫颈癌根治术（子宫切除＋盆腔淋巴结清扫术＋双侧输卵管部分切除术），术后分期为ⅡA 期。术后行化疗 3 个疗程。2011 年 5 月 5 日来门诊就诊，初诊时症见：患者神清，精神疲倦，恶心欲呕，纳差，腰酸，纳眠可，二便调。舌淡红，舌苔微黄，脉细。

辅助检查　病理检查结果：宫颈低分化鳞状细胞癌，伴有腺性分化。术后分期为ⅡA 期。

中医诊断　宫颈癌。

中医证型　脾肾两虚，湿瘀互结。

西医诊断　宫颈鳞状细胞癌（低分化鳞状细胞癌，ⅡA）。

治法　健脾补肾，化湿祛瘀抑瘤。

中药处方　党参 20g，白术 15g，石见穿 30g，龙葵 30g，白花蛇舌草 15g，蛇莓 20g，山慈菇 30g，红豆杉 6g，莪术 15g，杜仲 15g，桑寄生 15g，炒麦芽 30g，苏梗 15，姜制砂仁 15g，甘草 10g。每日 1 剂，水煎两次至 200～250ml，分早晚两次服。

2011 年 5 月 19 日二诊，刻下症：患者神清，精神一般，乏力、易感冒，无恶心呕吐，腰酸改善，纳一般，纳眠可，二便调。舌淡红，舌苔微黄，脉细。中药于前方基础上去苏梗、姜制砂仁，加黄芪 30g、防风 15g 固表。

后继续上方加减治疗。西医治疗方面，开始行放疗治疗，放疗期间出现口干、腹泻等毒副反应，中药于上方基础上去黄芪、防风，改党参为太子参，加沙参、麦冬以益气养阴，葛根、石榴皮以止泻。经治疗后口干、腹泻好转，后继续以上方加减治疗。后规律随访，定期复查，未见肿瘤复发转移（末次复查时间为 2021 年 9 月）。疾病无进展期达 11 年。

按语

宫颈低分化鳞状细胞癌易复发。本案患者确诊后接受标准西医治疗，化放疗期间出现各种毒副反应，中医药起补充作用，减轻放化疗毒副反应；放化疗后中医药起替代治疗作用。术后 11 年，定期复查未见复发或转移征象。本病例提示我们，中医药在不同治疗阶段起不同作用，根据不同治疗阶段进行辨证论治，能提高患者生活质量。

中医治疗方面，根据吴万垠教授抗肿瘤治疗的经验，治疗上采用"辨病＋辨证＋对症"的"三位一体"法，以"辨病为本，辨证为纲，病证结合，佐以对症"。生殖系统恶性肿瘤的中医证型大多数为脾肾两虚、湿瘀互结型。因此，治疗多采用辨证用药（健脾益肾），辨病可使用石见穿、龙葵、白花蛇舌草、蛇莓、山慈菇、红豆杉、莪术等药物抗肿瘤治疗。针对患者化疗期间出现恶心、纳差等症状，对症予健脾和胃中药；对化疗期间出现口干、腹泻，对症予养阴、止泻类中药；针对化疗后乏力、易感冒情况，对症予加黄芪、防风益气固表，增强抵御外邪能力。

案例6　健脾补肾法在宫颈癌长期生存中应用案

林某某，女性，44岁，2011年8月2日来诊。

主诉　右侧腹痛伴腰部胀痛半个月，加重伴左肩、左胸疼痛3天。

现病史　2007年6月患者因阴道不规则出血至广州某大型三甲医院就诊，妇检宫颈 TCT 提示宫颈癌，遂于该院行宫颈癌切除术，术后病理检查结果：腺癌，分期Ⅰb（Ⅰ～Ⅱ级）。术后未行放化疗。2011年7月患者开始出现右侧腹痛伴腰部胀痛，2011年8月1日复查 PET/CT 示：右侧盆腔淋巴结转移，右侧上段输尿管扩张伴右肾积液。2011年8月2日来门诊就诊，初诊时症见：患者神清，精神可，全身多发皮疹，左肩疼痛，左胸疼痛，纳眠可，二便调。舌红，舌苔微黄，脉滑。

辅助检查　术后病理检查结果：腺癌，分期Ⅰb（Ⅰ～Ⅱ级）。

中医诊断　宫颈癌。

中医证型　脾肾两虚，痰瘀互结。

西医诊断　宫颈恶性肿瘤（腺癌，术后复发）。

治法　健脾补肾，化痰祛瘀抑瘤。

中药处方　党参30g，白术15g，石见穿30g，八月札30g，白花蛇舌草30g，炒薏苡仁30g，红豆杉6g，连翘15g，金银花15g，延胡索30g，杜仲15g，甘草10g。每日1剂，水煎两次至200～250ml，分早晚两次服。

2011年8月16日二诊，刻下症：患者神清，精神可，皮疹好转，左肩疼痛、左胸疼痛稍减，纳眠可，二便调。舌红，舌苔微黄，脉滑。中医于前方基础上去金银花、连翘，加用蛇莓、望江南、延胡索。

考虑肿瘤压迫致右侧输尿管梗阻，予行右肾造瘘术及盆腔淋巴结粒子植入术。术后继续上方随证加减治疗。

2011年10月26日复诊，刻下症：患者神清，精神可，轻度乏力，右肾留置造瘘管通畅，无腹痛，纳一般，眠差，二便调。舌红，舌苔微黄，脉弦细。

中药处方　太子参15g，炙黄芪30g，石见穿30g，白花蛇舌草30g，甘草10g，白术15g，龙葵30g，茅莓根30g，炒薏苡仁30g，生地黄15g，红豆杉3g，女贞子15g，猪苓30g，白茅根30g。每日1剂，水煎两次至200～250ml，分早晚两次服。

2011年10月31日患者复查腹部 CT 示：右侧髂外血管旁稍大淋巴结，较前略增大；右侧输尿管扩张较前减轻。

2011年11月2日复诊，刻下症：患者神清，精神可，乏力缓解，纳一般，仍眠差，二便调。舌红，苔黄，脉弦细。中药于上方基础上去太子参、白术，加酸枣仁30g 养心安神，金银花15g 清热。

2011年11月9日复诊，刻下症：患者小便稍涩，大便调，纳一般，眠欠佳。舌红，苔微黄，脉弦细。中药于上方基础上改金银花为车前草30g 清热利水。配合康力欣胶囊辅助抗癌。

2011 年 12 月 7 日复诊，刻下症：患者神清，精神可，肾造瘘口时有渗液稍红肿，眠差，纳尚可，二便调。舌红，苔微黄，脉弦细。中药于前方基础上改女贞子为鱼腥草 15g，取其清热解毒、排脓消痈之意。

2012 年 1 月 4 日复诊，刻下症：患者神清，精神可，胃脘部不适，肾造瘘口红肿、渗液情况改善，眠差，纳可，二便调。舌红，苔微黄，脉弦细。中药于上方基础上去鱼腥草，加厚朴行气消胀，加猫爪草 30g 散结抑瘤。配合艾司唑仑片镇静安眠，继续配合康力欣胶囊辅助抗癌。

2012 年 2 月 15 日复诊，刻下症：患者神清，精神可，肾造瘘口红肿、渗液情况缓解，胃脘轻度不适，仍眠差，纳可，二便调。舌红，苔微黄，脉弦细。中药于上方基础上去酸枣仁，加延胡索 15g 缓急止痛，柏子仁 15g 养心安神，生地黄 15g 清热养阴。

2012 年 4 月 18 日复诊，刻下症：患者神清，精神稍倦，反复发热，肾造瘘口处再次渗液红肿，眠差，纳尚可，二便调。舌红，苔黄，脉弦略数。中药易方为太子参 30g，金银花 15g，红豆杉 6g，猫爪草 30g，白术 15g，车前草 30g，白花蛇舌草 30g，薏苡仁 30g，生地黄 15g，蛇莓 30g，白茅根 30g，茅莓根 30g，小蓟 15g，酸枣仁 30g。

2012 年 5 月 23 日复诊，刻下症：患者神清，精神尚可，偶有低热，肾造瘘口处红肿渗液改善，胃脘部不适，纳一般，眠差，二便调。舌红，苔微黄，脉弦细。中药于上方基础上减红豆杉为 3g，去猫爪草、茅莓根，加望江南子 30g、白英 30g 清热散结。

2012 年 7 月 4 日复诊，刻下症：患者神清，精神尚可，反复低热，肾造瘘口处红肿渗液明显减轻，胃脘部不适缓解，纳眠一般，二便调。舌红苔微黄，脉弦细。中药于上方基础上去金银花、酸枣仁，改太子参为党参 15g 扶正益气，加鱼腥草 30g 清热消痈、黄柏 15g 清下焦热。

2012 年 8 月 15 日复诊，刻下症：患者神清，精神尚可，无发热，时有胃脘部不适，肾造瘘口处红肿渗液缓解，纳一般，眠差，二便调。舌红，苔微黄，脉弦细。中药于上方基础上去鱼腥草、黄柏，加延胡索 15g 养血止痛，姜制砂仁米 10g 运脾健胃。

2012 年 8 月 24 日复查腹部 CT 未见复发及转移。继续上方随症加减治疗。

2012 年 9 月 26 日复诊，刻下症：患者神清，精神尚可，痰多色白，纳尚可，眠差，二便调。舌红，苔微黄，脉弦细。中药于上方基础上去生地黄、延胡索、姜制砂仁米，加半枝莲 15g 清热抑瘤，鱼腥草 15g 清热化痰。

2012 年 10 月 24 日复诊，刻下症：患者神清，精神可，痰减少，色白可咳，牙龈时有出血，纳尚可，眠差，二便调。舌红，苔微黄，脉弦细。中药于上方基础上去半枝莲、鱼腥草，加生地黄 15g 清热养阴。

2012 年 12 月 5 日复诊，刻下症：患者神清，精神可，咯痰减少，无牙龈出血，纳可，眠差，二便调。舌红，苔微黄，脉弦细。中药于上方基础上改白花蛇舌草、蛇莓为八月札 30g 行气抑瘤，去白茅根、小蓟，加金银花 15g 清热解毒，鱼腥草 15g 清热化痰，萹蓄 15g 清热利水，酸枣仁 15g 养心安神。

2013 年 1 月 30 日复诊，刻下症：患者神清，精神可，偶有咯痰色白，纳可，眠差，二便调。舌红，苔微黄，脉弦细。中药于上方基础上改酸枣仁为磁石 60g（先煎）重镇安神，半边莲 30g 清热抑瘤。加用百令胶囊补益肺肾。

2013 年 3 月 27 日复诊，刻下症：患者神清，精神可，痰多色白，偶见牙龈出血，纳可，眠差，二便调。舌红，苔微黄，脉弦细。中药于上方基础上去金银花、鱼腥草、萹蓄，加用黄芩 15g 清肺热，法半夏 15g 燥湿化痰，白茅根 30g 清热利水，三七片 15g 活血化瘀。

2013 年 5 月 29 日复诊，刻下症：患者神清，精神可，咯痰明显减少，时有心悸不适，纳可，眠差，二便调。舌红，苔微黄，脉弦细。中药于上方基础上去黄芩、法半夏，加酸枣仁 30g 养心安神，磁石 60g（先煎）重镇安神。改康力欣胶囊为灵芝孢子粉胶囊口服扶正抑瘤。

2013 年 7 月 19 日复查腹部 CT 未见复发及转移。继续上方随症加减治疗。

2013 年 8 月 7 日复诊，刻下症：患者神清，精神可，时有痰多色白，心慌不适，纳可，眠欠佳，二便调。舌红，苔微黄，脉弦细。中药于上方基础上去半边莲、三七片，加用萹蓄 15g 清热利水，龙骨 30g 先煎重镇安神。

2013 年 9 月 25 日复诊，刻下症：患者神清，精神可，痰少，心悸缓解，仍眠欠佳，纳可，二便调。舌红，苔白，脉弦细。中药于上方基础上去白茅根、萹蓄，加用杜仲 15g 补肾阳、女贞子 15g 滋肾阴。改灵芝孢子粉胶囊为康力欣胶囊扶正抑瘤。

2013 年 11 月 27 日复查腹部 CT 未见复发及转移。患者病情稳定，继续上方随症加减治疗。

2014 年 1 月 15 日复诊，刻下症：患者神清，精神可，胃脘部不适，心悸，纳眠差，二便调。舌红，苔白，脉弦细。中药于上方基础上去酸枣仁、磁石，加白茅根 30g、车前草 30g 清热利水，延胡索 15g 缓急止痛，姜制砂仁米 10g 健脾养胃，枳实 15g 行气消胀。

2014 年 5 月 28 日复诊，刻下症：患者神清，精神可，胃脘部不适缓解，偶发心悸，纳改善，眠差，二便调。舌红，苔白，脉弦细。中药于上方基础上去姜制砂仁米、枳实，加酸枣仁 15g 养心安神，磁石 60g 重镇安神。

2014 年 8 月 20 日复诊，刻下症：患者神清，精神可，胃胀痛时有发作，心悸偶发，纳可，眠欠佳，二便调。舌红，苔白，脉弦细。中药于上方基础上去酸枣仁、磁石，加姜制砂仁米 10g 健脾养胃。加百令胶囊补益肺肾。

2014 年 9 月 16 日复诊，刻下症：患者神清，精神可，无明显胃脘部胀痛，纳可，眠差，二便调。舌红，苔白，脉弦细。中药于上方基础上去延胡索、姜制砂仁米，加小蓟 15g 凉血祛瘀，酸枣仁 15g 养心安神。加用金水宝胶囊补益肺肾。

2014 年 9 月 23 日复查腹部 CT 未见复发及转移。继续上方随症加减治疗。

2015 年 8 月 26 日复诊，刻下症：患者神清，精神可，胃脘部不适，纳可，眠差，二便调。舌红，苔白，脉弦细。中药于上方基础上去白茅根、车前草，加柏子仁 15g 养心安神，延胡索 15g 缓急止痛，姜制砂仁米 10g 健脾养胃。

2015 年 9 月 3 日复查腹部 CT 未见复发及转移。继续上方随症加减治疗。

2016 年 1 月 13 日复诊，刻下症：患者神清，精神可，胃部时有胀痛，纳可，眠差，二便调。舌红，苔白，脉弦细。中药于上方基础上去姜制砂仁米，加枳壳 15g 行气消胀，鱼腥草 15g 清热化痰。继续配合金水宝胶囊补益肺肾。

2016 年 9 月 18 日查腹部 CT 未见复发及转移，继续上方随症加减治疗。

2017 年 9 月 23 日复查腹部 CT 未见复发及转移，继续上方随症加减治疗。

2018 年 8 月复查腹部 CT 未见复发及转移，继续上方随症加减治疗。

2019 年 9 月复查腹部 CT 未见复发及转移，继续上方随症加减治疗。

2020 年 8 月 19 日复诊，刻下症：患者神清，精神可，胃脘疼痛，右下肢疼痛，纳眠差，二便调。舌红，苔白，脉弦细。

中药处方　猫爪草 15g，红芪 1 袋，白术 15g，望江南子 30g，白英 30g，延胡索 15g，酸枣仁 15g，泽泻 20g，砂仁 10g，夏天无 15g，香附 15g，佛手 15g，白芍 15g。

2020 年 9 月复查腹部 CT 未见复发及转移，全身骨 ECT：全身骨代谢未见异常。长期带瘤生存达 9 年余。

按语

宫颈癌是最常见的女性生殖道恶性肿瘤，占女性生殖系统恶性肿瘤的一半以上，严重威胁妇女的健康和生命。宫颈腺癌是宫颈癌中较为少见的一种，仅占宫颈癌的 14%～18%，其ⅠB 期患者的 5 年生存率高达 82.9%，而少数复发、转移的患者的治疗非常困难，常常需要根据个人情况制定综合治疗，预后差，1 年生存率仅为 10%～15%，5 年生存率＜5%，有研究显示术后复发放疗的患者中位生存期为 24 个月。

本案患者属于早期宫颈腺癌术后盆腔复发的患者，治疗棘手，预后不良。复发后该患者采用了粒子植入内放疗及姑息的肾造瘘术治疗，之后采用了中药及中成药的长期治疗方案，获得了复发后 9 年的长期生存时间，且肾造瘘术引起的感染等不适均得到了缓解。此案例遵循以"辨证论治＋辨病治疗＋对症治疗"为核心思想，该患者的中药以四君子汤健脾补气扶正为底方，辨病使用白花蛇舌草、石见穿、龙葵、茅莓根、红豆杉等散结抑瘤药物，同时对症使用金银花、鱼腥草清热解毒解除肾造瘘口的局部炎症，酸枣仁、蜜远志等养心安神帮助睡眠等，使患者在肿瘤控制的同时生活质量得到了改善。

本病案中患者口服的中成药主要有康力欣胶囊、百令胶囊、灵芝孢子粉胶囊及金水宝胶囊，均具有提高免疫、抗肿瘤的作用。康力欣胶囊由阿魏、九香虫、大黄、姜黄、诃子、木香、丁香、冬虫夏草等组成，具有扶正祛邪、软坚散结的作用。百令胶囊与金水宝胶囊的有效成分均为发酵虫草菌粉，具有补益肺肾、止咳祛痰镇静的作用。灵芝孢子粉胶囊的有效成分为破壁灵芝孢子，具有健脾益气、养心安神的作用。本患者长期焦虑失眠，提高免疫的治疗可改善睡眠质量。

宫颈复发腺癌对化疗药物不敏感，且没有合适的分子靶向药物，治疗以放疗及二次手术为主，但也只能起到姑息的作用。临床上配合使用以中医药辨证治疗，可延长患者带瘤生存时间，提高生活质量。

案例 7　健脾补肾法在晚期宫颈癌中应用案

邓某某，女性，74 岁，2010 年 6 月 3 日来诊。

主诉　反复阴道出血 2 个月。

现病史　2010 年 4 月开始出现阴道咖啡色分泌物，症状反复，后出现阴道不规则出血。2010 年 5 月确诊宫颈中分化鳞癌，ⅢB 期，待行放疗。2010 年 6 月 3 日来门诊就诊，初诊时症见：患者神清，精神疲倦，乏力，阴道出血，咳嗽气喘，双下肢水肿，纳眠尚可，二便调。舌红，少苔，脉细。

辅助检查　宫颈活检确诊为宫颈癌（中分化鳞状细胞癌），分期为ⅢB 期。

中医诊断　宫颈癌。

中医证型　肝肾阴虚，痰瘀互结。

西医诊断　宫颈恶性肿瘤（中分化鳞状细胞癌，ⅢB 期）。

治法　健脾补肾，化痰祛瘀抑瘤。

中药处方　生地黄 30g，山萸肉 15g，枸杞子 15g，墨旱莲 15g，酒女贞子 15g，白花蛇舌草 30g，石见穿 30g，半枝莲 30g，藕节炭 30g，白茅根 30g，三七粉 3g（冲服），紫珠草 15g，甘草 10g。每日 1 剂，水煎两次至 200～250ml，分早晚两次服。

2010 年 6 月 24 日二诊，刻下症：患者神清，神疲乏力改善，阴道出血减少，咳嗽气喘，双下肢水肿，纳眠尚可，二便调。舌红，少苔，脉细。中药守方续服。西医治疗方面，开始行放疗治疗。

放疗期间出现口干、腹泻等毒副反应，中药于上方基础上加太子参、沙参、麦冬以益气养阴，葛根、石榴皮以止泻。经治疗后口干、腹泻好转，后继续以上方加减治疗。

2011 年 6 月 2 日复诊，刻下症：患者神清，神疲，倦怠乏力，无阴道出血，少许咳嗽，痰少能咳出，气喘，双下肢水肿，纳眠可，二便调。舌淡，苔薄黄，脉细滑。

中药处方 黄芪 30g，太子参 30g，白术 15g，蜜甘草 5g，石见穿 30g，猫爪草 30g，苏子 15g，炙麻黄 15g，法半夏 15g，前胡 15g，桔梗 15g，当归 10g，肉桂丝 10g，厚朴 15g。每日 1 剂，水煎两次至 200～250ml，分早晚两次服。

2012 年 6 月 15 日，刻下症：患者疲倦，少气，咳嗽，气喘减，肤痒，痰少色白质稠，双下肢水肿减轻，口干，神差，纳可，寐差，二便调。舌质嫩，苔少，脉滑数。

中药处方 党参 15g，白术 15g，蜜甘草 5g，龙葵 30g，生地黄 15g，酸枣仁 30g，补骨脂 15g，石见穿 30g，苏子 15g，法半夏 15g，炙麻黄 15g，合欢皮 15g，夜交藤 15g，茯神 15g，龙骨 15g。每日 1 剂，水煎两次至 200～250ml，分早晚两次服。

2013 年 6 月 6 日复诊，刻下症：患者疲倦，咳嗽气喘减轻，痰少，右下肢水肿。纳可，寐安，二便调。舌淡红，苔薄白，脉滑弦。

中药处方 党参 15g，龙葵 30g，望江南 30g，白术 15g，天花粉 15g，苏子 15g，泽泻 15g，黄芪 30g，半枝莲 15g，蜜甘草 5g，天麻 15g，钩藤 15g。每日 1 剂，水煎两次至 200～250ml，分早晚两次服。

2014 年 6 月 5 日复诊，刻下症：患者疲倦，咳嗽气喘，痰多色黄，双下肢抽筋及水肿。纳可，寐易醒，二便调。舌淡，苔白，脉弦。

中药处方 党参 15g，龙葵 30g，望江南 30g，天花粉 15g，黄芪 30g，桑白皮 15g，泽泻 15g，桂枝 15g，炙麻黄 15g，蜜甘草 5g，淡附片 15g，补骨脂 15g，黄芩 15g。每日 1 剂，水煎两次至 200～250ml，分早晚两次服。

2015 年 6 月 18 日复诊，刻下症：患者咳嗽气喘易作，痰多色白难咳出，双下肢麻痹及水肿。纳一般，寐差，二便调。舌红，苔薄黄，脉滑弦。

中药处方 党参 15g，龙葵 30g，望江南 30g，天花粉 15g，黄芪 30g，酸枣仁 15g，补骨脂 15g，连翘 15g，蜜甘草 5g，炙麻黄 15g，柏子仁 15g。每日 1 剂，水煎两次至 200～250ml，分早晚两次服。

2016 年 4 月 28 日复诊，刻下症：患者气喘改善，欲呕，肤痒，痰多色白难咯，双下肢水肿、酸痛、麻痹。口干，纳一般，寐差，二便欠畅调。舌红，苔薄黄，脉滑弦。

中药处方 党参 15g，龙葵 30g，望江南 30g，天花粉 15g，黄芪 30g，补骨脂 15g，葶苈子 30g，蜜甘草 5g，益母草 15g，桑白皮 15g，麻黄根 15g，苏梗 15g，猪苓 30g，肉苁蓉 15g，瓜蒌仁 15g。每日 1 剂，水煎两次至 200～250ml，分早晚两次服。

2016 年 11 月因肺部感染、呼吸衰竭去世。其间复查肿瘤无进展。

按语

合并基础病的患者，除了要抗肿瘤治疗，也要针对基础病进行处理。本案患者初诊时已属宫颈癌中晚期，因高龄伴有哮喘病史，手术风险大。患者除了早期接受放射治疗外，其余时间都是接受中医中药治疗。最终总生存期超过6年，是一件令人鼓舞的事。本病例体现了中医药治疗对于本病的补充替代治疗作用。

本病例在治疗宫颈癌当中，采用"辨病＋辨证＋对症"的"三位一体"法，以"辨病为本，辨证为纲，病证结合，佐以对症"。本病例在初诊期，辨证以肝肾阴虚为本，配合辨病的抗癌中药（白花蛇舌草、石见穿、半枝莲等），以及对阴道出血的对症处理（藕节炭、白茅根、三七粉、紫珠草）。

中医药治疗肿瘤是一个漫长的过程，患者常因短期看不到明显的治疗效果而放弃治疗，所以，在"辨证、辨病、对症"中的对症治疗，主要就是针对患者的现有不适，去改善患者症状，可以令患者有信心能坚持继续治疗。如本病例中患者阴道出血，运用对症治疗，采用藕节炭、白茅根、三七粉、紫珠草等止血中药，增强患者用中医药治疗肿瘤的信心。

作为一个肿瘤科医生要时刻谨记特鲁多医生的名言"有时治愈，常常帮助，总是安慰"！中医肿瘤医生需给予患者耐心的心理疏导加上中医药治疗，往往能起到改善症状、延长生存期、提高生活质量的作用。

案例8　健脾补肾法在晚期子宫内膜癌并癌痛中应用案

黎某某，女性，59岁，2018年5月30日来诊。

主诉　子宫内膜癌术后3年半，会阴疼痛半年。

现病史　2014年9月行子宫内膜癌切除术，病理检查结果：子宫内膜异位并癌变（低分化子宫内膜腺癌，腹盆腔病灶见转移性腺癌细胞，乙状结肠病灶符合腺癌转移）。2015年9月复查，病理检查结果：（阴道前壁）子宫内膜癌侵犯。行6个疗程化疗及放疗（具体不详）。2017年5月24日MRI：阴道残端右侧出现新结节，阴道残端左侧结节较前增大，不除外肿瘤复发可能，双侧腹股沟区多发小淋巴结大致同前。2017年5月至9月共行4个疗程紫杉醇＋卡铂方案化疗，复查病灶稳定。2018年2月1日复查CT：阴道残端异常密度影，结合病史符合子宫内膜癌伴阴道转移。2018年3月复查MRI显示病灶与前相仿。2018年5月30日来门诊就诊，初诊时症见：患者神清，倦怠乏力，会阴部疼痛，无恶心呕吐，无腹胀腹痛等不适，纳眠可，二便调。舌质淡红，苔微黄，脉弦细。

辅助检查　2014年9月子宫内膜癌术后病理检查结果：子宫内膜异位并癌变（低分化子宫内膜腺癌，腹盆腔病灶见转移性腺癌细胞，乙状结肠病灶符合腺癌转移）。

中医诊断　癌（内）。

中医证型　脾肾气虚，湿浊瘀阻。

西医诊断　子宫内膜腺癌术后复发。

治法　健脾补肾，化湿祛瘀抑瘤。

中药处方　红芪1袋，炒薏苡仁30g，白术15g，甘草10g，红豆杉1袋，石见穿 30g，白花蛇舌草 30g，山慈菇 15g，龙葵果 1 袋，蛇泡簕 30g，槐花 15g，地榆 20g，延胡索 15g。水煎服，日 1 剂。共 28 剂，早晚分服。

2018 年 6 月 20 日二诊，刻下症：患者神清，精神可，会阴部疼痛缓解，现头晕，无头痛，口淡，纳一般，眠尚可，二便调。舌淡红，苔黄白微腻，脉弦细。中药去延胡索，加天麻 15g、山楂 15g、炒谷芽 30g、炒麦芽 30g。

后继续上方加减治疗，定期复查疾病稳定（末次复查时间为 2020 年 9 月）。

按语

吴万垠教授在多年的临证中总结出抗肿瘤治疗思维模式："辨病＋辨证＋对症"的"三位一体"法，即"辨病为本，辨证为纲，病证结合，佐以对症"。恶性肿瘤总的病机为本虚标实，总的治疗原则为扶正抑瘤，根据不同的疾病阶段，治疗当调整攻补的比重。邪与正，一胜则一负。七实三虚，攻邪为先；七虚三实，扶正为本；十分实邪，即为壮火食气，无正可扶，急祛其邪，以留其正；十分虚邪，即为奄奄一息，无实可攻，急补其正，听邪自去，故医而不知变通，最为误事。例如病之早期，正气未衰，治则重在祛邪，突出辨病用药，若正气受损，则在祛邪的同时兼以扶正；如病之晚期，正气虚弱，不耐攻伐，当以扶正为主，稍佐祛邪。关于此病人，中年，体质可，脾胃运化健全，正气尚存，以攻邪为主。纵观以上中药组方，祛邪抑瘤药占十之六七，辨证扶正药物占十之二三，对症药物占十之一二。

针对痛症的治疗，在辨证的基础上，往往加用具有镇痛作用的中药，如延胡索、制川乌、薏苡仁等，可提高治疗效果。

案例 9　健脾补肾法在子宫罕见肿瘤中应用案

萧某某，女性，51 岁，2009 年 12 月 23 日来诊。

主诉　胃脘不适，口淡、欲呕 1 个月。

现病史　2007 年 12 月患者于广州某大型三甲医院行子宫平滑肌肉瘤手术，2008 年 2 月 19 日因复发再行手术，术后行 6 个疗程化疗。2009 年 11 月又因复发再行手术切除，术后行 1 个疗程化疗（环磷酰胺＋顺铂＋甲硫氨酸氨肽酶-2 抑制剂）。2009 年 12 月 23 日来门诊就诊，初诊时症见：患者神清，精神可，无发热恶寒，近口淡、欲呕，胃脘不适，纳眠可，尿欠畅，大便调。舌红，舌苔微黄，脉弦细。

辅助检查　术后病理检查结果：子宫平滑肌肉瘤。

中医诊断　癌（妇）。

中医证型　脾肾气虚血瘀。

西医诊断　子宫恶性肿瘤（子宫平滑肌肉瘤术后，复发术后）。

治法　补益脾肾，祛瘀抑瘤。

中药处方　苏梗 15g，土茯苓 15g，炒谷芽 30g，甘草 6g，白术 10g，黄芪 15g，姜制砂仁米 10g，炒薏苡仁 30g，白花蛇舌草 30g，茯苓 15g，莪术 15g，太子参 30g，石见穿 30，龙葵 30g。水煎服，日 1 剂。服药后患者症状改善，并继续完成后 5 个疗程化疗，其间配合上方加减治疗。

2010 年 4 月 28 日复诊，刻下症：患者神清，精神可，无腹胀腹痛，口苦，腰痛，纳差，眠差，二便调。舌淡，苔微黄，脉细滑。

中药处方　炒谷芽 30g，甘草 6g，白术 10g，黄芪 60g，姜制砂仁米 10g，炒薏苡仁 30g，白花蛇舌草 30g，延胡索 30g，太子参 30g，石见穿 30g，龙葵 30g，白茅根 30g，金银花 15g。水煎服，日 1 剂。服药后腰痛改善，中药去延胡索，加炒山楂以改善食欲。后继续上方加减治疗。

2011 年 7 月复查肿瘤标志物等未见异常。2011 年 8 月 9 日外院 B 超：右侧髂血管旁小肿块，考虑淋巴结可能；肿瘤标志物正常。

2011 年 8 月 10 日复诊，刻下症：患者神清，近倦怠乏力，头晕，手麻，腰酸，咽喉不适。纳眠稍差，二便调。舌淡，苔薄黄，脉细滑。

中药处方　猫爪草 30g，石见穿 15g，乌药 15g，白花蛇舌草 15g，甘草 10g，茅莓根 15g，党参 30g，预知子 30g，龙葵 15g，白芍 15g，白英 30g，望江南子 30g。水煎服，日 1 剂。

后继续上方加减治疗，注意复查。

2013 年 3 月 18 日复查 MR：双侧附件考虑转移。患者拒绝西医抗肿瘤治疗，中药继续上方加减治疗。

2013 年 4 月 10 日复诊，刻下症：患者近倦怠乏力，左少腹隐痛，上肢麻，纳眠可，二便调。舌红，舌苔微黄，脉细滑。

中药处方　白英 30g，望江南子 30g，延胡索 15g，乌药 15g，白芍 15g，白花蛇舌草 30g，石见穿 30g，甘草 10g，茅莓根 30g，党参 15g，龙葵 30g，猫爪草 30g，莪术 15g。水煎服，日 1 剂。

后继续门诊上方加减治疗。

2013 年 11 月 27 日 B 超提示盆腔混合性包块。患者拒绝西医抗肿瘤治疗，中药继续上方加减治疗。

2014 年 1 月 8 日复诊，刻下症：患者近腰背酸痛，左少腹隐痛缓解，纳眠可，二便调。舌红，舌苔微黄，脉细滑。

中药处方　白英 15g，望江南子 15g，延胡索 15g，白芍 15g，白花蛇舌草 15g，石见穿 15g，甘草 10g，茅莓根 15g，党参 15g，桑寄生 15g，杜仲 15g，木香 15g，砂仁 10g（后下）。水煎服，日 1 剂。

后继续门诊上方加减治疗。

2014 年 11 月 5 日 B 超提示盆腔内多发实性小肿瘤，考虑肿瘤病灶，较前增大。建议患者妇科就诊评估再次手术指征，必要时进一步手术或化疗治疗。患者仍拒绝。

2014 年 11 月 19 日复诊，刻下症：患者腰背酸痛轻微，左少腹隐痛，纳可，眠改善，小便调，便溏偶发。舌红，舌苔微黄，脉细滑。

中药处方　白英 30g，延胡索 15g，白芍 15g，白花蛇舌草 30g，石见穿 15g，甘草 10g，茅莓根 30g，党参 15g，预知子 30g，龙葵果 3g，蛇莓 30g，杜仲 15g。水煎服，日 1 剂。

2015 年 1 月 27 日外院行剖腹探查术＋盆腔包块切除术。术后酌情减轻抗肿瘤药物剂量，加强中医扶正治疗。

2015 年 4 月 29 日复诊，刻下症：患者神清，精神改善，腰背酸痛轻微，纳眠可，二便调。舌红，舌苔微黄，脉细滑。

中药处方　白英 30g，延胡索 15g，白芍 15g，白花蛇舌草 30g，石见穿 15g，甘草 10g，茅莓根 30g，党参 15g，预知子 30g，龙葵果 3g，蛇莓 30g，桑寄生 5g。水煎服，日 1 剂。

后继续门诊上方加减治疗。

2015 年 11 月 20 日外院复查，考虑肿瘤复发，予行吉西他滨＋多柔比星方案化疗 2 个疗程。

2015 年 12 月 16 日复诊，刻下症：患者神清，精神倦怠乏力，恶心欲吐，时有胃脘不适，纳呆，眠一般，二便调。舌红，舌苔微黄，脉细滑。

中药处方　法半夏 15g，姜制砂仁 10g，苏梗 15g，石见穿 15g，甘草 10g，茅莓根 30g，党参 15g，龙葵果 1 袋，蛇莓 30g，黄精 15g，桑椹 15g，黄芪 30g，望江南子 30g，女贞子 15g，红豆杉 3g。水煎服，日 1 剂。

后完成后续 2 个疗程吉西他滨＋多柔比星方案化疗，其间继续配合中药加减治疗。

2016 年 3 月 7 日 B 超提示肝转移瘤。2016 年 3 月 31 日行肝转移瘤消融术。

2016 年 4 月 13 日再诊，刻下症：患者近无特殊不适，纳可，眠改善，二便调。舌红，舌苔微黄，脉细滑。

中药处方　石见穿 15g，甘草 10g，茅莓根 30g，党参 15g，龙葵果 5g，蛇莓 30g，黄精 15g，黄芪 30g，望江南子 30g，红豆杉 3g，山慈菇 30g，猫爪草 30g，连翘 15g，紫草 15g。水煎服，日 1 剂。

2016 年 5 月 24 日外院再行肝内肿物射频消融术。

2016 年 6 月 1 日再诊，刻下症：患者近无特殊不适，纳可，眠改善，二便调。

中药处方　石见穿 15g，甘草 10g，茅莓根 30g，党参 15g，龙葵果 5g，蛇莓 30g，黄芪 30g，望江南子 30g，红豆杉 3g，山慈菇 30g，枸杞子 15g。水煎内服，日 1 剂。

后间断于我院门诊就诊，中药处方继续上方随症加减。2016 年 12 月患者肺部转移，外院再行化疗 4 个疗程，病情仍恶化。2017 年 5 月去世。

按语

软组织肉瘤是一组源于黏液、纤维、脂肪、平滑肌、滑膜、横纹肌、间皮、血管和淋巴管等结缔组织的恶性肿瘤，包括起源于神经外胚层的神经组织肿瘤，不包括骨、软骨和淋巴造血组织。中医病名出自《备急千金要方》卷十一，多因思虑伤脾，脾气郁结不散而成瘤。瘤体初觉如桃李，渐大则如拳，其根基明显而能移，瘤体质坚实而柔韧，皮色不变，无热无寒。治宜健脾益气，开郁化痰。子宫平滑肌肉瘤是一种相对罕见但具有侵袭性的恶性肿瘤，其发病率仅占子宫恶性肿瘤的 1%～3%，是子宫常见的肉瘤类型。手术是唯一的根治手段，但具有较高的术后复发率，对于单一的复发病灶，仍然可以考虑二次手术。子宫平滑肌肉瘤预后较肢体和躯干软组织肉瘤差，手术完整切除和病理分级是影响预后的主要因素。一般 5 年生存率小于 20%，80% 的患者在确定诊断时，有镜下肿瘤播散和转移，最常见转移部位是肺，预后不理想。

　　恶性肿瘤不是一般躯体疾患，肿瘤患者需要面对死亡的威胁、经济负担、治疗的痛苦、生活前景等各方面的恐惧和担忧，心理压力较大，时常会出现情绪波动，他们的情志状况对疾病的转归有重要影响。因此，我们在诊疗过程中注重精神调摄，注重沟通，给予患者及家属倾诉的机会，为他们树立积极的生活态度，提高治疗信心与生活信心。建议肿瘤患者在精神与体力允许的情况下，尽量做到如常人般生活起居，做力所能及的劳动或工作，减轻心理负担，有利于生活质量的保证和身心的康复。

　　扶正抗癌方以四君子汤为底，方中太子参补气养阴生津、黄芪补气升阳、益卫固表，白术健脾燥湿化痰，炒薏苡仁健脾渗湿，甘草益气补中、调和诸药，五药同用有健脾益气补肺化痰之效；山慈菇清热解毒、消痈散结，白花蛇舌草、龙葵清热解毒，石见穿活血化瘀、清热散结，八月札活血理气，蛇泡簕清热散瘀，全方扶正与祛邪相结合，辨病与辨证相结合，共奏扶正抗癌之功。

案例 10　健脾补肾法在子宫透明细胞癌术后肿瘤标志物异常中应用案

　　周某某，女性，56 岁，2018 年 2 月 5 日来诊。

　　主诉　宫颈癌术后，发现肿瘤标志物升高半年。

　　现病史　患者 2015 年 7 月 13 日于外院行手术治疗，术后确诊子宫内膜透明细胞癌，ⅢC 期。术后行放疗 25 次，化疗 4 次（紫杉醇＋卡铂方案）。2016 年 2 月 14 日查 CA125、CA199 未见异常。2016 年 8 月 24 日复查妇科彩超：未见肿瘤复发。2017 年 6 月 21 日复查 CA125 37.27U/ml。2017 年 10 月 31 日查 CA242 31.9U/ml（正常值范围 0～20U/ml），CA125 36.76U/ml。患者遂于 2018 年 2 月 5 日来门诊就诊，初诊时症见：患者神清，精神倦怠乏力，痰多，口干咽痛，偶头晕，纳眠可，二便调。舌淡，舌苔微黄，脉细滑。

　　中医诊断　子宫内膜透明细胞癌。

中医证型　脾肾两虚，痰瘀互结。

西医诊断　子宫恶性肿瘤（子宫内膜透明细胞癌，ⅢC 期，术后，放化疗后）。

治法　健脾益肾，化湿祛瘀抑瘤。

中药处方　红芪 1 袋，女贞子 15g，白术 15g，延胡索 15g，茅莓根 30g，甘草 10g，柏子仁 15g，山慈菇 15g，枸杞子 15g，益智仁 15g，泽泻 20g，桑白皮 15g，法半夏 15g。水煎内服，共 21 剂。

2018 年 2 月 26 日二诊，刻下症：患者神清，精神可，乏力改善，咳嗽有痰，痰量较前减少，头晕减轻，纳眠可，二便调。舌淡，舌苔薄白，脉细滑。中药去延胡索，加天麻、红豆杉等加强抑瘤。

后继续门诊上方随证加减治疗，肿瘤标志物逐渐降至正常。2019 年 6 月复查未见复发转移。2021 年 8 月 25 日复查未见肿瘤复发转移。

按语

子宫内膜癌是最常见的妇科恶性肿瘤之一，可分为Ⅰ型雌激素依赖型子宫内膜癌和Ⅱ型非雌激素依赖型子宫内膜癌。子宫内膜透明细胞癌属于Ⅱ型非雌激素依赖型，占全部子宫内膜癌的 1%～5%，比例不多，且机制研究尚不充分，整体预后不良，复发率及死亡率较高。Ⅱ期及以上分期患者 5 年生存率在 50%以下。血清 CA125 水平与子宫内膜透明细胞癌患者总生存期呈负相关。本案患者术后放化疗后，肿瘤标志物异常，虽影像学检查未见明显复发征象，但给患者及其家属带来了一定的精神压力，如何快速有效地降低肿瘤标志物具有积极的临床意义。

中医治疗方面，采用"辨病＋辨证＋对症"的"三位一体"法，以"辨病为本，辨证为纲，病证结合，佐以对症"。患者口干、咽痛，此为多次放化疗伤阴，同时气血不足，化生痰湿，表现为痰多，清阳不升，故见头晕。治疗上予红芪、白术补脾益气，提高患者免疫力；以女贞子、枸杞、柏子仁滋阴，补充放化疗耗伤之阴津；同时，患者患癌，其中毒邪因素不可忽略，故加用具有清热抗癌方面的中药，如茅莓根、山慈菇等；针对患者痰多情况，谨遵脾为生痰之源之旨，予法半夏、桑白皮化痰。患者服药后明显好转，继续加强健脾抑瘤治疗。

第十二章 补土理论治疗恶性淋巴瘤案例

恶性淋巴瘤是指一类起源于淋巴系统，由淋巴细胞发生恶变、克隆增殖形成的恶性肿瘤。根据其组织病理学、遗传学特点分为霍奇金淋巴瘤（HL）和非霍奇金淋巴瘤（NHL）两大类。随着年龄的增长，非霍奇金淋巴瘤的发病率逐渐上升，尤其在 60 岁以上的人群中。而霍奇金淋巴瘤多见于 20～40 岁中青年或 55 岁以上的老年人。近年来，我国恶性淋巴瘤发病率呈上升趋势，2014 年我国淋巴瘤的确诊发病率为 5.94/10 万，而 2015 年则为 6.89/10 万，其中男性发病率远大于女性。据报道，2015 年我国恶性淋巴瘤死亡率达 2.14%，在所有肿瘤中高居第 10 位。

在临床上，恶性淋巴瘤以无痛性淋巴结进行性肿大为特征性表现，或伴有发热、体重减轻、盗汗、乏力等全身症状以及相应器官组织压迫症状。在治疗方面，霍奇金淋巴瘤主要联合化疗±局部放疗±靶向治疗（利妥昔单抗），而非霍奇金淋巴瘤则根据不同的亚型进行治疗，如 B 细胞淋巴瘤以利妥昔单抗＋化疗为主、T 细胞淋巴瘤以联合化疗为主。

在祖国医学中，恶性淋巴瘤可归属于"石疽""恶核""失荣""痰核""疵痈"等范畴。中医学认为恶性淋巴瘤与外邪侵袭、七情内伤、正气内虚有关。《外科证治全生集·阳和汤》指出："夫色之不明而散漫者，乃气血两虚也，患之不痛而平塌者，毒痰凝结也。"说明此病之发生与脏腑亏损、气血虚弱、阳气衰耗、痰毒凝结、气滞血瘀有密切关系。其演变规律为肺脾气化失调或先天禀赋不足，以致风寒邪毒乘虚侵入，由表入里；或饮食不节，日久损伤脾胃，以致寒凝气滞，水液失于输布，聚湿为痰，寒痰之气凝结，外阻肌肤脉络，内伤脏腑；或因忧思恼怒，日久不解，肝郁血结，化火灼津生痰，痰火热毒痹阻于少阳、阳明之脉络。

关于病因病机，总体上有四个论述：一是痰毒发病学说，风寒痰毒是最基本的病因。古代中医对发生在头面部及体表部的肿块均认为是痰凝所致。本病多因风寒邪毒首先犯肺，肺失治节或脾胃素虚，寒凝阳遏或肾阳虚衰，气化失司，以致水液失于输布。由肺脾肾三脏功能失调，水湿停聚为痰，这些痰可以流注全身，无处不到，痰凝成核成块，结于一体则形成皮肤或皮下肿块。许多无名肿块，不痛不痒，长时难消，逐渐增大增多，中医认为均由寒凝邪毒结滞为痰核。二是气机郁滞学说，中医认为，人的情志变化过度，会导致人体生理发生变化而致病。七情致病，主要表现在气机方面的变化。如忧思过度则气机不畅，气滞气结。明代的李梴曰："郁结伤脾，肌肉消薄与外邪相搏，而成肉瘤。"他比较形象地论述了包括恶性淋巴瘤在内的癌症病因病机学说。在气机郁滞学说方面，本病与肝气郁滞关系最为密切。临床上常见嗳气、胁痛、脘腹作胀等气机不畅的症状。气机郁滞也与痰凝内结有着密切的关联。我们常称之为痰气交阻。三是血瘀学说，多因瘀毒寒凝阻滞血脉，气滞血瘀，故见痰瘀互结为痰核、石疽，或为腹中癥积。四是肝肾气血虚损学说，中医认为"邪之所凑，其气必虚"，部分患者内伤七情，痰毒内结，耗损肝肾之阴，从而损伤脾胃运化功能。综上所述，恶性淋巴瘤以外感四时不正之气、六淫之邪为诱因，以正气内虚、脏腑功能失调为本，以滞、瘀、痰、毒为标，乃本虚标实之病。本病涉及全身，与肺、脾、肾、肝关系密切。

本病初期多见颈侧、腋下等处浅表淋巴结进行性增大，无痛，质硬，乃为风寒痰毒痹阻脉络之证候，或逐渐见淋巴结融合、粘连等痰毒化火之证候；若邪毒深入脏腑则见咳喘气逆、腹痛、腹块等痰瘀热毒入里，损及肺脾肝胃之证候，或兼见骨痛、肢肿、肌肤结块等邪毒侵犯肌肤、骨骼之证候。亦有壮热不退，甚则神昏谵语，鼻齿衄血及内脏出血等热毒燔灼营血，内陷心包，耗乏气血之危候。晚期多为痰火邪毒浸淫脏腑，或湿热蕴毒伤伐脾肾，气血亏损或肝肾不足，气阴两亏，并常为虚实夹杂，寒热并见。

因此，恶性淋巴瘤的辨证治疗早期以祛邪抗癌为主，中期以扶正固本与祛邪抑瘤相结合，晚期以扶正调补为主，佐以祛邪抗癌。主要分为以下五个证型：寒痰凝滞证，治以温阳化痰，软坚散结，方用阳和汤合消瘰丸加减；痰热互结证，治以清热化痰，软坚散结，方用清气化痰丸加减；气滞血瘀证，治以活血行气，软坚散结，方用失笑散和逐瘀汤加减；肝肾两虚证，治以补益肝肾，滋阴解毒，方用杞菊地黄汤加减；气血两虚证，治以益气养血，佐以软坚，方用十全大补汤加减。需要注意的是，恶性淋巴瘤的中医治疗离不开补土理论的指导。《景岳全书》曰："凡脾肾不足及虚弱失调之人，多有积聚之病。"《内经》亦有"脾为生痰之源""脾为气机之枢""脾为气血生化之源"等观点。结合恶性淋巴瘤的中医病因病机，在中医辨证治疗的基础上，尤其在中西医结合治疗过程中，要重视"脾土"的顾护，以发挥化痰、行气、化生气血等功效。

案例1 健脾益气法在颈部淋巴瘤化疗后应用案

宋某某，男性，36岁，2011年11月来诊。

主诉 淋巴瘤化疗后，倦怠乏力、腰酸便溏半个月。

现病史 2009年3月因右颈部淋巴结肿大于外院诊断为B细胞滤泡性淋巴瘤，Ⅱ期，给予6个疗程环磷酰胺＋多柔比星＋长春新碱＋泼尼松龙治疗后达部分缓解，后接受干扰素维持治疗至2010年9月处于部分缓解中，一直未达完全缓解。患者拒绝进一步化疗。近半个月，患者精神倦怠乏力、腰酸便溏，患者遂于2011年11月来门诊就诊，初诊时症见：患者神清，精神倦怠乏力，右颈部可扪及数枚肿大淋巴结如黄豆、绿豆大小不一，质硬，活动可，腰酸便溏。舌淡，苔白，脉沉细。

辅助检查 病理检查结果：B 细胞滤泡性淋巴瘤，Ⅱ期。

中医诊断 癌（内）。

中医证型 脾肾不足，痰瘀互结。

西医诊断 恶性淋巴瘤（B 细胞滤泡性，Ⅱ期）。

治法 健脾益肾，化痰祛瘀抑瘤。

中药处方 党参 30g，白术 15g，黄精 15g，桑椹 15g，仙茅 15g，白花蛇舌草 30g，龙葵 30g，石见穿 30g，半枝莲 30g，黄药子 15g，猫爪草 30g，石榴皮 30g，五味子 15g，甘草 10g。每日 1 剂，水煎两次至 200～250ml，分早晚两次服。

2011 年 12 月二诊，刻下症：患者神清，精神尚可，腰酸改善，右颈部肿大淋巴结与前相仿，小便调，大便溏。舌淡，苔白，脉沉细。中药于前方基础上去石榴皮、桑椹、仙茅，加重抗癌药物望江南 30g、八月札 30g。并配合服用新癀片。后门诊继续上方加减治疗，颈部淋巴结逐步消退。

2012 年 2 月门诊复查彩超：颈部淋巴结消失。后长期于门诊服用以上中药处方加减。2012 年 8 月患者恢复正常工作及生活，约每月复诊 1 次。随访至 2021 年 10 月，病情稳定，颈部淋巴结偶发，经中药上方加减治疗及中成药治疗后可消退。

按语

该患者诊断为滤泡性淋巴瘤，通过化疗及免疫治疗后肿瘤虽然达到部分缓解，但停止化疗后肿瘤又有增大。因患者在此前的化疗过程中，毒副反应严重，生活质量下降明显，拒绝进一步化疗，而改用中医药替代治疗，获得了完全缓解并维持很长时间，生活质量也较好。临床上对于一些低度恶性或年老或 PS 评分较差的患者，可以考虑用中医药替代治疗，往往能获得较好的疗效并保持较好的生活质量。

中医治疗方面，本案患者初诊时，因已经过化疗及干扰素等治疗，表现为脾肾两虚的证候特点，遂给予补益脾肾的中药如党参、白术、黄精、桑椹、仙茅等，同时配合辨病抗癌中药，如白花蛇舌草、龙葵、石见穿、半枝莲、黄药子、猫爪草等，其中黄药子和猫爪草特别针对淋巴结。在对症治疗方面，对于便溏症状，对症给予石榴皮和五味子以酸收止泻；同时，五味子还可以护肝解毒，解毒包括解化疗药物残毒和黄药子等中药的毒性。后复诊时，因脾肾两虚证候得到改善、便溏等症状得到控制后，去除了对症药物，而加重抗癌药物如望江南、八月札等，以辨病抗癌为主，最终获得了完全缓解，并未见明显的毒副反应。

案例 2 健脾补肾法在晚期淋巴瘤中应用案

梁某某，男性，40 岁，2008 年 1 月 7 日来诊。

主诉 皮肤瘙痒 3 个月。

现病史 2007年6月出现周身皮肤散在红斑及皮肤结节，无疼痛，无瘙痒，于广州市某三甲医院就诊，行皮肤结节切除活检，病理检查结果：皮肤T细胞淋巴瘤，间变大细胞性，Ⅳ期。2007年6月至12月共行6个疗程环磷酰胺＋多柔比星＋长春新碱＋泼尼松方案化疗，化疗后全身皮肤多发结节基本消失。2008年1月7日来门诊就诊，初诊时症见：患者神清，精神可，皮肤瘙痒，无明显皮肤结节，少许头晕，无头痛，纳眠尚可，二便调。舌淡红，舌苔白，脉弦滑。

辅助检查 病理检查结果：皮肤T细胞淋巴瘤，间变大细胞性，Ⅳ期。

中医诊断 癌（内）。

中医证型 脾虚痰瘀互结。

西医诊断 非霍奇金淋巴瘤（皮肤T细胞淋巴瘤，间变大细胞性，Ⅳ期）。

治法 健脾化湿，祛瘀抑瘤。

中药处方 太子参15g，白术10g，甘草6g，炒山楂15g，地肤子15g，赤芍15g，夏枯草15g，白花蛇舌草30g，猫爪草30g，半枝莲30g，醋莪术10g，八月札30g，七叶一枝花30g。每日1剂，水煎两次至200～250ml，分早晚两次服。

2008年3月10日复诊，刻下症：患者神清，精神一般，双上肢皮肤再发皮下结节、肤痒，二便调，纳眠可。舌淡红，舌苔白，脉弦滑。患者拒绝继续静脉化疗，要求门诊中医药治疗，中药在原方基础上辨病加全蝎、蜈蚣、蛇六谷、乌骨藤等抗癌中草药以加强通络抑瘤。

2008年6月至10月患者皮肤结节反复，仍拒绝静脉化疗，门诊上方加减治疗，后皮肤小结节消失。

2009年4月17日近躯干背部皮肤再发小结节，继续上方加减，并开始间断口服甲氨蝶呤治疗。至2009年6月5日，患者皮肤结节消失。2010年患者因不耐甲氨蝶呤不良反应停药。

2010年1月27日再诊，刻下症见：患者神清，精神可，皮肤结节，皮肤干痒脱屑，纳眠一般，二便调。舌淡，舌苔白，脉弦滑。

中药处方 党参30g，白术15g，薏苡仁30g，蛇泡簕30g，白花蛇舌草30g，龙葵30g，石见穿30g，山慈菇30g，红豆杉6g，猫爪草30g，蛇莓30g，望江南30g，白英30g，甘草10g。每日1剂，水煎两次至200～250ml，分早晚两次服。

2010年2月27日再诊，刻下症见：患者神清，精神可，皮肤结节较前减少，皮肤瘙痒，纳眠一般，二便调。舌淡，舌苔白，脉弦滑。中药于上方基础上去白术，加浮萍15g、连翘15g。

后周身皮肤小结节仍有反复发作，均未进一步化疗，患者一直门诊中药治疗，中药处方以上方加减。

2011年8月1日再次就诊，皮肤结节消失，局部皮肤色素沉着。续予以上处方加减维持治疗。

2013年患者恢复正常工作及生活。

2017 年 1 月开始患者再发周身散在皮疹、结节，伴瘙痒，逐渐增大，部分溃烂，门诊治疗无改善。排除化疗禁忌证后，2017 年 3 月至 5 月行 4 个疗程环磷酰胺＋多柔比星＋长春新碱＋泼尼松龙方案化疗。化疗期间根据患者症状予中药上方加减治疗。

随访至 2021 年 5 月，病情稳定，皮肤小结节仍间发，给予中药治疗后可消退，目前病情稳定，恢复正常工作，约每个月复诊 1 次。

按语

皮肤 T 细胞淋巴瘤（CTCL）是一组具有明显异质性的淋巴增生性疾患，缺乏标准化治疗方案。早期皮肤 T 细胞淋巴瘤以局部治疗为主，晚期患者则推荐进行临床试验或造血干细胞移植（HSCT）。原发性皮肤 T 细胞淋巴瘤是结外 T 细胞性非霍奇金淋巴瘤的一类亚型，占非霍奇金淋巴瘤的 1%～2%。因其具有明显异质性，标准化治疗方案难以统一，以综合治疗为主，早期患者的疗效较好，但是进展期患者疗效差，特别是ⅡB 期以上的塞扎里（Sézary）综合征（SS）和蕈样霉菌病（MF）患者，中位生存时间仅 1～4 年。目前尚无有效的治疗办法，近年来其发病率呈上升趋势。

该患者确诊为皮肤 T 细胞淋巴瘤，原发皮肤 T 细胞淋巴瘤是指原发于皮肤并以 T 淋巴细胞单克隆扩增为特征的一组非霍奇金淋巴瘤，治疗主要包括局部治疗、生物治疗、全身化疗及造血干细胞移植。通常这类疾病大多恶性程度低，病情进展缓慢，治疗目标在于维持长期缓解，不宜长期采用强烈的化疗。该患者行静脉化疗后复发，后口服化疗，因不良反应而停服化疗药物，长期接受中医药治疗，后周身皮肤结节消失，虽病情间中反复，但调整中药治疗后均能获得缓解。本病例提示，对于恶性程度低、病情进展缓慢的皮肤淋巴瘤患者，中药能起到补充替代化疗的作用。

中医治疗肿瘤多采用辨病用药＋辨证用药＋对症用药，该患者辨病方面，患者为年轻患者，加重了辨病抗癌用药比例，如蛇泡簕、白花蛇舌草、龙葵、山慈菇、薏苡仁、红豆杉、猫爪草、蛇莓、望江南、白英、蜈蚣、全蝎、莪术等，对症治疗方面，皮肤瘙痒，加用赤芍、浮萍等养血祛风止痒之品，辨证用药方面，皮肤淋巴瘤虽然病变在皮肤，但不能见皮治皮，而传统中医认为肺主皮毛，五行属金，而脾主肌肉，五行属土，土能生金，故中医辨证治疗皮肤淋巴瘤，需要加强健运脾胃，使得脾胃健旺则能生肺金，所以临证多以四君子汤、理中汤、参苓白术散或黄芪建中汤等加减辨证使用。

第十三章　补土理论治疗脑肿瘤案例

脑肿瘤是指一类生长于颅脑的肿瘤，可分为良性与恶性。根据来源不同又可分为原发性和继发性。其中，发生自脑、脑膜、脑垂体、脑神经、脑血管和胚胎残余组织者，称为原发性脑肿瘤。由身体其他脏器组织的恶性肿瘤转移至颅内者，称为继发性脑肿瘤。脑肿瘤发病率约为（7～10）/10万，其中半数为恶性肿瘤，约占全部恶性肿瘤的1.5%。该病可发生于任何年龄，但以20～50岁为最多见。

脑肿瘤分型复杂，按病理组织学类型可分为脑胶质瘤（星形细胞瘤、多形性胶质母细胞瘤、室管膜瘤、髓母细胞瘤、少枝胶质瘤和少枝胶质母细胞瘤）、脑膜瘤、神经鞘瘤、垂体腺瘤和颅咽管瘤等。在临床上，脑肿瘤一般以颅内压增高（头痛、恶心、视觉障碍）、神经功能异常、癫痫等为典型表现。目前脑肿瘤的西医治疗手段主要有手术、放疗、化疗、靶向治疗、免疫治疗、基因治疗等。根据脑肿瘤的分级与性质，选择一种或多种治疗手段结合，以提高疗效及降低复发率。

中医认为，脑肿瘤可归属祖国医学"真头痛""头痛""眩晕""中风"等范畴，其病因病机主要包括两方面：一是七情所伤，气机失调。宋代医家陈无择《三因极一病证方论》认为"喜、怒、忧、思、悲、恐、惊，七者不同，各随其本脏所生所伤为病"，为情志致病提供了理论基础，而《素问·灵兰秘典论》有云："心者，五脏六腑之大主也，精神之所舍也。"人的情志由心所主而分属五脏，正常的情志活动有赖于五脏六腑的正常功能活动，以五脏六腑的气血津液精为物质基础，如长期或突然而较剧烈的情志刺激，极易损伤脏腑正常功能活动，影响气血津液精的代谢，从而使情志与脏腑之间良性的互相依赖的调节方式遭到破坏。《内经》指出："头者，身之元首，人神之所注。"说明情志与脑的关系是密切的，故情志不遂可致七情伤脑。另外，脑为诸阳之会，全身阳气通过阳经会聚于脑，一旦七情所伤，气机失调，阳气不能交会于脑，就会出现清阳不升、浊阴盘踞、痰瘀胶结的脑瘤病理基础。二是肾脑不足，痰瘀内阻，日久成毒：肾与脑密切相关，肾主骨生髓，髓在脊为脊髓，上聚脑为脑髓即脑海。肾精充则脑海足，脑海空虚，则肾精因上济脑海而虚少，导致精少髓亏。脑海是脑瘤所居之地，脑瘤的生长直接侵袭损伤脑海，耗竭脑髓，故当脑瘤生长到一定时期，必然会导致脑海空虚，肾精不足，肾脑两虚，出现头痛、头晕、头昏、健忘、少寐、胫酸膝软、耳鸣等症状。这些症状在脑瘤切除后还会存在较长的时间，甚至长期存在。此外，肾藏精，肝藏血，精血相生，故肝肾之阴相互滋生，肝肾同源，乙癸同源。脑瘤患者每因肾精不足，阴液化源乏力，造成肾阴亏虚。肾阴不能滋养肝阴，肝阳鸱张，化火生风，风火相煽，脑络绌急，则出现剧烈头痛、头涨、耳鸣等症状。肺主宣发肃降，通调水道；脾主运化水液；肾主蒸腾气化，调节尿液排泄。肺脾肾功能异常，则水液的生成、输布、蒸腾、气化、排泄作用就异常，势必水湿停留为痰为饮。另外，肝郁不舒，气滞津停为痰；瘀血生成或因气虚气滞，或因痰阻寒凝，或因跌仆外伤，或因手术损伤，痰瘀胶滞，日久不除，成毒化热，痰热瘀毒聚于局部而为脑瘤。因此，脑瘤的病位在脑，与肝肾脾胃关系密切。病机属本虚标实，本虚主要是肾脑两虚（肾阴肾精不足，髓海空虚），其次是肝阴虚及脾胃运化和升降功能失司；标实是肝火肝阳偏盛和痰热瘀毒内阻。

在中医治疗方面，脑肿瘤辨证论治如下：痰毒凝聚证，治以化痰散结，解毒开窍，方用涤痰汤加减；气血郁结证，治以活血化瘀，散结开窍，方用通窍活血汤加减；肝风内动证，治以滋阴潜阳，息风清热，方用天麻钩藤饮；肝胆实热证，治以清热泻火，解毒通腑，方用龙胆泻肝汤加减；脾肾阳虚，肝血不足证，治以健脾补肾养肝，补脑安神，方用地黄饮子加减。需要注意的是，对于早期患者，肿瘤尚小，正气尚盛，瘀毒不深，多以攻为主，或大攻小补，或先攻后调；中期患者，正气开始衰退，但机体处于正邪相争阶段，宜攻补并重；晚期患者，机体处于正虚邪盛阶段，不可攻伐，当以扶正为主，少佐祛邪抗癌药。同时，在脑瘤中医治疗中，要关注到补脾的重要性。虽然本病的主要病机为肾阴肾精不足，髓海空虚，清代医学家陈修园在《景岳新方砭》中认为"真阴精血亏损，必救太阴阳明"以及"真正肾虚，必专补脾"。补后天以资先天，先天得资，髓海充盈。此外，补脾尚能调节周身气机，化生气血，增强机体正气，在中晚期脑肿瘤患者中尤为重要。

案例 1　健脾益气法在脑瘤中应用案

卢某某，男性，62 岁，2017 年 1 月 27 日来诊。

主诉　右侧肢体乏力 3 年，发现脑胶质瘤 2 年余。

现病史　2016 年 11 月因右侧肢体乏力伴步态不稳 3 个月于广州市红十字医院查头颅 MRI 提示脑桥、延髓肿瘤，考虑低级别（Ⅰ～Ⅱ级）胶质瘤，神经外科会诊后排除手术机会，建议保守治疗。患者及家属拒绝化疗，遂于 2017 年 1 月 27 日来门诊就诊，初诊时症见：患者神清，精神倦怠，右侧肢体乏力，步态不稳，醉酒步态，左侧躯体麻木，口干口苦，咳嗽气促，偶咯黄白痰，纳可，眠差，二便尚调。舌淡暗，苔白，脉弦滑。

辅助检查　头颅 MRI：脑桥、延髓大片异常信号，提示占位性病变。

中医诊断　癌（内）。

中医证型　气虚痰瘀阻络。

西医诊断　脑恶性肿瘤。

治法　益气化痰，祛瘀通络。

中药处方　苇茎 15g，桃仁 15g，冬瓜子 15g，瓜蒌仁 15g，苏子 15g，鱼腥草 15g，蜜麻黄 10g，麦冬 15g，百合 15g，厚朴 15g，炙甘草 10g，太子参 15g，黄芪 15g，天麻 15g，钩藤 15g，僵蚕 15g。水煎服，日 1 剂，早晚服。

2017 年 2 月 3 日二诊，刻下症：患者精神尚可，右侧肢体乏力，步态不稳明显改善，左侧躯体仍有麻木，暂无咳嗽气促，大便通畅，纳眠可。舌淡暗，苔白，脉弦滑。中药守方续服。后根据患者症状随症加减。

2017 年 7 月患者接受替莫唑胺口服化疗 1 个疗程，因化疗后纳差乏力、身痛、气促加重而未行后续化疗。后于门诊对症治疗。2017 年 9 月 29 日因肿瘤进展伴脑疝去世。

按语

脑胶质瘤是指起源于脑神经胶质细胞的肿瘤，是最常见的原发性颅内肿瘤。分为Ⅰ~Ⅳ级，Ⅰ~Ⅱ级为低级别脑胶质瘤，Ⅲ、Ⅳ级为高级别脑胶质瘤。我国胶质瘤年发病率为（5~8）/10 万，5 年病死率在全身肿瘤中仅次于胰腺癌和肺癌。脑胶质瘤发病机制尚不明了。

关于脑瘤的病因病机，中医认为是脑髓空虚，诸邪（风、火、痰、瘀、毒）乘虚而入，积聚盘踞于脑部，日久化生包块而发为此病。吴万垠教授认为脑瘤的中医病机最主要的是痰瘀邪毒上犯清窍，病位在上。邪毒阻滞脑窍，清窍不利，临床常见肢体痉挛、抽搐、口眼㖞斜、恶心呕吐、头痛头晕、步态不稳等内风痰扰的症状。临证用药上不仅常规使用天麻、钩藤、代赭石等平肝息风药物，还常配伍全蝎、蜈蚣、僵蚕、蝉蜕、守宫等。脑瘤毒陷邪深，非攻不克，故以毒攻毒，全蝎、蜈蚣等虫药属抗癌之有毒之品，性峻力猛；并因其属虫药而善搜剔逐瘀，即"辄仗蠕动之物，松透病根"，加之此类有毒虫类药多具消肿散结、息风止痉、祛风通络、解毒散结、镇静止痛之功。因此用之不但可发挥抗癌抑瘤之功，还可取其息风止痉、镇静止痛之功而明显改善患者风痰上扰的症状及有效缓解其疼痛、烦躁等不适。

案例 2　健脾益气法在脑星形胶质瘤中应用案

刘某某，女性，56 岁，2020 年 8 月 31 日来诊。

主诉　头晕头痛半个月。

现病史　2010 年行脑胶质瘤手术及放化疗，病理检查结果：左额顶星形胶质细胞瘤。2018 年发现复发，行脑胶质瘤伽马刀治疗。患者因癫痫发作于 2020 年 8 月 31 日查头颅 MRI 示：左侧额叶胶质瘤术后，现双侧额叶异常信号影，考虑肿瘤复发并明显瘤周水肿。患者拒绝进一步西医抗肿瘤治疗，仅口服丙戊酸钠抗癫痫治疗。患者为求中药治疗，遂于 2020 年 8 月 31 日来门诊就诊，初诊时症见：

患者神清，稍倦，时有头晕头痛，记忆力下降，反应迟钝，咳嗽咯黄浓痰，胃脘胀满疼痛、无泛酸嗳气，纳可，口淡，眠差易醒，少许口干口苦，大便成形，每日2次，小便调，夜尿2次。舌淡暗，苔白腻，脉弦细滑。

辅助检查 病理检查结果：左额顶星形胶质细胞瘤。

中医诊断 脑瘤。

中医证型 气虚络瘀证。

西医诊断 脑恶性肿瘤（星形细胞瘤）。

治法 健脾益气，祛瘀通络抑瘤。

中药处方 苇根30g，金花茶1袋，桃仁15g，红豆杉5g，黄芪30g，钩藤15g，猫爪草15g，白芷15g，天麻15g，阿胶珠1包（烊服），蜈蚣2g，砂仁5g（后下），仙鹤草30g，广陈皮10g，龙葵15g，石菖蒲15g，重楼15g，水牛角30g（先煎），竹节参15g。日1剂，水煎服。

2020年9月14日二诊，刻下症：患者神清，时有头晕头痛，记忆力下降，反应较前稍灵敏，咳嗽咯痰减轻，胃脘胀满疼痛、无泛酸嗳气，纳可，口淡，眠差易醒，少许口干口苦，大便成形，每日2次，小便调，夜尿2次。舌淡暗，苔白腻，脉弦细滑。中药效不更方。

后继续门诊上方加减治疗。末次复诊时间为2022年5月10日。患者病情稳定。

按语

脑胶质瘤是最常见的原发性颅内肿瘤，指起源于脑神经胶质细胞的肿瘤。该病病情凶险，预后不良。其临床表现主要包括颅内压增高、神经功能及认知功能障碍和癫痫发作三大类。治疗上以手术切除为主，结合放疗、化疗等综合治疗方法。

患者术后放化疗后肿瘤复发，再次放疗剂量的叠加可能会造成脑组织的严重损伤，应充分考虑脑组织耐受性和放射性脑坏死的发生风险。本案患者因个人原因拒绝进一步西医抗肿瘤治疗，仅中医药治疗。中医治疗方面，考虑本案患者瘀、痰、湿、毒互结于脑，常出现头晕痛，就诊时还有咳嗽咳黄浓痰，此为肺热毒瘀所致。治疗上，予《金匮要略》千金苇茎汤加味，苇根、桃仁、金花茶清肺热化瘀，同时，予补土之法顾护正气，方用黄芪、陈皮；治疗时，不忘患者癌性体质，时刻予抗癌治疗，如红豆杉、龙葵、重楼；患者焦浊顽痰凝结，治疗当化痰，药用石菖蒲、白芷、天麻、猫爪草、蜈蚣、砂仁。脑部肿瘤，治疗上多选用水牛角、重楼等清热醒脑中药。患者服药后情况好转，继续原方案巩固治疗。

第十四章　补土理论治疗骨髓瘤案例

多发性骨髓瘤（multiple myeloma，MM）是一种起源于浆细胞的血液系统恶性肿瘤，其特征表现为恶性浆细胞在骨髓内克隆性异常增殖并分泌大量单克隆免疫球蛋白（M 蛋白）或片段，并可导致相关器官、组织损伤或骨髓衰竭。研究显示，多发性骨髓瘤占全部恶性肿瘤的 1.4%，占血液恶性肿瘤的 12%～15%，占所有癌症死亡的 1.9%。其多发于老年人，平均发病年龄在 50～60 岁，目前仍无法治愈。虽然我国报道多发性骨髓瘤发病率低于欧美各国，但随着社会人口老龄化的发展和诊断技术的更新，近年来报道其发病率有上升趋势。

在临床上，多发性骨髓瘤常表现为骨骼破坏、骨痛、感染、贫血、肾功能损害及出血倾向。根据增多的异常免疫球蛋白类型分为以下 8 型：IgG 型、IgA 型、IgD 型、IgM 型、IgE 型、轻链型（κ、λ 型）、双克隆型以及不分泌型。对于无症状型骨髓瘤不需立即治疗，每 3 个月复查一次，密切监测病情进展情况；对于孤立性浆细胞瘤给予受累野放疗，骨外型患者必要时行手术治疗；对于有症状患者应立刻进行诱导治疗、巩固治疗及维持治疗，接受多种药物联合化疗，必要时行造血干细胞移植治疗。

关于多发性骨髓瘤的中医病名认识，根据疾病不同的临床症状，古代医家多将其归属于"骨蚀""痹证""骨痹""腰痛""血证""虚劳"等范畴。其最早记录于《内经》，正如《素问·长刺节论》记载"病在骨，骨重不可举，骨髓酸痛，寒气至，名曰骨痹"；《灵枢·刺节真邪》记载"虚邪之入于身也深，寒与热相搏，久留而内著……内伤为骨蚀"；《素问·六节藏象论》"肾者……其充在骨"；《素问·阴阳应象大论》"肾生骨髓"；《素问·脉要精微论》"骨者，髓之腑也"。可见，从脏腑辨证看，多发性骨髓瘤主要与肾和骨相关。

在中医看来，多发性骨髓瘤的病因主要是肾虚血瘀，先天禀赋不足，或后天失养如劳欲、情志不节，或邪毒伤肾，或久病失治，或年老体弱，均可致肾虚精亏，肾虚则水不涵木，火不生土，累及肝、脾。肾虚精髓失养，水液不化，血行不畅，日久成痰停饮，瘀血内阻，加之邪毒内侵骨髓，则痰、瘀、毒内搏于骨，则致本病。肾虚精亏，气血不足、年老体弱，或邪毒伤肾，皆致肾虚。肾虚精血失荣，骨髓失养，不荣则痛，肾虚及脾，精血亏虚，气血生化乏源，则短气乏力、头晕心悸、面色萎黄；脾肾两虚，失于温煦，水湿泛滥，则四肢浮肿，气不化水则尿少，水气凌心则气促端坐不得卧。邪毒炽盛，化热动血；肾虚及肝，肝肾阴虚，阴虚火旺；或正虚感受外邪，入里化热，则为发热。热邪与痰饮搏结，痰热犯肺，则咳喘痰多色黄、胸闷、胸痛；热毒内蕴，伤及血脉则见高热、烦渴、出血、热扰心神则神昏；痰凝毒瘀，流传筋络；邪毒可流注经络筋肉、脏腑、血液，以致表现为瘰疬痰核、癥积痞块、全身骨痛、痰核肿物等。本病总属本虚标实，病初以邪毒为主，正气尚强。久则正衰，邪毒独盛。因此，本病总的病机可概括为肾虚血瘀。肾气虚弱，骨髓失养，精不生血，水液温化失司。其根本病位在骨髓。

多发性骨髓瘤的中医治疗应根据邪正盛衰，正气强弱，辨证论治，主要治以补肾活血，清热解毒。主要辨证分型如下：气血亏虚证，治以补益气血，调治脾肾，方用八珍汤或归脾汤加减；痰瘀互结证，治以涤痰祛瘀，方用涤痰汤合膈下逐瘀汤加减；热毒炽盛证，治以清热凉血解毒，方用犀角地黄汤合清瘟败毒散加减；肝肾阴虚证，治以滋肾养肝，清热解毒，方用三才封髓丹合二至丸加减；脾肾阳虚证，治以温肾健脾，方用右归丸加减。如疾病的初发症状以骨痛最为常见，初期正气虚衰，邪毒势盛，此时治疗应加强祛邪解毒散瘀，兼顾补益正气、调和气血或滋阴温阳，即以祛邪为主，扶正为辅。疾病发展至中期，常出现发热等症状，为邪气与正气势均力敌、正邪交争，治疗应攻邪与补正两者兼顾，即以扶正与祛邪并进为原则。疾病持续进展，至末期时，正气已衰弱至不能抗争邪毒，多表现为反复感染、贫血、骨痛甚至全身疼痛难忍等极虚象，该期的主要病机是正气亏虚，治疗应该以补益肾气、填精补髓，同时调补肺脾的气血阴阳为主，标本同治。在西医化疗期间，配合中药扶正祛邪治疗可增加化疗的敏感性，减少化疗副反应；在无症状稳定期和疾病平台期，用中医辨证治疗和扶持正气，可以延缓疾病进展，改善患者症状和生存质量。对 65 岁以下，身体条件好的患者，以西医分层治疗为主，包括化疗、骨髓移植等；配合中医治疗以减轻化疗的副作用，提高生存质量。65 岁以上，或身体条件差的患者，以中医治疗为主，适当化疗。疾病稳定的患者，以中医维持治疗为主，以尽量延长稳定期。治疗上要注意标本兼治，辨病与辨证结合。本病以肾虚为本，血瘀毒蕴为标，故以补肾填精、化痰解毒、活血通络为治疗总则。临床病程较长，治疗需在参考疾病的进展程度上，发挥传统中医四诊的优势，辨证论治。

然而在"补肾"的同时，不能忽视"补脾"。肾为先天之本，脾为后天之本，肾需脾的供养，才能充盛，肾虚则补脾。元代医学家朱丹溪在《格致余论》中认为"补肾不如补脾，脾得温则化而食味进，下虽暂虚，亦可少回"；明代医学家胡慎柔在《慎柔五书》中认为"先天固有损者，非后天损之，无以致病……治先天者，治后天耳，岂能舍后天治先天"；可见，在多发性骨髓瘤的中医治疗中，补脾的重要性不言而喻。

案例 1　健脾益肾法在多发性骨髓瘤中应用案

陈某某，女性，76 岁，2020 年 3 月 17 日来诊。

主诉　四肢骨痛麻木乏力 1 周。

现病史　患者 2019 年 12 月因头晕于我院神经科住院期间查颅脑 MRI＋增强提示多发性骨髓瘤可能，骨髓涂片细胞学检查、血液病免疫分型 25 项提示多发性骨髓瘤，骨髓穿刺活检示骨髓浆细胞增生，考虑为浆细胞瘤。2020 年 3 月我院查全身骨 ECT、胸腹部 CT 增强等，结果符合多发性骨髓瘤，建议患者行放化疗治疗，患者及其家属考虑后拒绝。1 周前患者四肢骨痛麻木，遂于 2020 年 3 月 17 日来门诊就诊，初诊时症见：神清，精神稍倦，少气懒言，双胁肋部疼痛，四肢骨痛麻木乏力，活动受限，双膝关节肿大，纳眠欠佳，夜尿频数，大便调。舌淡，苔白，脉弦细。

辅助检查　骨髓穿刺病理诊断：免疫组化结果：CD20（－），CD3（－），CD138（＋），CD38（＋），K（＋），L（散在＋），EMA（＋），MUM-1（＋），CD56（＋）；特殊染色结果：网染（－）。（骨髓）骨髓浆细胞增生，结合组织形态及免疫组化结果，考虑为浆细胞瘤。

中医诊断　癌（内）。

中医证型　脾肾两虚，湿瘀互结。

西医诊断　多发性骨髓瘤（浆细胞瘤）。

治法　健脾益肾，化湿祛瘀抑瘤。

中药处方　人参 15g，红芪 1 袋，柴胡 15g，枳实（蒸）15g，白芍 20g，骨碎补 15g，肿节风 15g，连钱草 15g，伸筋草 15g，牛膝 15g，红豆杉 1 袋，猫爪草 15g，枸杞子 15g，炙甘草 10g。

2020 年 4 月 15 日二诊，刻下症：神清，精神改善，双胁肋部疼痛、四肢骨痛麻木乏力减轻，双膝关节肿大、活动受限同前，纳眠一般，夜尿频数，大便调。舌淡，苔白，脉弦细。患者症状改善，中药于前方基础上加桑寄生 15g、骨碎补 15g、延胡索 15g。后继续于门诊上方加减治疗。随访至 2021 年 8 月，患者疾病稳定。

按语

多发性骨髓瘤是一种克隆浆细胞异常增殖的恶性疾病，在很多国家是血液系统第二常见恶性肿瘤。该病多发于老年人，目前仍无法治愈。多发性骨髓瘤常见的症状包括骨髓瘤相关器官功能损伤的表现，即 CRAB 症状（血钙增高、肾功能损害、贫血、骨病），而临床上有 CRAB 症状是启动治疗的标志。对于年龄在 65～70 岁的患者应评估体能状态后进行自体造血干细胞移植。

中医认为，多发性骨髓瘤多为先天肾气不足而发病，治疗上，当以补肾为要，兼以对症、抗癌治疗。本案患者症见少气懒言、双胁肋痛、四肢痛麻、乏力、双膝肿大、尿频等，治疗上，以四逆散疏肝；患者久病肝气不疏，导致胁肋痛，《伤寒论》言："少阴病，四逆，其人或咳，或悸，或小便不利，或腹中痛，或泻利下重者，四逆散主之。"四逆散为解郁疏肝之祖方，后世逍遥散、柴胡疏肝散中均有四逆散意。患者少气懒言，临证当补气健脾为要，予红芪、人参顾护正气；骨碎补、牛膝、枸杞补肾；予肿节风、连钱草、伸筋草针对骨痛症状，予红豆杉、猫爪草消积抗癌。患者服药后，双胁肋痛、四肢痛麻均减轻。故继续加大补肾止痛力度，加桑寄生、延胡索治疗。

案例2　健脾益肾法在多发性骨髓瘤中应用案

林某某，男性，51 岁，2015 年 4 月 14 日来诊。

主诉　确诊多发性骨髓瘤 8 个月余，反复双胁肋疼痛近 1 个月。

现病史　患者因"右胸锁关节肿物进行性增大 10 个月伴疼痛 2 个月"于 2014 年 8 月 17 日至中山一院就诊，查胸部 CT、全身骨 ECT、病理（骨髓）考虑为多发性骨髓瘤。后诊断为多发性骨髓瘤。2014 年 8 月至 2015 年 2 月，患者共行 6 个疗程 MP（美法仑＋泼尼松）方案口服化疗。经治疗后患者疼痛曾一度减轻。1 个月前，患者胁肋疼痛再次反复，当地对症止痛疗效欠佳。患者遂于 2015 年 4 月 14 日来门诊就诊，初诊时症见：患者神清，精神疲倦，乏力，双胁肋隐痛，偶有胃脘部胀闷不适，纳眠差，便秘，小便调。舌暗，苔白，脉弦细。

辅助检查　骨髓细胞学检查图报告：（骨髓）考虑为多发性骨髓瘤。

中医诊断　癌（内）。

中医证型　脾肾两虚，湿瘀互结。

西医诊断　多发性骨髓瘤（恶性肿瘤）。

治法　健脾益肾，化湿祛瘀抑瘤。

中药处方　党参 30g，白术 15g，莪术 15g，薏苡仁 30g，预知子 30g，白花蛇舌草 30g，甘草 6g，红豆杉 1 袋，红芪 1 袋，大腹皮 30g，厚朴 15g，枳实 15g，大黄 10g（后下）。

2015 年 4 月 28 日二诊，刻下症：患者神清，精神尚可，双胁肋隐痛减轻，纳一般，眠差，便改善，小便调。舌暗，苔白，脉弦细。中药改党参为太子参，去大腹皮、厚朴、枳实、大黄，加黄芪 30g，龙葵 30g，莪术 15g，茅莓根 30g，延胡索 30g，酸枣仁 15g。

后继续门诊上方加减治疗。随访至 2021 年 3 月，患者疾病稳定。

按语

无症状的多发性骨髓瘤以定期复查相关指标为主，对于复发的多发性骨髓瘤，首次复发治疗目标是获得最大程度的缓解，延长无进展生存期。目前越来越多研究证实，单克隆演变在多发性骨髓瘤发生发展中发挥着重要作用。近年来的研究揭示多发性骨髓瘤具备基因组高度不稳定的内部特征和对微环境高度依赖的外部特性，两者共同参与了多发性骨髓瘤的发生及发展。

中医认为，多发性骨髓瘤多为先天肾气不足而发病。根据吴万垠教授抗肿瘤治疗的经验，治疗上采用"辨病＋辨证＋对症"的"三位一体"法，以"辨病为本，辨证为纲，病证结合，佐以对症"。治疗上，辨证当以补肾为要；辨病有红豆杉、龙葵、莪术、茅莓根等抑瘤之药；辨症有延胡索等行气活血止痛之药。患者便秘、疼痛为腑气不通之表现，不通则痛，二者又互为因果，治疗上，当以通腑为要，故予小承气汤通腑止痛，服药后，患者疼痛减轻，大便通畅，攻伐之药不宜久用，故去之。六腑以通为用，故通腑亦为补土思想之体现。